Tiepolo

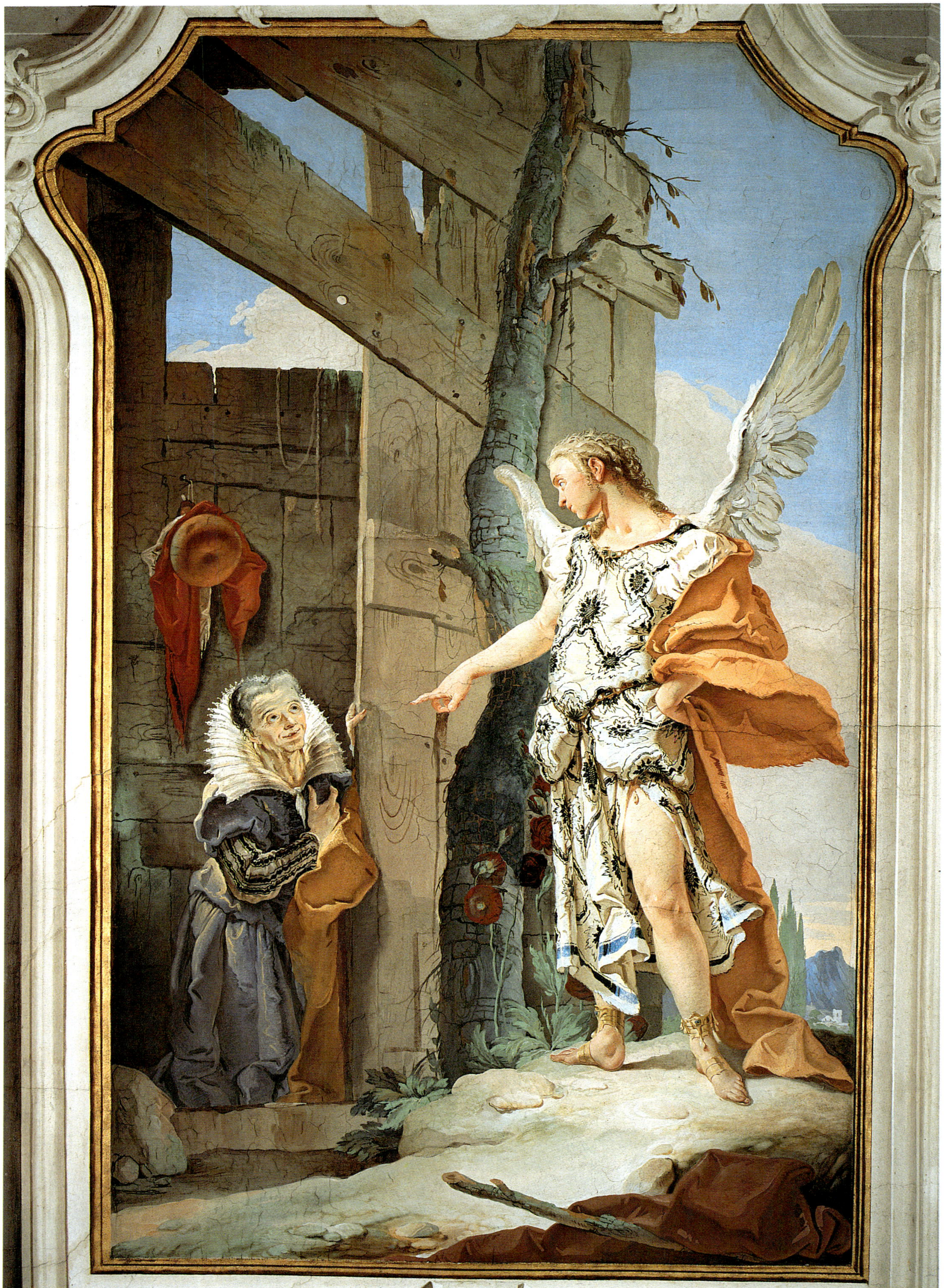

Chantal Eschenfelder

Giovanni Battista
Tiepolo

1696–1770

KÖNEMANN

Frontispiz
1 *Der Engel erscheint Sara,* 1726–1729
Fresko, ca. 4000 × 2000 cm
Palazzo Patriarcale (heute Erzbischöflicher Palast), Udine

Bonner Str. 126, D-50968 Köln

Art Director: Peter Feierabend
Projektleitung: Sally Bald, Ute E. Hammer
Redaktion: Ute E. Hammer
Redaktionsassistenz: Jeannette Fentroß
Projektassistenz: Susanne Hergarden
Lektorat: Stephanie Hoppe
Layout: Oliver Hessmann
Herstellungsleitung: Detlev Schaper
Herstellungsassistenz: Nicola Leurs
Lithographie: Omniascanners, Mailand
Druck und Bindung: Neue Stalling, Oldenburg
Printed in Germany

ISBN 3-8290-0698-5

10 9 8 7 6 5 4 3 2 1

Inhalt

Erste Arbeiten in Venedig und Udine 1710–1729
6

Aufträge in der Lombardei und Venetien 1731–1737
25

Die großen Dekorationen 1737–1750
40

Exkurs: Tiepolo als Nachahmer Paolo Veroneses
54

Die Würzburger Jahre 1750–1753
76

Exkurs: Die Würzburger Residenz
80

Exkurs: Tiepolo als Zeichner und Graphiker
98

Tätigkeit in Venedig und Umgebung 1754–1761
102

Exkurs: Giandomenico Tiepolo
103

Die letzten Jahre in Madrid 1762–1770
126

Zeittafel
136

Glossar
137

Auswahlbibliographie, Bildnachweis
140

Erste Arbeiten in Venedig und Udine 1710–1729

2 *Porträt des Dogen Marco Cornaro*, um 1716
Öl auf Leinwand, 271 × 182 cm
Privatsammlung, Venedig

Das Bild ist ein posthumes Porträt des Dogen Marco Cornaro (um 1286–1368). Die Darstellung wird beherrscht von der ehrfurchtgebietenden Figur des Dogen, der auf einem durch mehrere Stufen erhöhten Sockel vor einer Architekturkulisse weit oberhalb des Betrachters thront. In der reichen Verwendung warmer Rottöne unterscheidet sich das Werk von den Apostelbildern in Santa Maria dei Derelitti in Venedig. Die rasche Pinselführung und die expressive Gestik der Hände sind jedoch wieder vergleichbar.

Giovanni Battista Tiepolo wurde am 5. März 1696 im venezianischen Stadtteil Castello geboren und am 16. April des gleichen Jahres in der Kirche San Pietro di Castello getauft. Sein Vater, Domenico Tiepolo, war als Reeder im Schiffshandel tätig und starb bereits ein Jahr nach der Geburt Giambattistas. Orsetta Marangon, seine Mutter, hatte die schwere Aufgabe, die große Familie in den darauffolgenden Jahren unter großen finanziellen Schwierigkeiten zu versorgen. Obwohl Giambattista in einer eher kaufmännisch orientierten familiären Umgebung aufwuchs, begann er bereits um 1710 eine Lehre in der Werkstatt des Künstlers Gregorio Lazzarini (1655–1730), einem heute weitgehend unbekannten, seinerzeit in Venedig jedoch sehr erfolgreichen Maler, in dessen Atelier er wahrscheinlich bis 1717 tätig war. In diesem Jahr erschien Tiepolos Name in der venezianischen Malergilde, der »fraglia«, womit seine Karriere als unabhängiger Künstler begann.

Über den Einfluß Lazzarinis auf die künstlerische Entwicklung Tiepolos ist viel spekuliert worden. Neben den technischen und gestalterischen Grundlagen wie Zeichnung, Perspektive und Komposition großer Figurengruppen machte der Lehrer seine Schüler in erster Linie mit der Tradition der venezianischen Malerei des 16. Jahrhunderts vertraut, durch die Werke von Jacopo Tintoretto (1518–1594), Paolo Veronese (um 1528–1588) und Palma Giovane (1548–1628). Obwohl sich bereits die frühen Arbeiten Tiepolos stark von den klassizistisch geprägten Tendenzen seines Lehrers unterscheiden, wurde er doch maßgeblich von Lazzarini beeinflußt. Lazzarinis eklektizistische Methode, verschiedene stilistische Anregungen in einer Darstellung zu vereinen, ließ den jungen Tiepolo bereits zu Beginn seiner Karriere intensiv die Werke anderer Künstler studieren. So sammelte er einen reichen Fundus an Bildmotiven und Darstellungsweisen, die er später nach Belieben variieren und den eigenen Ausdrucksmöglichkeiten anpassen konnte.

Einer der ersten Aufträge Giambattistas war das Anfertigen graphischer Kopien einiger Werke von Künstlern des 16. Jahrhunderts (Tintoretto, Francesco Bassano [1549–1592] und Giuseppe Salviati [1520–1575]) für das »Gran Teatro delle pitture e prospettive di Venezia«, eine Stichsammlung, die 1717 von Domenico Lovisa herausgegeben wurde. Diese einfache Arbeit als Kopist gab ihm Gelegenheit, von den Vorlagen inspiriert zu werden und sich so die wesentlichen Elemente und Kompositionsstrukturen anzueignen.

Von der eher akademischen Ausrichtung der Arbeiten seines Lehrers unterscheiden sich die Frühwerke Tiepolos sehr deutlich in ihrer raschen Pinselführung und dem dramatischen Spiel von Licht und Schatten. 1715–1716 führte Tiepolo fünf Leinwandbilder mit Aposteldarstellungen für eine Serie von Aposteln und Propheten aus, die in den Lünetten der Seitenschiffe von Santa Maria dei Derelitti (Ospedaletto) in Venedig angebracht wurden (Abb. 3, 4). Tiepolos Darstellungen zeichnen sich durch sehr dunkles Kolorit und expressives Lichtspiel aus, das an die im Spätbarock tätigen Maler des Tenebrismus, vor allem an Federico Bencovich (1677–1756) und Giambattista Piazzetta (1682–1754) erinnert.

Schon gegen Ende seiner Lehrzeit scheint der Zwanzigjährige Zugang zu einflußreichen gesellschaftlichen Kreisen erhalten und wichtige Auftraggeber kennengelernt zu haben. 1716 wurde er künstlerischer Berater und Maler von Giovanni Cornaro (1647–1722), der als Doge von 1709–1722 in Venedig regierte. Für den Familienpalast der Cornaro schuf Tiepolo unter anderem die als Supraporten angebrachten Porträts der Dogen Giovanni und Marco Cornaro, letzterer ein Vorfahre des Auftraggebers aus dem frühen 14. Jahrhundert (Abb. 2). Im Gegensatz zu den Apostelbildern zeichnen sich diese von Rottönen dominierten Porträts durch ein helleres und wärmeres Kolorit aus, das eher durch Sebastiano Ricci (1659– 1734) inspiriert zu sein scheint.

Im gleichen Jahr wurde seine Ölskizze *Die Durchquerung des Roten Meeres* unter großem Beifall am Jahrestag des Hl. Rochus öffentlich ausgestellt, ein Entwurf, der vermutlich zur Ausstattung der Kirche Santi Cosma e Damiano alla Giudecca in Venedig bestimmt war.

1716 schuf Tiepolo mit der *Himmelfahrt Mariä* in Santa Maria Assunta in Biadene sein erstes Deckenfresko. Tiepolos außergewöhnliches Talent für Innenraumdekorationen zeigt sich in den Fresken, die er 1719–1720 für Giambattista Baglioni in Padua aus-

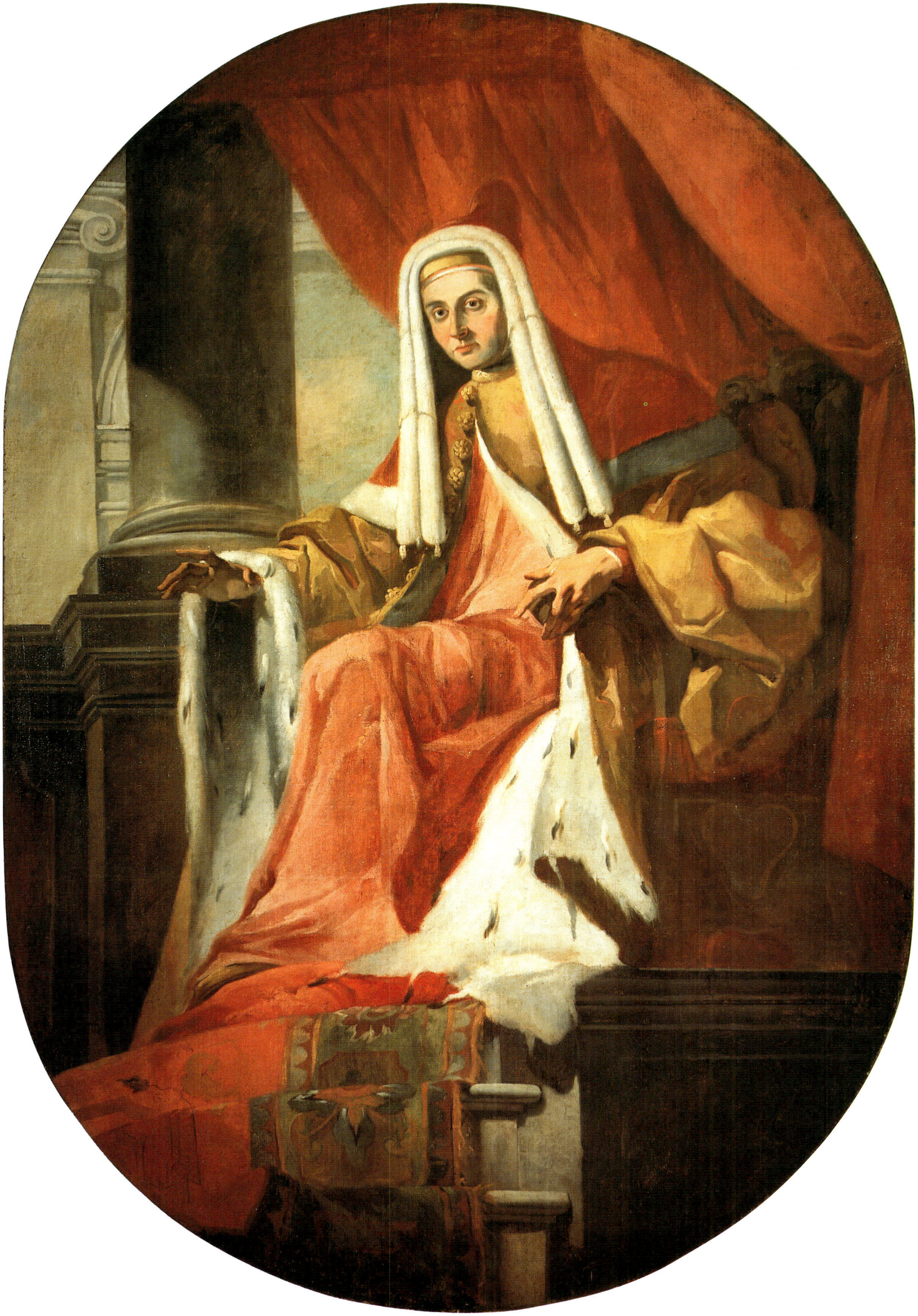

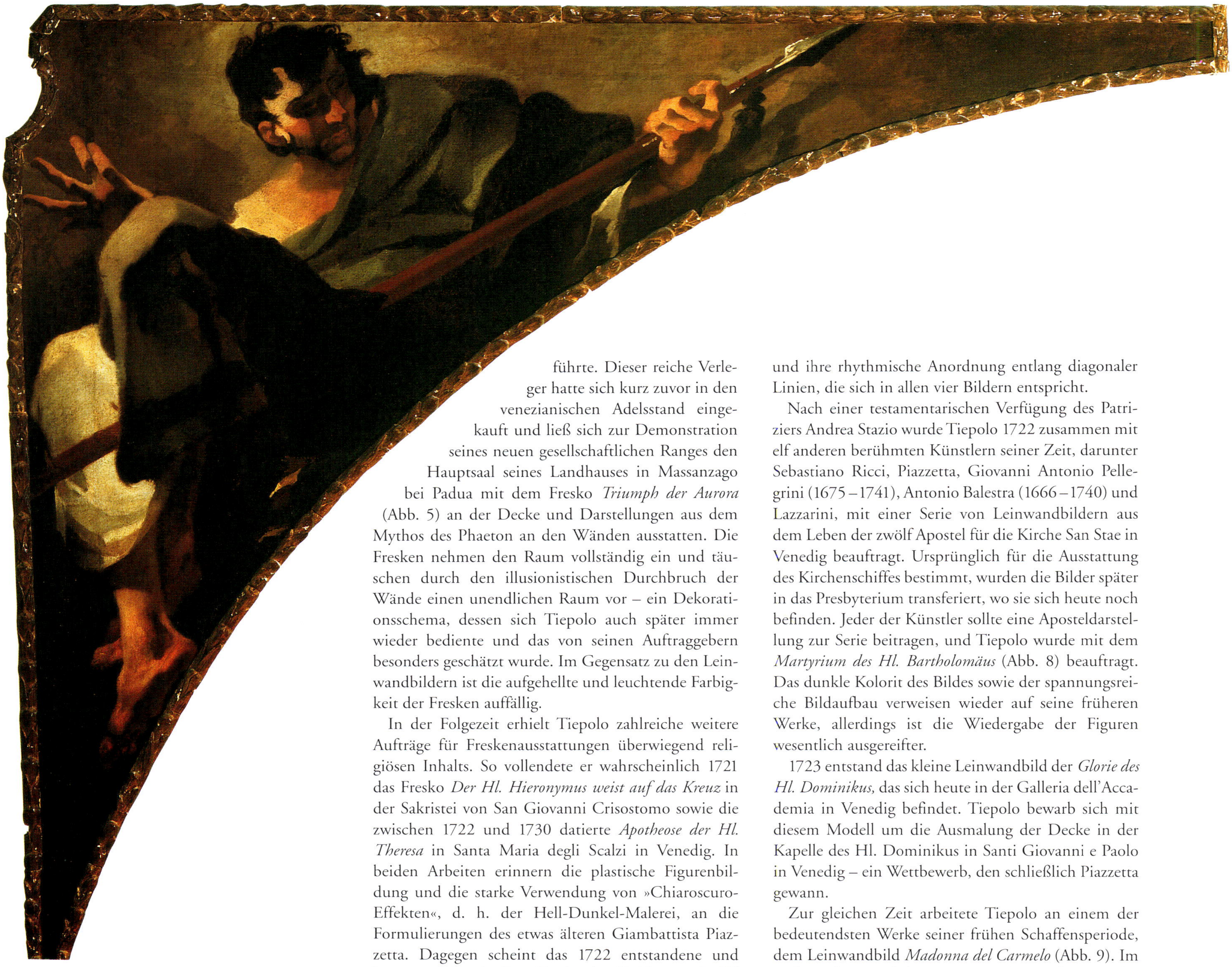

3, 4 *Die Apostel Thomas und Johannes,* 1715 – 1716
Öl auf Leinwand, 205 × 390 cm
Santa Maria dei Derelitti (Ospedaletto), Venedig

Die Apostel Thomas auf der linken und Johannes auf der rechten Seite sind anhand ihrer Attribute zu erkennen: Die Lanze verweist auf das Martyrium des Thomas, der Kelch hingegen auf den Giftbecher, aus dem Johannes der Legende nach getrunken haben soll, ohne Schaden zu nehmen. Das Buch ist ein Hinweis auf den Evangelisten Johannes, der mit dem Apostel gleichen Namens gleichgesetzt wird. Charakteristisch für das Frühwerk Tiepolos sind die expressive Gestik der Figuren und das dunkle Kolorit des Bildes zusammen mit dem dramatischen Licht-Schatten-Spiel.

führte. Dieser reiche Verleger hatte sich kurz zuvor in den venezianischen Adelsstand eingekauft und ließ sich zur Demonstration seines neuen gesellschaftlichen Ranges den Hauptsaal seines Landhauses in Massanzago bei Padua mit dem Fresko *Triumph der Aurora* (Abb. 5) an der Decke und Darstellungen aus dem Mythos des Phaeton an den Wänden ausstatten. Die Fresken nehmen den Raum vollständig ein und täuschen durch den illusionistischen Durchbruch der Wände einen unendlichen Raum vor – ein Dekorationsschema, dessen sich Tiepolo auch später immer wieder bediente und das von seinen Auftraggebern besonders geschätzt wurde. Im Gegensatz zu den Leinwandbildern ist die aufgehellte und leuchtende Farbigkeit der Fresken auffällig.

In der Folgezeit erhielt Tiepolo zahlreiche weitere Aufträge für Freskenausstattungen überwiegend religiösen Inhalts. So vollendete er wahrscheinlich 1721 das Fresko *Der Hl. Hieronymus weist auf das Kreuz* in der Sakristei von San Giovanni Crisostomo sowie die zwischen 1722 und 1730 datierte *Apotheose der Hl. Theresa* in Santa Maria degli Scalzi in Venedig. In beiden Arbeiten erinnern die plastische Figurenbildung und die starke Verwendung von »Chiaroscuro-Effekten«, d. h. der Hell-Dunkel-Malerei, an die Formulierungen des etwas älteren Giambattista Piazzetta. Dagegen scheint das 1722 entstandene und heute stark beschädigte Fresko der *Verklärung der Hl. Lucia* in der Pfarrkirche in Vascon bei Treviso eher von dem französischen Maler Louis Dorigny (1654 – 1742) inspiriert.

Neben den großen Freskenausstattungen führte Tiepolo auch zahlreiche Leinwandbilder religiösen, mythologischen oder historischen Inhalts aus. In der Galleria dell'Accademia in Venedig befindet sich heute die 1720 – 1722 datierte Serie von vier mythologischen Leinwandbildern mit Darstellungen aus den »Metamorphosen« Ovids. Es handelt sich um den *Raub der Europa, Diana und Aktäon* (Abb. 6), *Diana und Callisto* (Abb. 7) und *Apoll und Marsyas,* die alle im gleichen Format ausgeführt sind. Beeindruckend ist vor allem die Komposition der Figurengruppen in der Landschaft und ihre rhythmische Anordnung entlang diagonaler Linien, die sich in allen vier Bildern entspricht.

Nach einer testamentarischen Verfügung des Patriziers Andrea Stazio wurde Tiepolo 1722 zusammen mit elf anderen berühmten Künstlern seiner Zeit, darunter Sebastiano Ricci, Piazzetta, Giovanni Antonio Pellegrini (1675 – 1741), Antonio Balestra (1666 – 1740) und Lazzarini, mit einer Serie von Leinwandbildern aus dem Leben der zwölf Apostel für die Kirche San Stae in Venedig beauftragt. Ursprünglich für die Ausstattung des Kirchenschiffes bestimmt, wurden die Bilder später in das Presbyterium transferiert, wo sie sich heute noch befinden. Jeder der Künstler sollte eine Aposteldarstellung zur Serie beitragen, und Tiepolo wurde mit dem *Martyrium des Hl. Bartholomäus* (Abb. 8) beauftragt. Das dunkle Kolorit des Bildes sowie der spannungsreiche Bildaufbau verweisen wieder auf seine früheren Werke, allerdings ist die Wiedergabe der Figuren wesentlich ausgereifter.

1723 entstand das kleine Leinwandbild der *Glorie des Hl. Dominikus,* das sich heute in der Galleria dell'Accademia in Venedig befindet. Tiepolo bewarb sich mit diesem Modell um die Ausmalung der Decke in der Kapelle des Hl. Dominikus in Santi Giovanni e Paolo in Venedig – ein Wettbewerb, den schließlich Piazzetta gewann.

Zur gleichen Zeit arbeitete Tiepolo an einem der bedeutendsten Werke seiner frühen Schaffensperiode, dem Leinwandbild *Madonna del Carmelo* (Abb. 9). Im Auftrag des Apothekers Giacomo Tonini hatte er das großformatige Gemälde wahrscheinlich schon 1721 für eine der Seitenkapellen in der Kirche San Aponal in Venedig begonnen, aber erst 1727 vollendet. Es wurde 1810 abgenommen und befindet sich heute in der Pinacoteca di Brera in Mailand. Der ungewöhnliche Bildaufbau mit der vom Bildzentrum nach rechts versetzten Madonna berücksichtigt den ursprünglich seitlichen Aufstellungsort und die besonderen Lichtverhältnisse in der Kapelle. Das Gemälde für die Bruderschaft der Karmeliter handelt vom Glauben an das ewige Leben und vom Weg zum Seelenheil durch die Marienverehrung. Es stellt Tiepolos Fähigkeit unter Beweis, traditionelle Themen der Gegenreformation in eine dramatische Bildsprache umzusetzen.

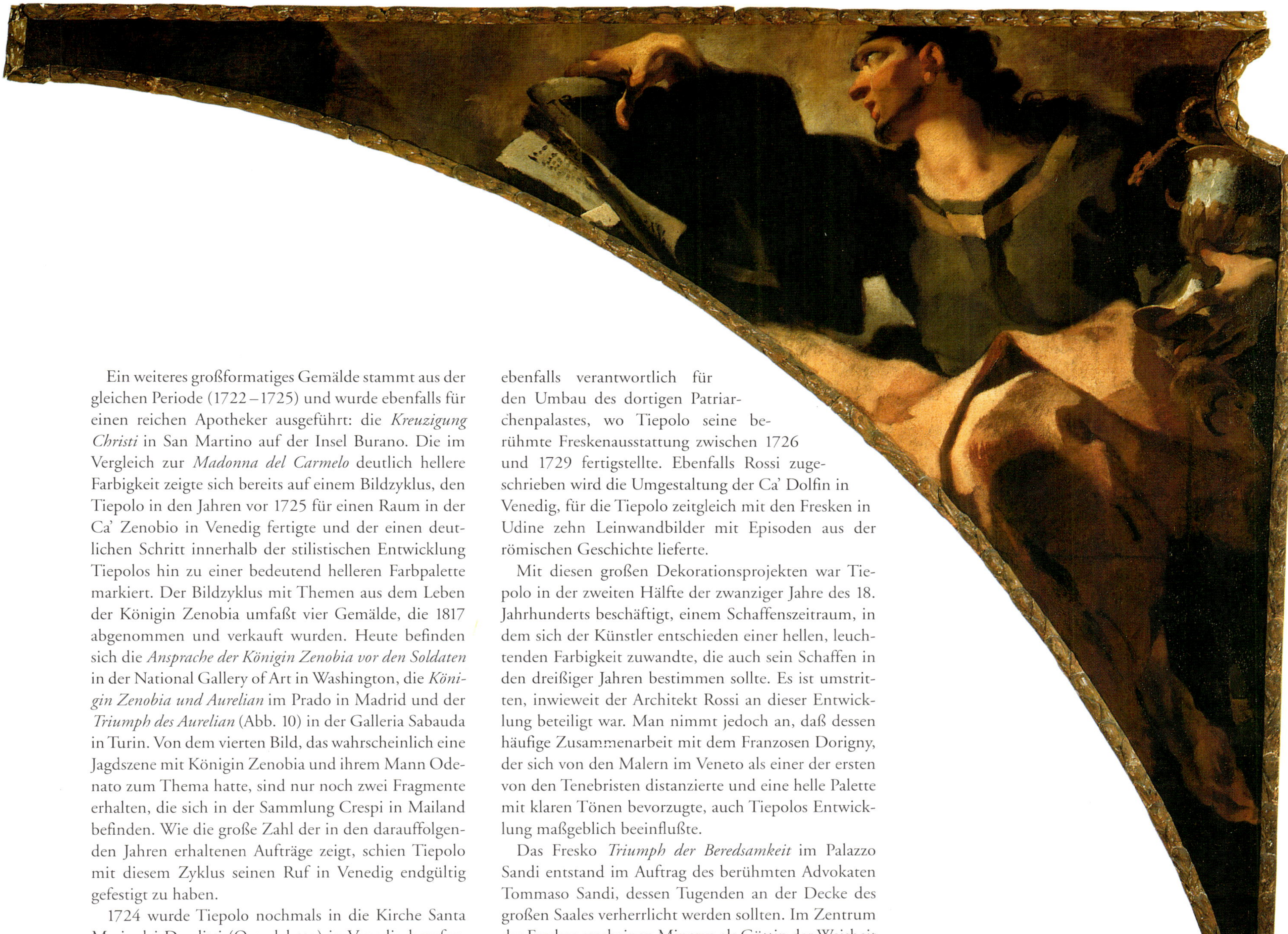

Ein weiteres großformatiges Gemälde stammt aus der gleichen Periode (1722–1725) und wurde ebenfalls für einen reichen Apotheker ausgeführt: die *Kreuzigung Christi* in San Martino auf der Insel Burano. Die im Vergleich zur *Madonna del Carmelo* deutlich hellere Farbigkeit zeigte sich bereits auf einem Bildzyklus, den Tiepolo in den Jahren vor 1725 für einen Raum in der Ca' Zenobio in Venedig fertigte und der einen deutlichen Schritt innerhalb der stilistischen Entwicklung Tiepolos hin zu einer bedeutend helleren Farbpalette markiert. Der Bildzyklus mit Themen aus dem Leben der Königin Zenobia umfaßt vier Gemälde, die 1817 abgenommen und verkauft wurden. Heute befinden sich die *Ansprache der Königin Zenobia vor den Soldaten* in der National Gallery of Art in Washington, die *Königin Zenobia und Aurelian* im Prado in Madrid und der *Triumph des Aurelian* (Abb. 10) in der Galleria Sabauda in Turin. Von dem vierten Bild, das wahrscheinlich eine Jagdszene mit Königin Zenobia und ihrem Mann Odenato zum Thema hatte, sind nur noch zwei Fragmente erhalten, die sich in der Sammlung Crespi in Mailand befinden. Wie die große Zahl der in den darauffolgenden Jahren erhaltenen Aufträge zeigt, schien Tiepolo mit diesem Zyklus seinen Ruf in Venedig endgültig gefestigt zu haben.

1724 wurde Tiepolo nochmals in die Kirche Santa Maria dei Derelitti (Ospedaletto) in Venedig berufen, um die letzte der Lünetten dort mit der Darstellung der *Opferung Isaaks* zu vervollständigen. Das Bild war früher irrtümlich mit der 1715–1716 dort ausgeführten Apostelserie Tiepolos datiert. Die stilistische Verwandtschaft der Opferung mit Werken wie dem *Martyrium des Hl. Bartholomäus* sowie ein Dokument belegen jedoch die spätere Datierung um 1724.

Das zweite Projekt für diese Kirche war der Ausgangspunkt einer sehr fruchtbaren Zusammenarbeit Tiepolos mit dem Tessiner Architekten Domenico Rossi (1657–1737). Rossi leitete die Renovierung des Palazzo Sandi in San Angelo in Venedig, wo Tiepolo 1724–1725 an der Decke des großen Hauptsaals das Fresko *Der Triumph der Beredsamkeit* (Abb. 11 und 12) ausführte. Er arbeitete außerdem im Dom von Udine, in dem Giambattista die Sakramentskapelle mit Fresken ausgestattet hat (1726). Der Tessiner Architekt war ebenfalls verantwortlich für den Umbau des dortigen Patriarchenpalastes, wo Tiepolo seine berühmte Freskenausstattung zwischen 1726 und 1729 fertigstellte. Ebenfalls Rossi zugeschrieben wird die Umgestaltung der Ca' Dolfin in Venedig, für die Tiepolo zeitgleich mit den Fresken in Udine zehn Leinwandbilder mit Episoden aus der römischen Geschichte lieferte.

Mit diesen großen Dekorationsprojekten war Tiepolo in der zweiten Hälfte der zwanziger Jahre des 18. Jahrhunderts beschäftigt, einem Schaffenszeitraum, in dem sich der Künstler entschieden einer hellen, leuchtenden Farbigkeit zuwandte, die auch sein Schaffen in den dreißiger Jahren bestimmen sollte. Es ist umstritten, inwieweit der Architekt Rossi an dieser Entwicklung beteiligt war. Man nimmt jedoch an, daß dessen häufige Zusammenarbeit mit dem Franzosen Dorigny, der sich von den Malern im Veneto als einer der ersten von den Tenebristen distanzierte und eine helle Palette mit klaren Tönen bevorzugte, auch Tiepolos Entwicklung maßgeblich beeinflußte.

Das Fresko *Triumph der Beredsamkeit* im Palazzo Sandi entstand im Auftrag des berühmten Advokaten Tommaso Sandi, dessen Tugenden an der Decke des großen Saales verherrlicht werden sollten. Im Zentrum des Freskos erscheinen Minerva als Göttin der Weisheit sowie Merkur als Gott der Beredsamkeit, während vier Szenen aus der Mythologie (Orpheus führt Eurydike aus dem Hades, Hercules Gallicus kettet Cercope mit seiner Zunge an, Bellorophon reitet auf Pegasus und tötet die Chimäre, Amphion bewirkt durch die Musik, daß sich die Mauern Thebens wieder aufrichten) jeweils die vier Ränder des Bildfeldes einnehmen. Aus dem Kontrast des lichtreichen Zentrums und den eher in dunklen Farben gehaltenen Randszenen entsteht ein spannungsreicher Bildaufbau.

In seiner Struktur erinnert das Fresko stark an berühmte Beispiele barocker Deckenausstattungen im 17. Jahrhundert, besonders an Luca Giordanos (1643–1705) Fresken im Palazzo Medici-Riccardi in Florenz. Im Palazzo Sandi zeigt Tiepolo, daß er die Kompositionsstruktur seiner späteren Dekorationsprojekte bereits zu diesem Zeitpunkt – Mitte der zwan-

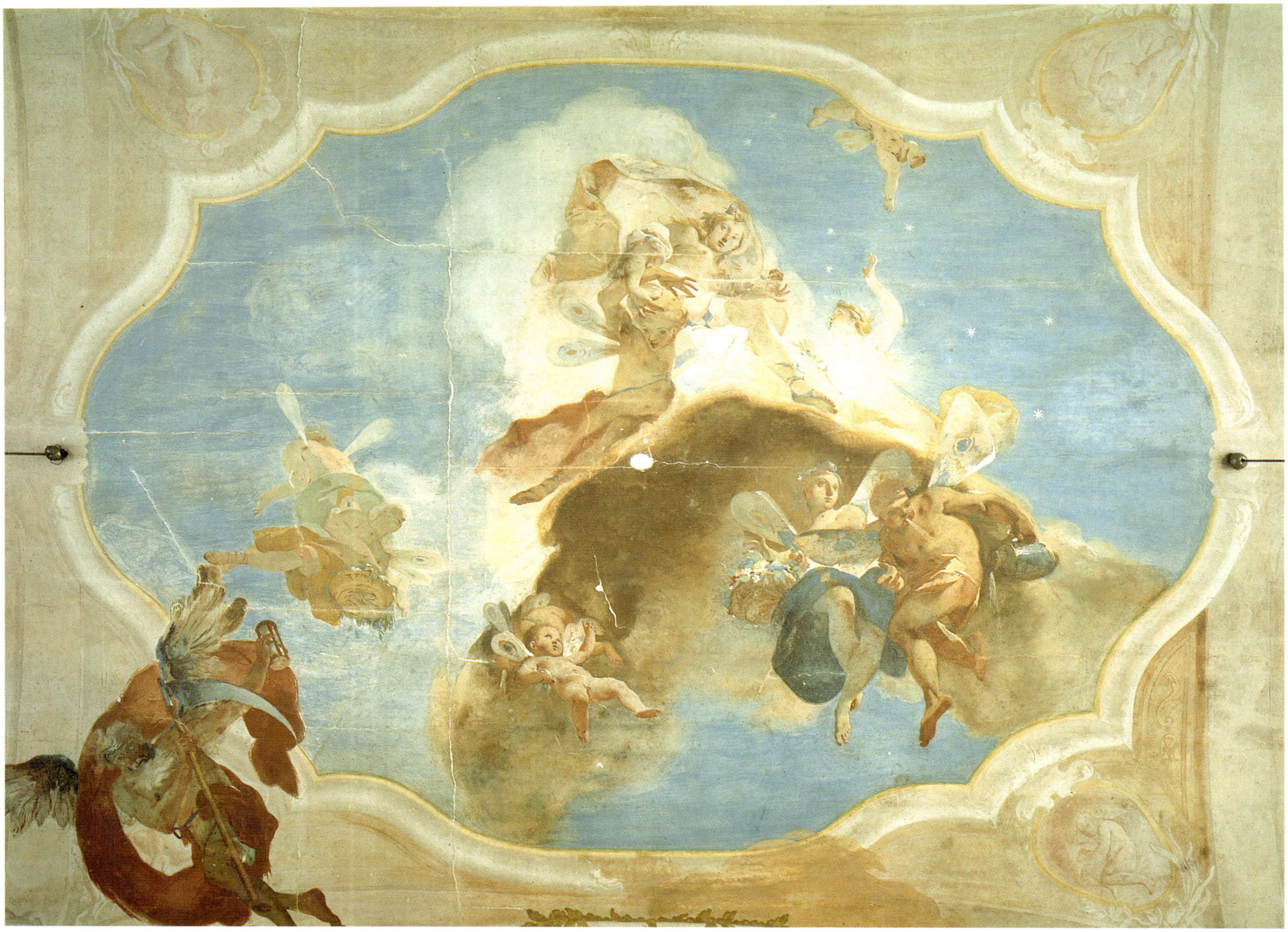

5 *Triumph der Aurora,* 1719–1720
Fresko
Villa Baglioni, Massanzago (Padua)

Das als Blick in den geöffneten Himmel konzipierte Deckenfresko zeigt in illusionistischer Untersicht die Göttin der Morgenröte, Aurora, die auf einer Wolke thront. Sie wird begleitet von Zephir und Flora sowie einigen Putten, während ein bärtiger, alter Mann als Personifikation der Zeit im unteren Teil bereits außerhalb des gemalten Bildrahmens mahnend sein Uhrglas erhebt. Beeindruckend ist die im Vergleich zu Tiepolos anderen Werken der Frühzeit sehr helle und klare Farbigkeit.

ziger Jahre – voll ausgebildet hatte: Figurenreiche Szenen werden an den Rändern des Freskos plaziert, während mythologische Figuren, Heroen oder Heilige den wolkenreichen und lichtdurchfluteten Himmel in der Mitte einnehmen. Die Ausstattung des Palazzo Sandi ist allerdings noch aus einem anderen Grund ein wichtiges Beispiel für die stilistische Entwicklung des Künstlers: Nicht nur in der aufgehellten Farbpalette, sondern vor allem im Gebrauch einer für Veronese typischen Maltechnik der farbigen Schatten greift er erstmals nachweislich auf das Beispiel seines großen Vorläufers aus dem 16. Jahrhundert zurück. Der Einfluß Veroneses zeigt sich darüber hinaus auch in den drei mythologischen Leinwandgemälden *Odysseus entdeckt Achill bei den Töchtern des Licomedes, Apoll schändet Marsyas* sowie *Herkules und Anteus,* die Tiepolo für den gleichen Raum anfertigte und die sich heute in Privatbesitz in Castelgomberto befinden.

Nach Beendigung der Arbeiten im Palazzo Sandi führte Tiepolo 1726 seine ersten großen Aufträge außerhalb Venedigs aus. Für die Bruderschaft des Heiligen Sakramentes begann er im Juni mit der Ausstattung der Sakramentskapelle im Dom von Udine, die er mit einer Darstellung der *Opferung Isaaks,* dem *Traum des Abraham* sowie im Gewölbe mit Engelsfiguren ausstattete. Die vorgegebene Architektur in Form eines Halboktogons stellte dabei kompositorisch eine besondere Herausforderung dar, weil die dadurch entstehenden kleinteiligen Wand- und Gewölbeflächen für die Dekoration nur noch wenig Spielraum ließen.

Im gleichen Jahr begann Tiepolo mit den Fresken im Treppenhaus und in den Räumen des »piano nobile« des Patriarchenpalastes (heute Erzbischöflicher Palast) in Udine. Auftraggeber dieser bedeutenden Ausstattung war der aus einer venezianischen Patrizierfamilie stammende Dionisio Dolfin (1663–1734), der seit 1699 das Amt des Patriarchen von Aquileia bekleidete. Im zentralen Bildfeld an der Decke des Treppenhauses malte Tiepolo das Fresko *Engelssturz,* das in den acht seitlich umgebenden Bildfeldern mit monochromen Szenen

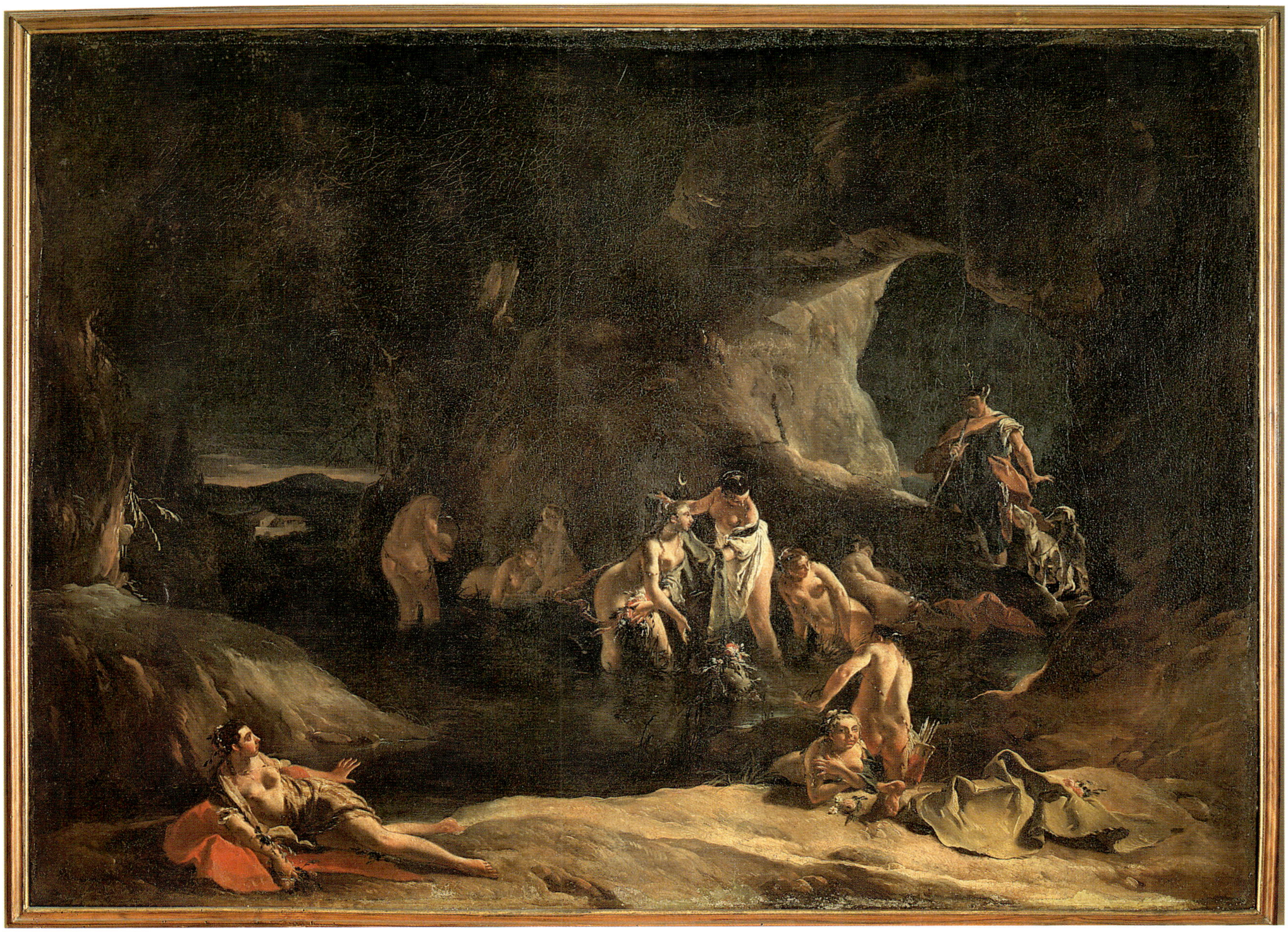

aus dem Buch der Genesis ergänzt wurde. Danach folgte die Dekoration der Galerie, der sog. »Sala Rossa« (damaliger Sitz des Kirchentribunals) und des Thronsaals im »piano nobile«. In der Galerie erscheinen Szenen aus dem Leben der alten Patriarchen, die ebenfalls durch das alttestamentliche Buch der Genesis inspiriert sind. Die drei Hauptszenen *Abraham erscheinen die drei Engel* (Abb. 13), *Rahel versteckt die Götzenbilder vor ihrem Vater Laban* (Abb. 14) und *Der Engel erscheint Sara* (Abb. 1) sind jeweils von einem »trompe-l'œil«-Rahmen umgeben. Sie sind im Wechsel mit monochromen Darstellungen von Prophetinnen, die als scheinbare Statuen in Nischen erscheinen, an den Wänden plaziert. An der Decke wird das zentrale Bildfeld von einer Schilderung der *Opferung Isaaks* (Abb. 17) eingenommen, flankiert von kleineren ovalen Feldern mit den Szenen *Hagar in der Wüste* (Abb. 15) und *Jakobs Traum* (Abb. 16). Bei der Realisierung dieses berühmten Ensembles wurde Tiepolo von dem Ferrareser Quadratura-Spezialisten Girolamo Mengozzi Colonna (1688 – 1766) unterstützt, mit dem er auch während der folgenden Jahre eng zusammen gearbeitet hat. An der Decke der Sala Rossa freskierte Tiepolo *Das Urteil des Salomon* (Abb. 19), umgeben von den Porträts der Propheten Jesaja (Abb. 18), Jeremia, Ezechiel und Daniel – ein angemessenes Thema für den als zivilen und kirchlichen Gerichtssaal genutzten Raum. Im Thronsaal schließlich erscheinen Porträts der alten Patriarchen, die jedoch sehr schlecht erhalten sind und nicht alle von Tiepolo selbst stammen.

Das anspruchsvolle Bildprogramm der gesamten Ausstattung konzipierte wahrscheinlich Dionisio Dolfin selbst, der von seinen Theologen, darunter Generalvikar Francesco Florio, unterstützt wurde. Die ausgewählten Bildthemen sollten dabei die Legitimation des herrschenden Patriarchats untermauern, das sich zu dieser Zeit im Zentrum einer heftigen kirchenpolitischen Auseinandersetzung zwischen Venedig und Wien befand. Die Ausstattung des Patriarchenpalastes in Udine gilt zweifellos als Höhepunkt der

6 *Diana und Aktäon,* 1720 – 1722
Öl auf Leinwand, 100 × 135 cm
Gallerie dell'Accademia, Venedig

Nach den »Metamorphosen« Ovids illustriert das Bild die Geschichte des jungen Jägers Aktäon, der, weil er Diana beim Baden beobachtete, von der Jagdgöttin in einen Hirsch verwandelt und daraufhin von seinen eigenen Hunden in Stücke gerissen wurde. Tiepolo verlegte die Szene in eine geheimnisvolle, bizarre Grottenlandschaft, in der die hellen Körper der badenden Nymphen mit dem dunklen Gewässer und den Felsen einen spannungsreichen Kontrast bilden.

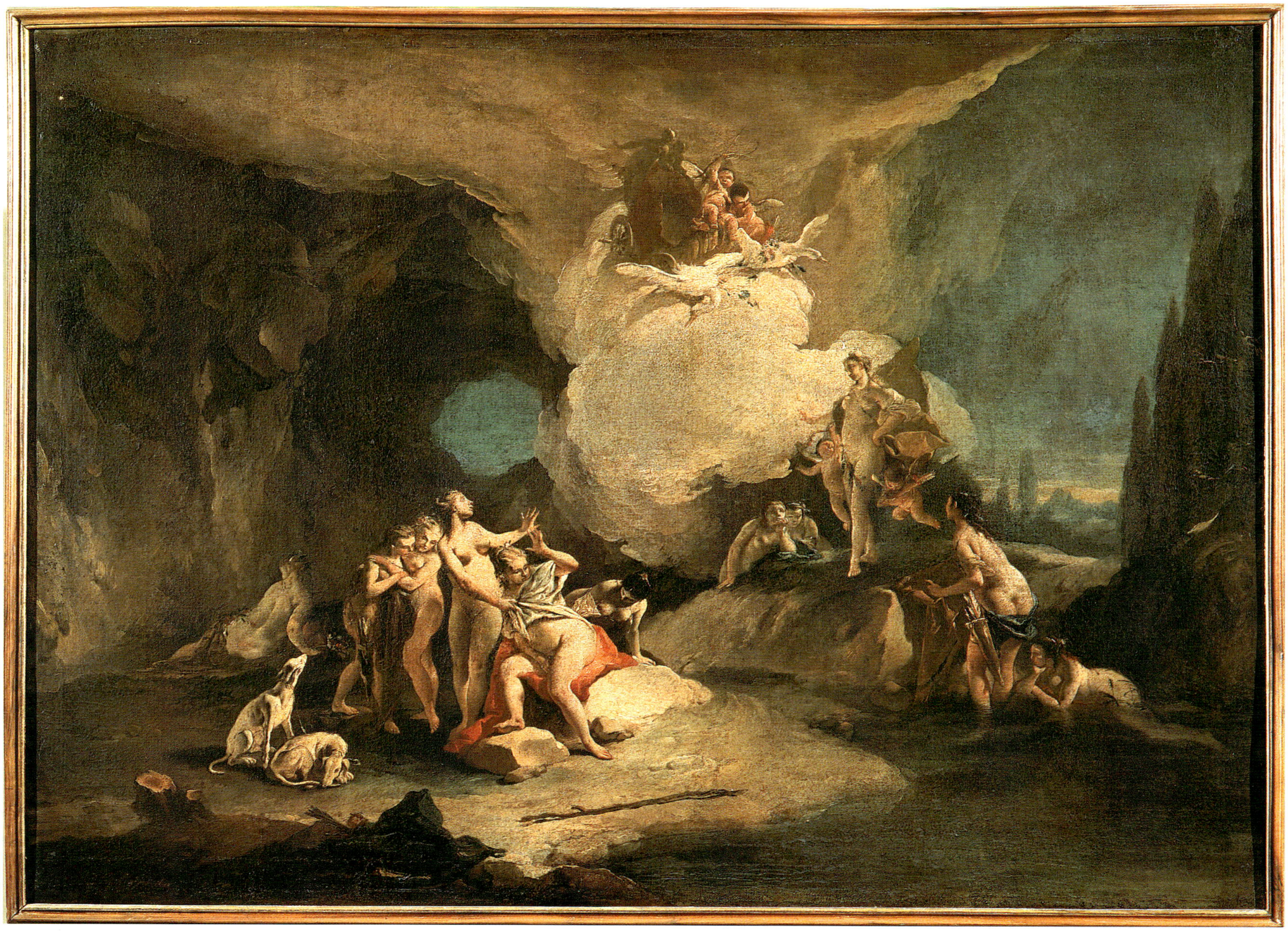

7 *Diana und Callisto*, 1720–1722
Öl auf Leinwand, 100 × 135 cm
Gallerie dell'Accademia, Venedig

Ovid erzählt in seinen »Metamorphosen« die Geschichte der Nymphe Callisto, deren Schwangerschaft nach der Verführung durch Jupiter von den anderen Nymphen aus dem Gefolge der Jagdgöttin Diana beim Baden entdeckt wird. Daraufhin verwandelt Diana Callisto zur Strafe in eine Bärin, die später von ihrem eigenen Sohn auf der Jagd getötet wird. Im Bild ist die Göttin von ihrem himmlischen Wagen herabgestiegen und steht erhöht auf einem Felsen inmitten einer unwirklichen, bizarren Felslandschaft, während sie ihr Urteil fällt. Auch hier liefert Tiepolo einen spannungsreichen Bildaufbau mit starken Hell-Dunkel-Kontrasten in der Farbigkeit.

frühen Schaffensperiode Tiepolos. In den Darstellungen von Figuren in der Kleidung des 16. Jahrhunderts, die in lichte und sonnendurchflutete Landschaften plaziert sind, greift er auf die festlichen Inszenierungen Veroneses zurück. Vor allem dessen Sinn für das Theatralische wird für diese Ausstattung maßgeblich, wo ein spannungsreicher Szenenaufbau das jeweilige Bildthema vorführt. Jeder Figur wird eine Haupt- oder Nebenrolle zugewiesen und die Beziehungen der Personen untereinander durch eine gekonnte Farbregie verdeutlicht.

Tiepolo verwandelte dabei die auch von seinen Zeitgenossen favorisierte Wiederbelebung der Kunst des Veronese von einer bloßen Stilmode in eine malerische Bildsprache, die seinen eigenen Ruf als Vertreter der venezianischen Tradition festigen sollte.

Zur gleichen Zeit wie die Udineser Fresken, 1726–1729 – wahrscheinlich während der Wintermonate – entstanden die zehn Leinwandbilder, die Giambattista Tiepolo für den Empfangssaal der Ca' Dolfin in Venedig anfertigte. Auftraggeber waren die Brüder des Patriarchen, Daniele III. (1654–1729) und Daniele IV. (1656–1729) Dolfin, die beide als Botschafter bzw. als Heerführer im Krieg gegen die Türken eine wichtige Rolle in der Politik der Republik Venedig spielten.

Der Bildzyklus illustriert Episoden aus der Zeit der römischen Republik nach der Textvorlage von Lucius

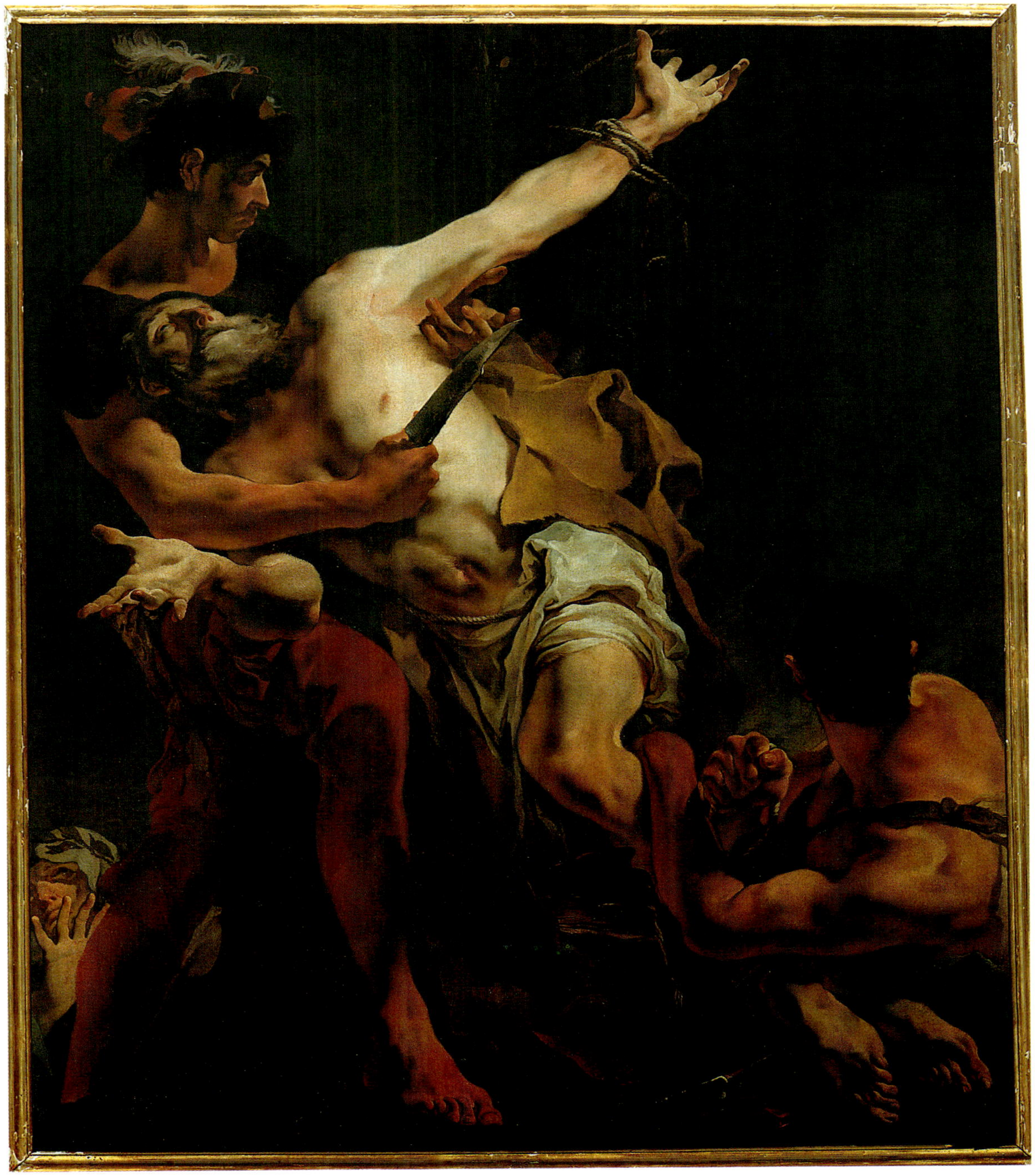

8 *Martyrium des Hl. Bartholomäus*, 1722
Öl auf Leinwand, 167 × 139 cm
San Stae, Venedig

Thema des Bildes ist das Martyrium des Hl. Bartholomäus, dessen Peiniger im Begriff sind, den Mann zu häuten. Die Grausamkeit der Szene findet ihre Entsprechung in der äußerst kraftvollen Komposition des sich entlang der Bilddiagonalen windenden Körpers des Heiligen zwischen den beiden Schergen. Die Eindringlichkeit der Szene wird verstärkt durch den unheimlich wirkenden Kontrast von Licht und Schatten. Die expressive Geste der Verzweiflung des Heiligen, mit der er seinen Arm zum Himmel streckt, verwandelt sich dabei in eine großartige Inszenierung göttlicher Gnade, deren Existenz sich bereits durch das von oben hell erstrahlende Licht ankündigt.

Annaeus Florus »Epitomae de Tito Livio bellorum« und sollte den patriotischen Einsatz der Dolfin-Brüder verherrlichen. Die heute im Kunsthistorischen Museum in Wien, dem Metropolitan Museum of Art in New York und der Eremitage in Sankt Petersburg (Abb. 20) aufbewahrten Werke zeigen in ihrer diffusen Beleuchtung Tiepolos gereiftes Farbempfinden und zeichnen sich durch den geschickten Einsatz von Komplementärfarben aus.

Neben diesen großen Aufträgen führte Tiepolo auch eine Reihe von Bildern kleineren Formats aus, von denen das im Museum of Fine Arts in Montreal aufbewahrte Werk *Apelles malt Campaspe* besonders hervorzuheben ist. Tiepolo stellte sich in dem berühmten Maler der Antike selbst dar, während Campaspe die Züge seiner Frau Cecilia Guardi trägt, die er 1719 geheiratet hatte. Neben einer Hommage an die Ehefrau wird dieses Bild vor allem als Zeugnis des inzwischen erlangten Selbstbewußtseins als anerkannter Künstler gedeutet, zu dem Tiepolo sich am Ende seiner Lehrjahre entwickelt hatte.

9 *Madonna del Carmelo,* 1721–1727
Öl auf Leinwand, 210 × 650 cm
Pinacoteca di Brera, Mailand

Das Gemälde thematisiert den im späten Mittelalter entstandenen römisch-katholischen Kult des Skapuliers und den populären Glauben an seine Fähigkeit, die Seelen vor dem ewigen Fegefeuer zu retten. Auf der linken Seite weist ein Engel den Seelen den Weg zum Seelenheil durch die Marienverehrung, die im Zentrum des Bildes dargestellt ist. Dort sind Maria mit dem Kind, der seliggesprochene Patriarch Albert von Jerusalem, Simon Stock und die Hl. Teresa von Avila in eine »sacra conversazione« vertieft. Als Verweis auf das Alte Testament erscheint auf der rechten Seite der betende und von Engeln begleitete Prophet Elias mit dem Berg Carmel im Hintergrund. Das helle Licht hinter Maria kontrastiert mit den dunklen Gestalten der Umgebung und ist als Hinweis auf die göttliche Heilsbotschaft zu verstehen.

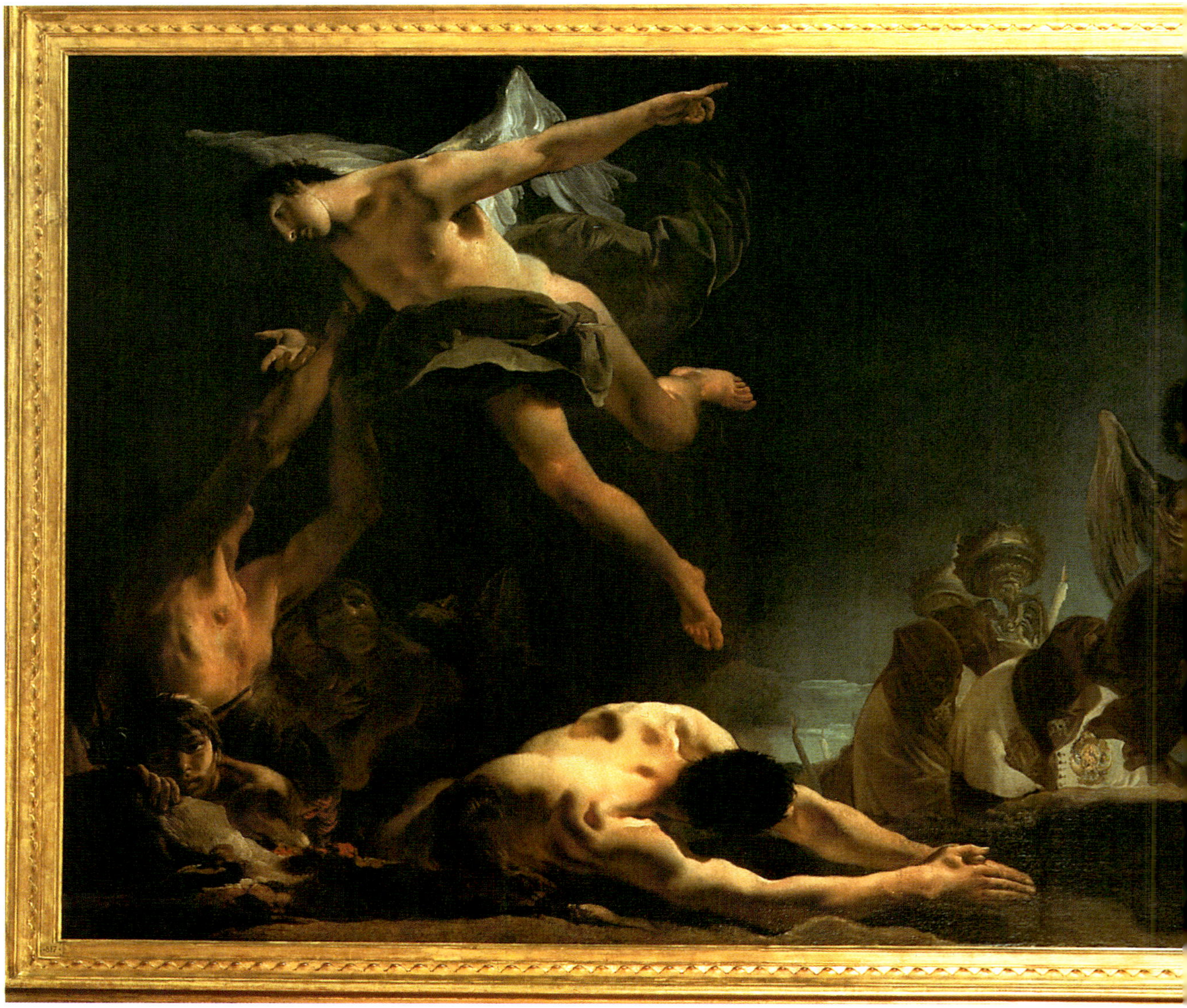

10 *Triumph des Aurelian,* vor 1725
Öl auf Leinwand, 260 × 402 cm
Galleria Sabauda, Turin

Dargestellt ist der Triumphzug des römischen Kaisers Aurelian nach seiner Eroberung des Königreichs von Palmyra im Jahr 272. Der siegreiche Kaiser steht im Zentrum des Bildes auf seinem von weißen Pferden gezogenen Triumphwagen und hat den Blick in die Ferne gerichtet. Vor dem Wagen geht die in Ketten gelegte Königin Zenobia von Palmyra als des Kaisers Gefangene.

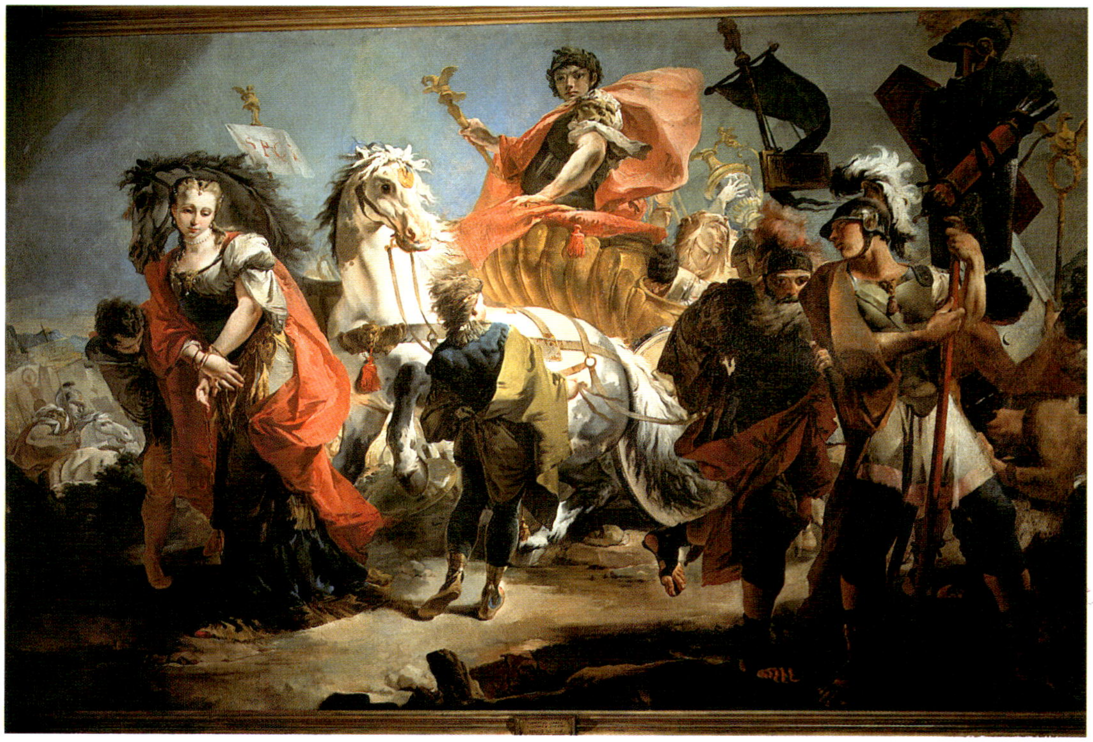

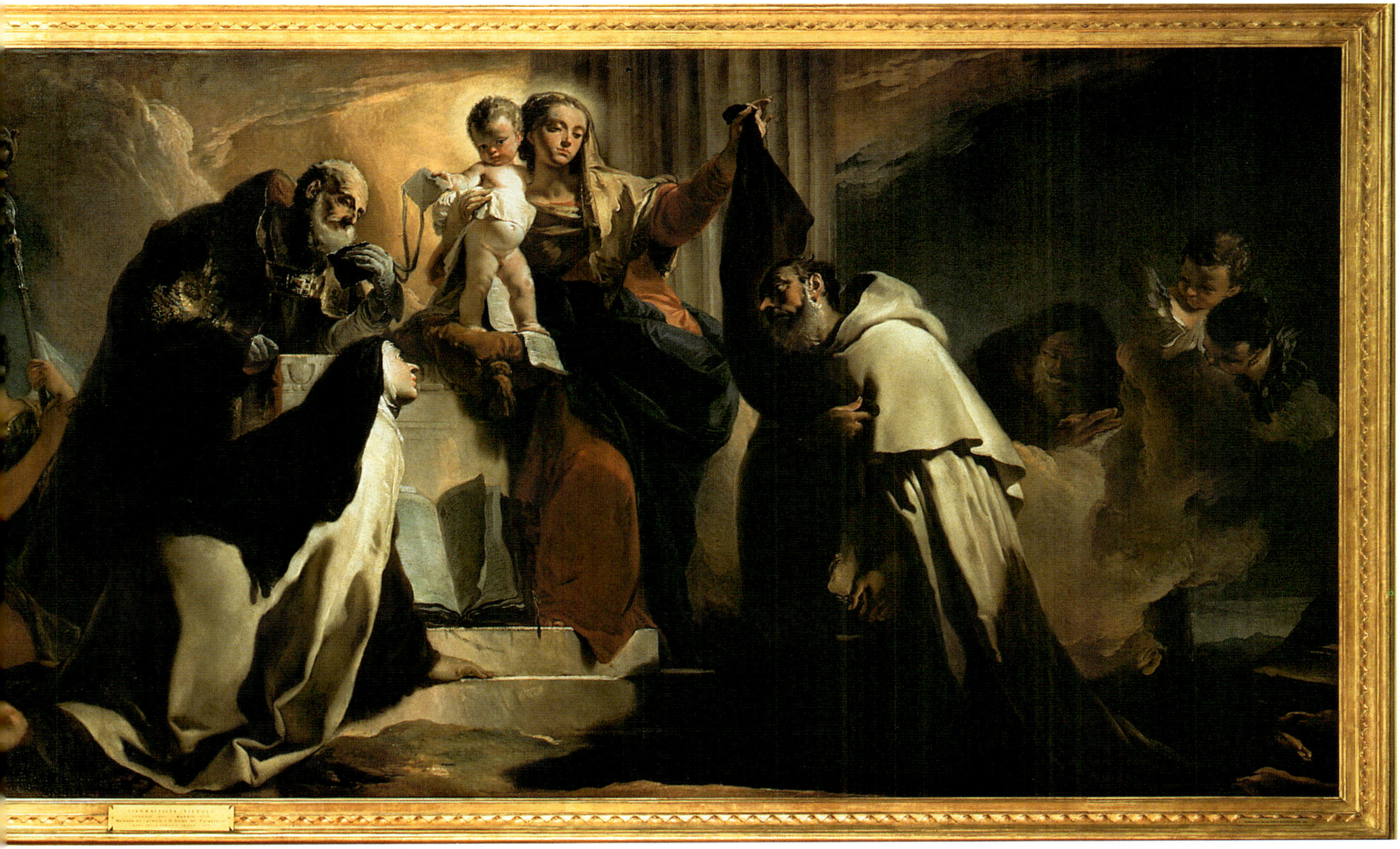

11 (nachfolgende Seiten, links)
Triumph der Beredsamkeit (Detail), 1724–1725
Fresko, ca. 650 × 1070 cm
Palazzo Sandi, Venedig

Am unteren Bildrand steht Amphion und spielt die Lyra, zu deren Klängen sich dem Mythos zufolge die Mauern Thebens von selbst aufrichteten. Über ihm schwebt Minerva, die Göttin der Weisheit, auf einer Wolke. Die figurenarme Himmelsfläche ist mit gelblich und violett-rötlich gefärbten Wolkenpartien sehr lebendig gestaltet, deren kreisförmige Anordnung im Zentrum des Freskos der Darstellung eine gewisse Dynamik verleiht. Am linken Bildrand erscheint Bellorophon auf dem Flügelroß Pegasus im Kampf mit der Chimäre. Ganz oben ist ein Teil der Unterwelt aus der Orpheusszene zu sehen sowie die drei Parzen, die den Lebensfaden spinnen.

12 (nachfolgende Seiten, rechts)
Triumph der Beredsamkeit (Detail), 1724–1725
Fresko, ca. 650 × 1070 cm
Palazzo Sandi, Venedig

Links in dieser Bildhälfte schwebt Merkur, der Gott der Beredsamkeit, während unter ihm die Reste der Mauern Thebens zu sehen sind, die sich gerade durch Amphions Klänge zusammenfügen. Die Darstellung des gallischen Herkules am rechten Bildrand ist ebenfalls ein Beispiel für die Macht der Worte, symbolisiert durch die Ketten, die seinen Mund mit den Ohren der Kerkope verbinden. Weiter oberhalb dargestellt erscheint Orpheus, der seine Frau Eurydike in die Arme schließt, die er gerade aus der Unterwelt befreit hat. Über ihnen schwebt Amor, dessen verbundene Augen auf die »blinde Liebe« verweisen.

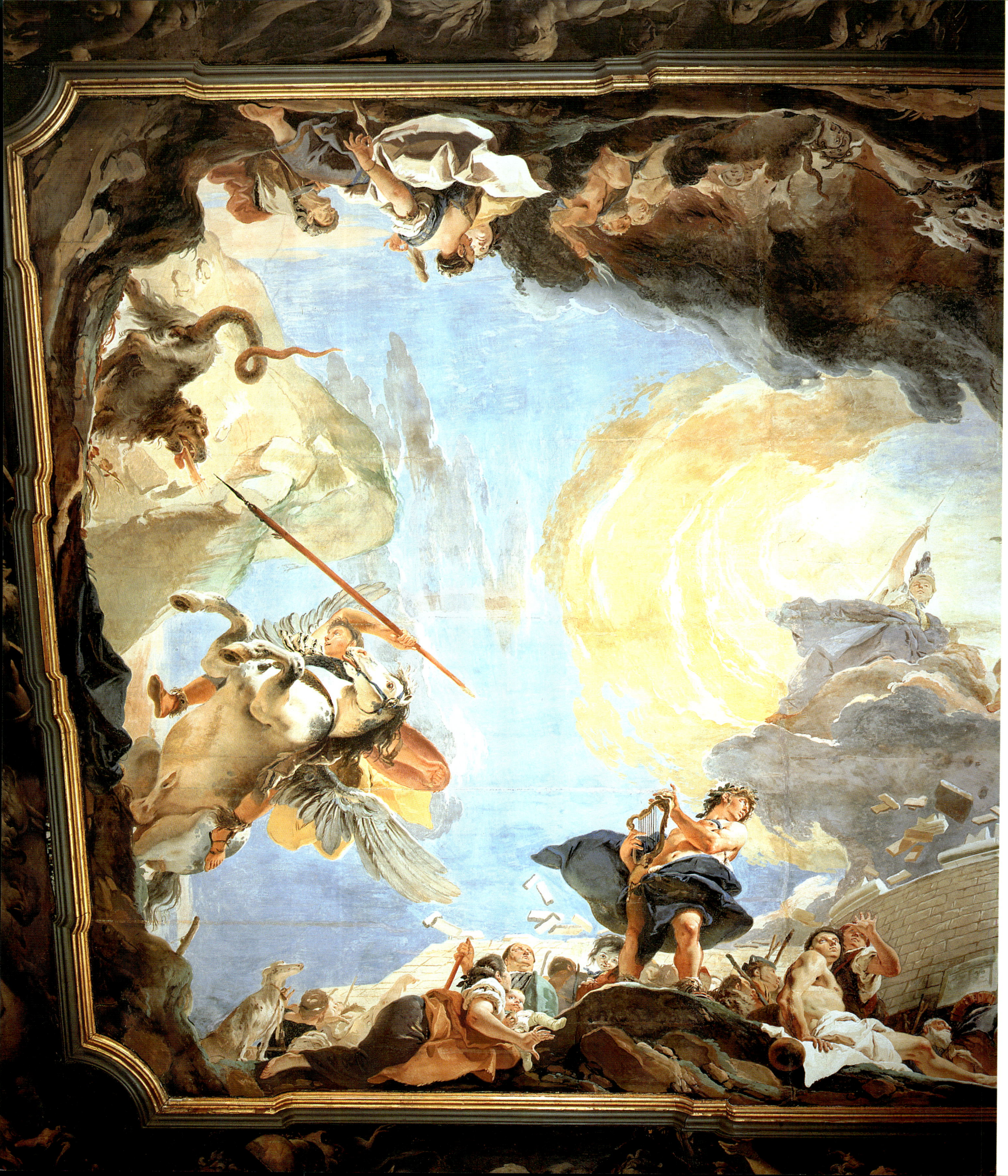

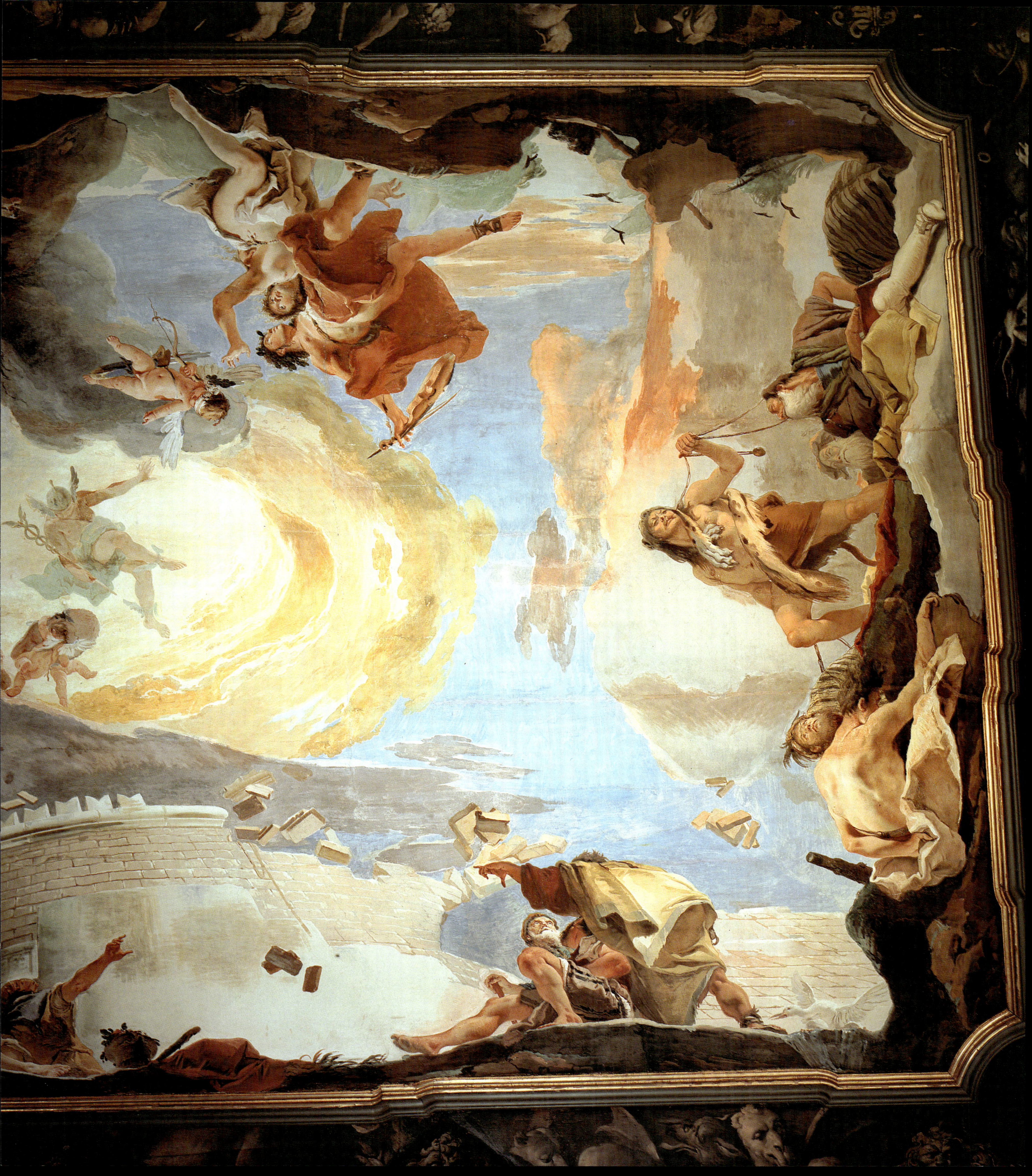

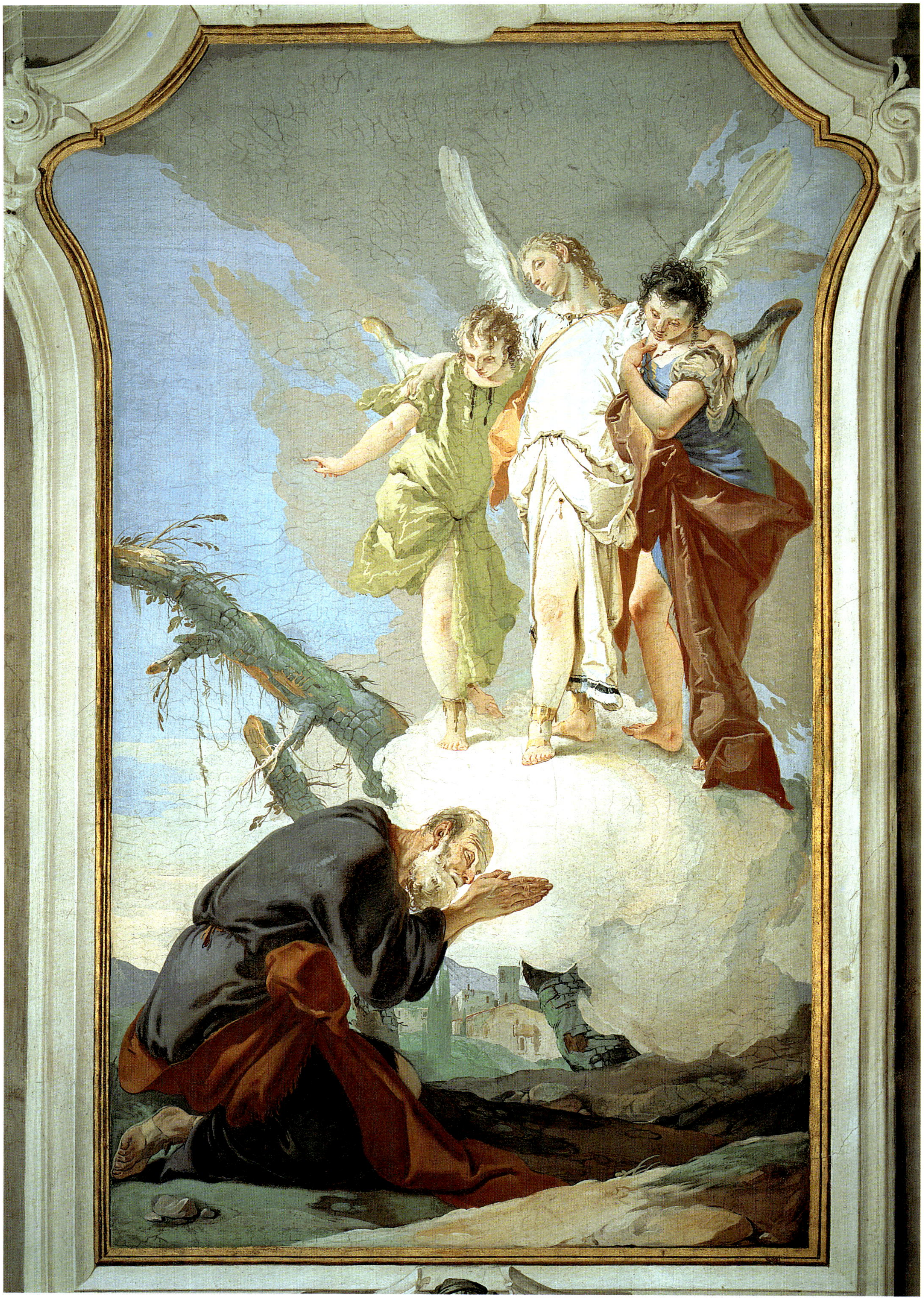

13 *Abraham erscheinen die drei Engel,* 1726–1729
Fresko, ca. 4000 × 2000 cm
Palazzo Patriarcale (heute Erzbischöflicher Palast), Udine

Abraham kniet betend in tiefer Ehrfurcht vor der Erscheinung der drei Engel, die auf einer weißen, recht massiv wirkenden Wolke schweben. Die Szene illustriert die Verheißung von Nachkommen sowie der Gnade Gottes an Abraham, wie sie im Buch der Genesis beschrieben ist. Obwohl die göttliche Herkunft der Engel durch ihre Plazierung im oberen Bildteil deutlich wird, hat Tiepolo ihrer Darstellung sehr menschliche Züge verliehen.

14 *Rahel versteckt die Götzenbilder vor ihrem Vater Laban,* 1726–1729
Fresko, ca. 4000 × 5000 cm
Palazzo Patriarcale (heute Erzbischöflicher Palast), Udine

Der greise Laban steht gebückt vor seiner Tochter und fordert die Herausgabe der Götzenbilder, die diese entwendet hat und jetzt verweigert. Schauplatz ist das Lager der Karawane Jakobs, die sich auf dem Weg nach Kanaan befindet. Der bühnenhafte Charakter der Komposition, phantasievoll angereichert mit Szenen aus dem menschlichen Alltag, verunklärt die eigentliche alttestamentarische Thematik und reduziert sie zu vagen Visionen.

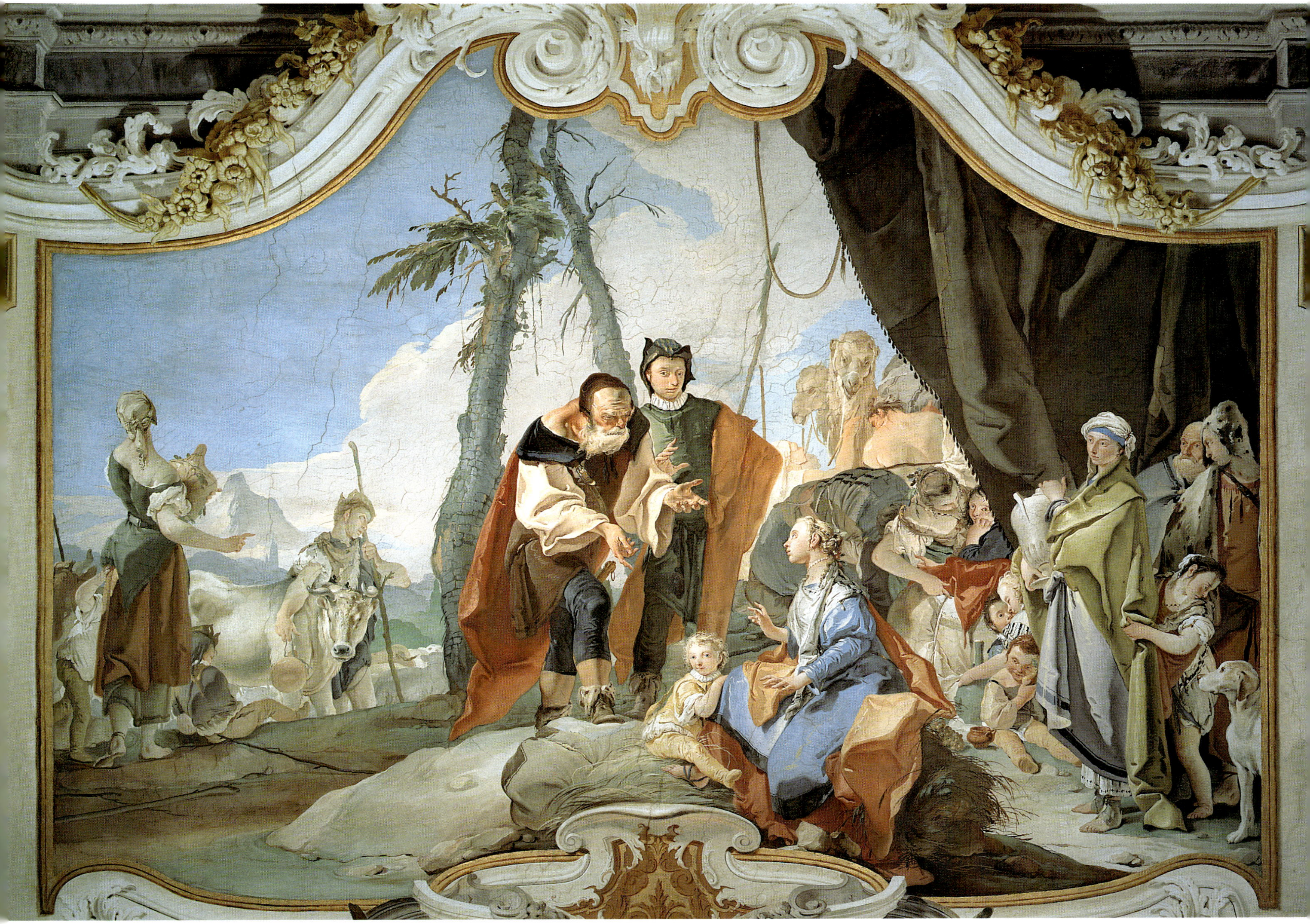

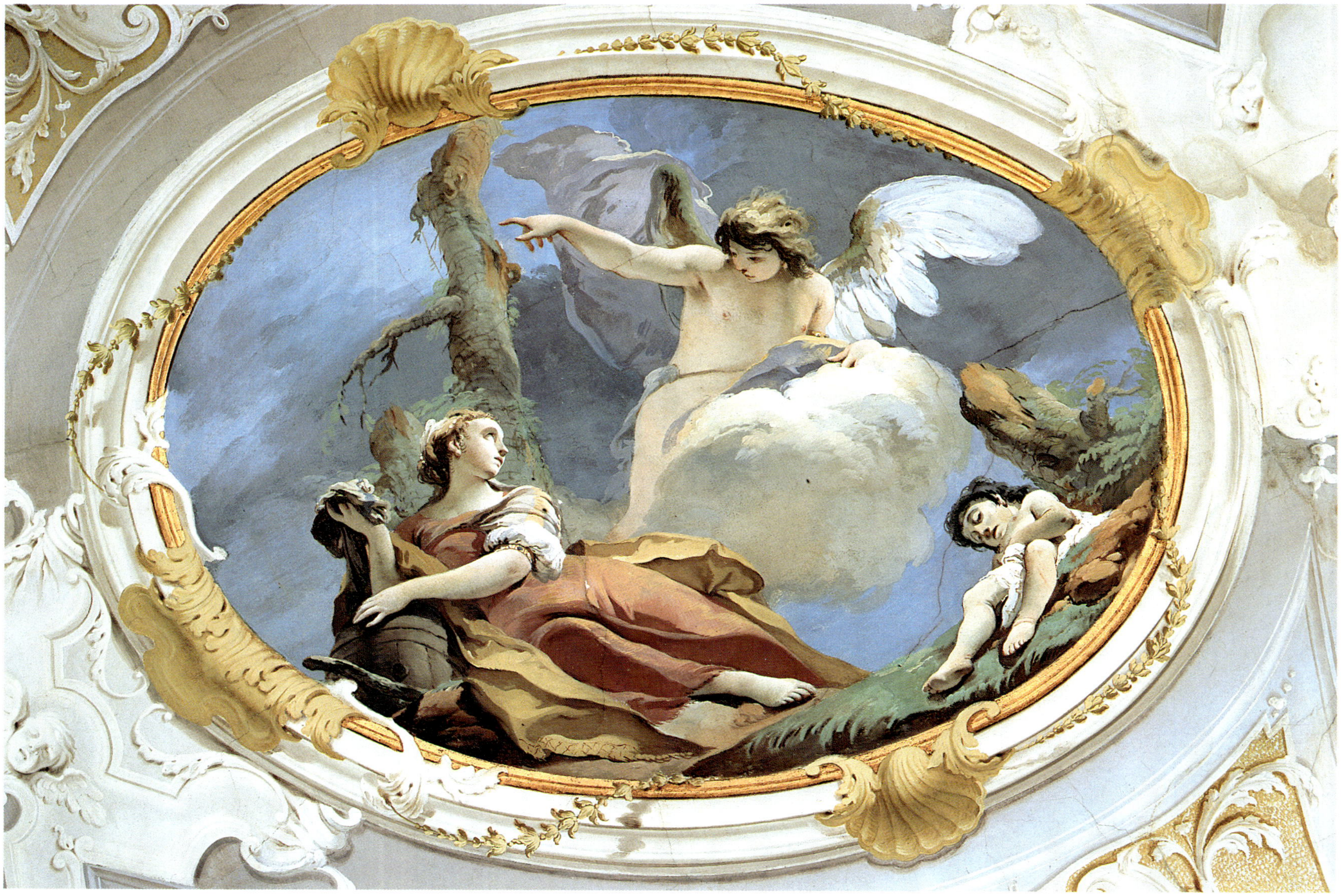

15 *Hagar in der Wüste,* 1726–1729
Fresko
Palazzo Patriarcale (heute Erzbischöflicher Palast), Udine

Hagar, die Magd Abrahams, mit dem sie den unehelichen Sohn Ismael hatte, war von Sara aus dem Haus geworfen worden. Thema der Darstellung ist die Erscheinung des Engels, der die völlig entkräftete, an einem leeren Faß lehnende Hagar und ihren Sohn in der Wüste vor dem Verdursten rettet und Ismael Nachkommen prophezeit. Mit einer energischen Geste weist er den beiden den Weg, der allerdings, bezogen auf die Darstellung *Opferung Isaaks* im Zentrum der Decke, vom göttlichen Licht wegführt. Dies symbolisiert die biblische Auffassung, daß Ismaels Nachkommen als Wurzel der arabischen Stämme gelten und nicht wie die Kinder Isaaks Erben des himmlischen Jerusalem sein werden.

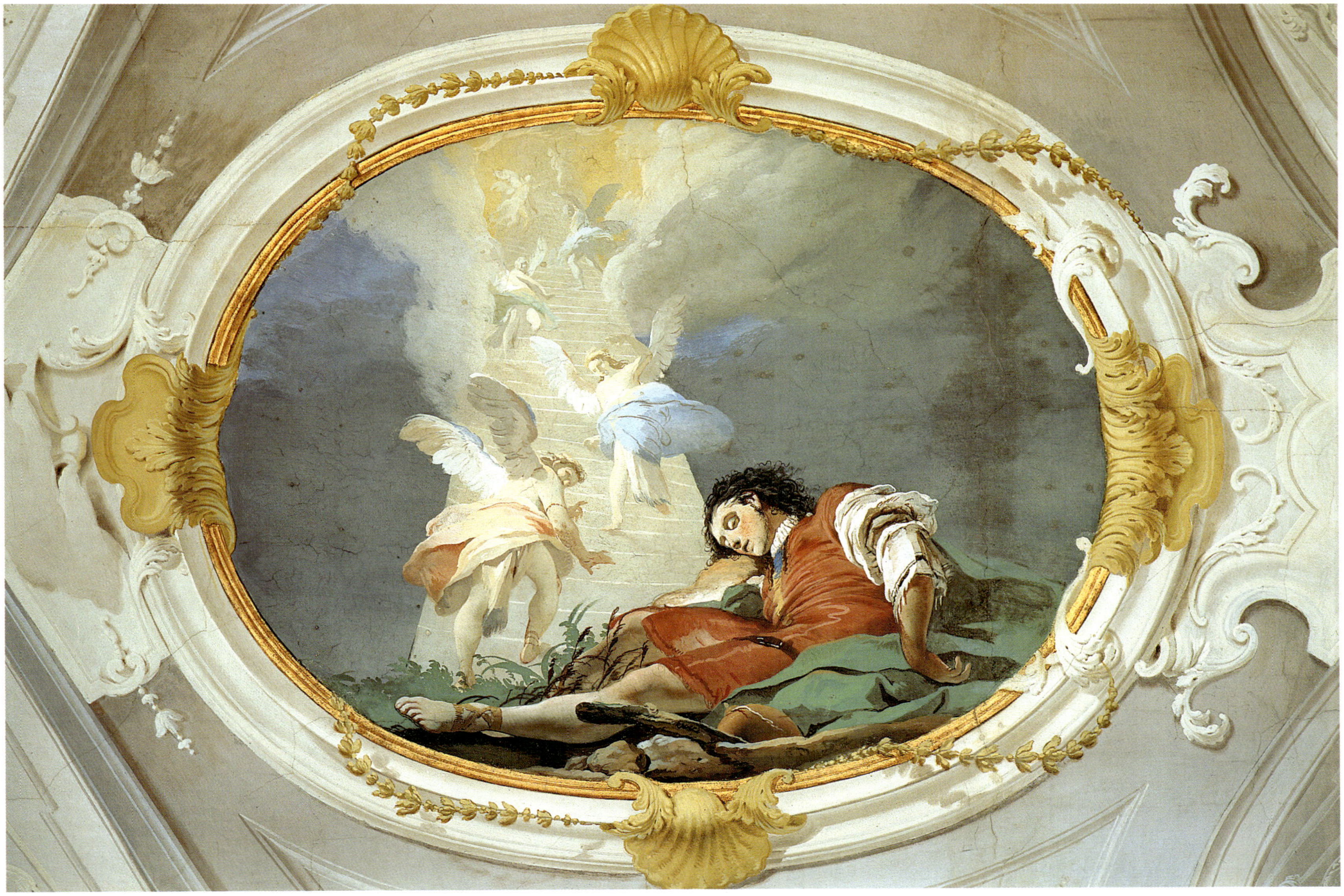

16 *Jakobs Traum*, 1726–1729
Fresko
Palazzo Patriarcale (heute Erzbischöflicher Palast), Udine

Das Fresko illustriert den Traum Jakobs von der Engelsleiter, die der Maler, leicht von der Bildmitte nach links versetzt, ins göttliche Licht hinaufführend zeigt. Der Schlafende hat im Traum die Vision einer göttlichen Verheißung, die ihm zahlreiche Nachkommen und die Ankunft im Land Kanaan unter dem besonderen Schutz Gottes verspricht. Formal und inhaltlich bildet Jakob dabei den Gegenpol zu Hagar und Ismael, da seine Linie zu Christus hinführt, was auch kompositionell durch seine Ausrichtung zum Mittelfresko der *Opferung Isaaks* hin verdeutlicht ist.

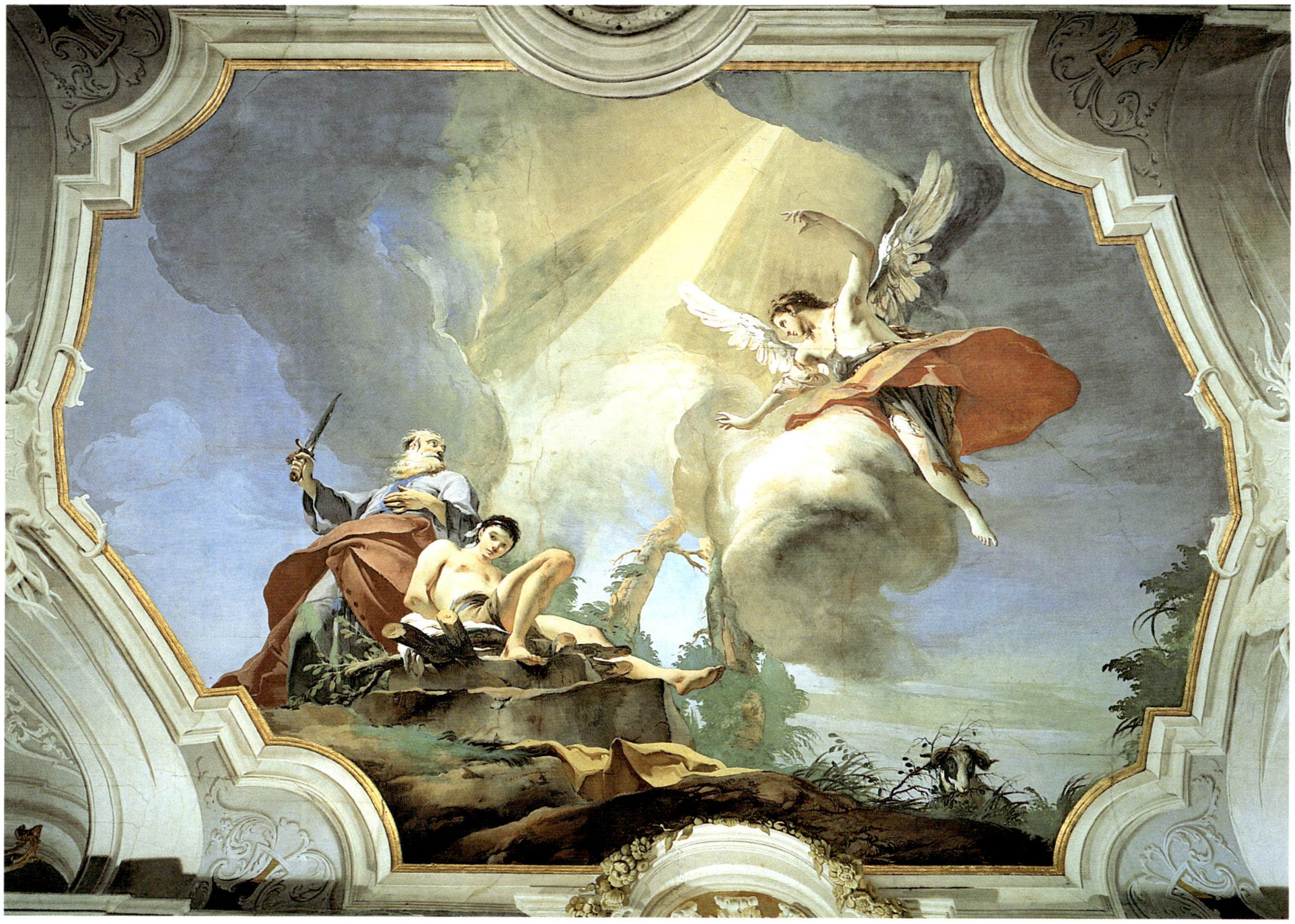

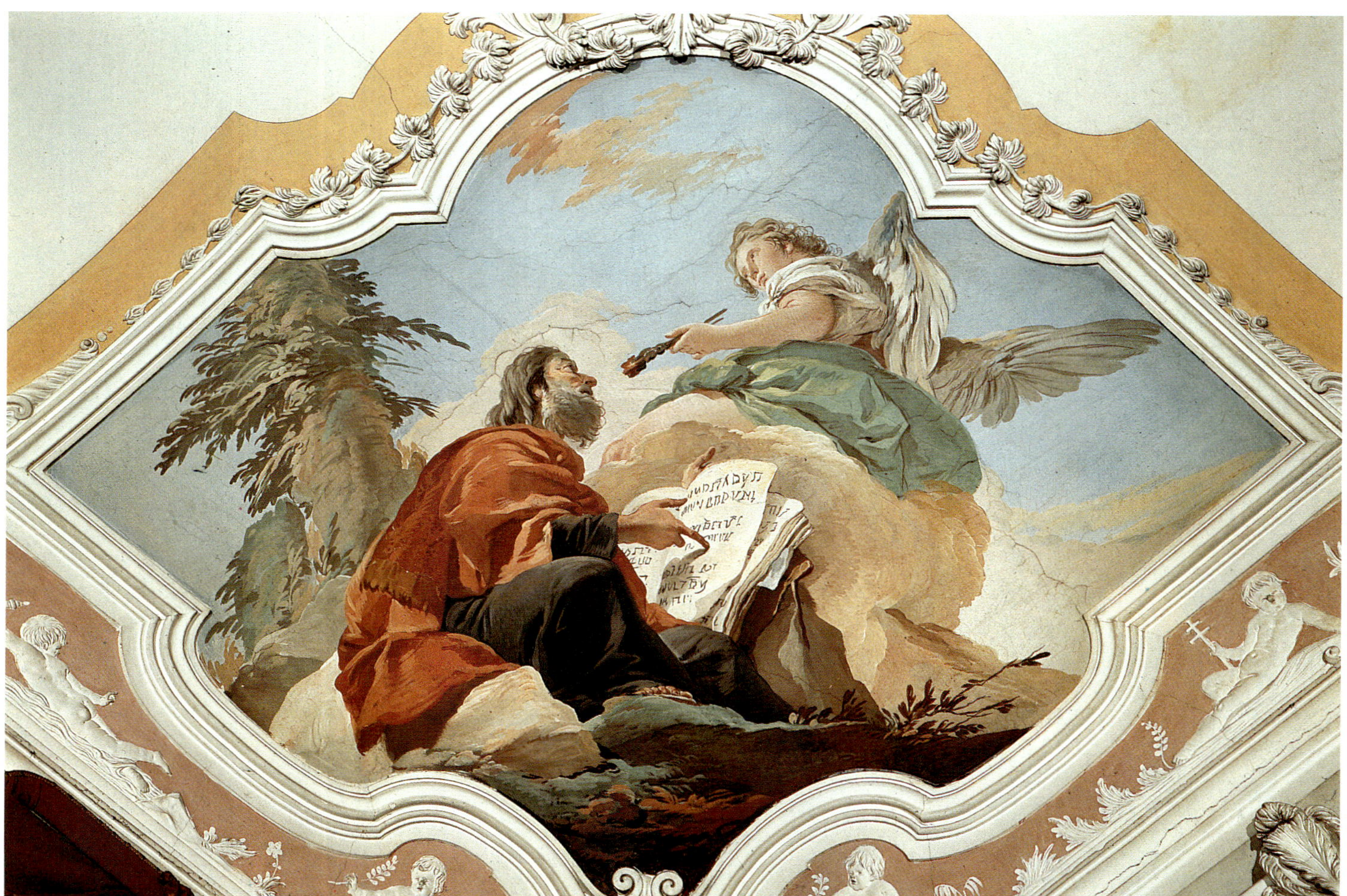

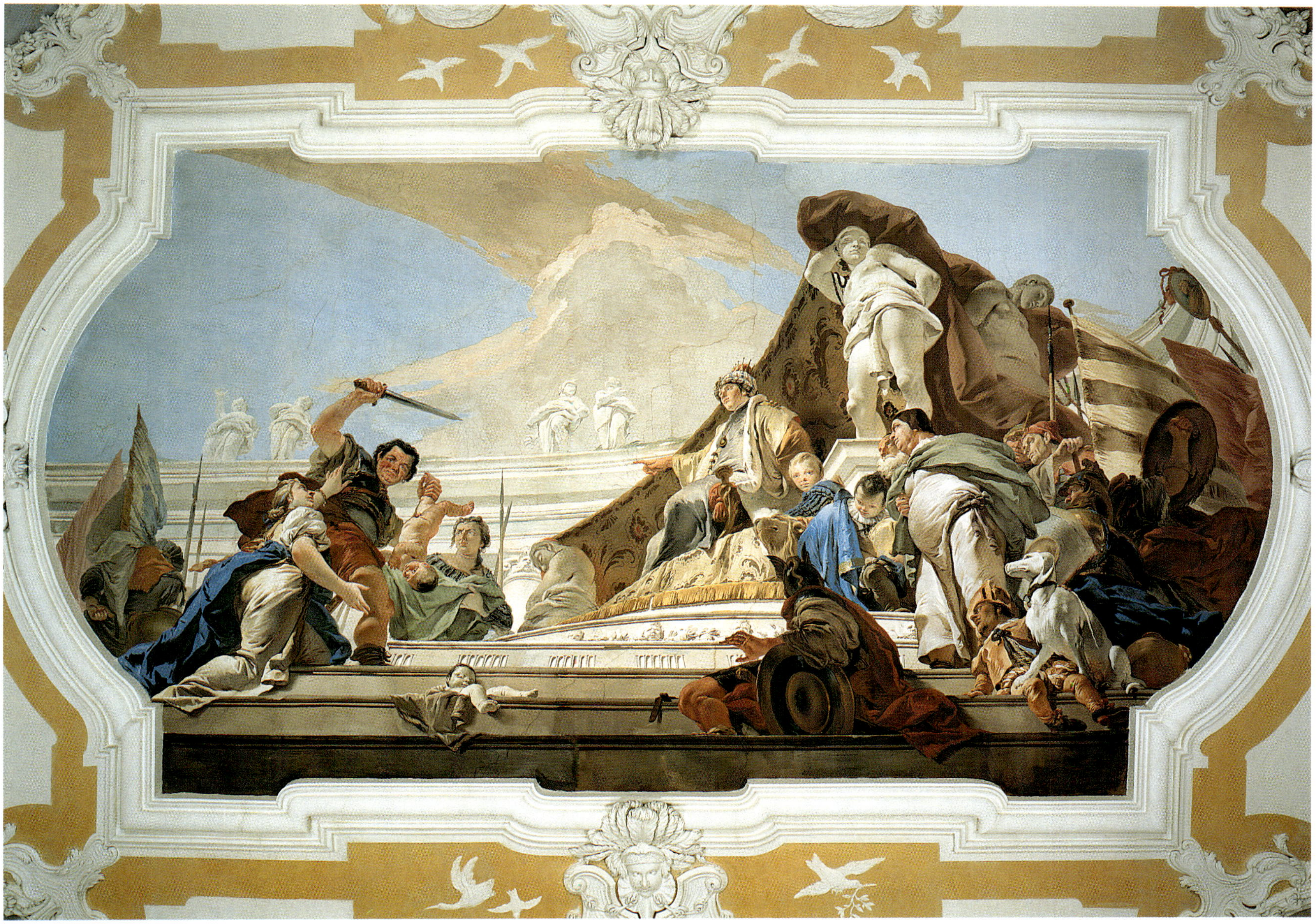

17 *Opferung Isaaks,* 1726–1729
Fresko, ca. 4000 × 5000 cm
Palazzo Patriarcale (heute Erzbischöflicher Palast), Udine

Im zentralen Deckenbild ist die Opferung Isaaks dargestellt. Begleitet von einem Strahl göttlichen Lichts schwebt ein Engel auf einer Wolke hinab, um Abraham Einhalt zu gebieten, der auf göttlichen Befehl hin im Begriff ist, seinen Sohn zu töten. Der Widder, der anstelle Isaaks geopfert werden soll, ist bereits am unteren Bildrand zu sehen.

18 *Der Prophet Jesaja,* 1726–1729
Fresko, ca. 200 × 250 cm
Palazzo Patriarcale (heute Erzbischöflicher Palast), Udine

Dargestellt ist der Prophet Jesaja im Augenblick seiner Berufung zur Gerichtspredigt. Der sich nähernde Engel hält ihm mit einer Zange ein Stück glühende Kohle an die Lippen und erwirkt damit die Vergebung seiner Sünden. Jesaja hört die Stimme des Herrn und erklärt sich zu seiner Aufgabe bereit.

19 *Das Urteil des Salomon,* 1726–1729
Fresko, 360 × 655 cm
Palazzo Patriarcale (heute Erzbischöflicher Palast), Udine

Die große querformatige Darstellung im Zentrum der Decke zeigt in schräger Untersicht einen breiten Treppenaufbau, auf dem König Salomon vor einem baldachinartig ausgebreiteten Tuch thront und seines Richteramtes waltet. Der Moment der Enthüllung der wahren Mutter ist hier in Szene gesetzt. Entgegen der biblischen Textvorlage sind auch Zuschauer aus dem Volk samt Hund und Zwerg anwesend, als Salomon das Urteil fällt, das Kind mit dem Schwert »gerecht zu teilen«. Die wirkliche Mutter verhindert die grausame Tat, um ihr Kind zu retten, während das tote Kind der falschen Mutter im Vordergrund auf die Ursache des Geschehens verweist.

20 *Triumph des Scipio*, um 1729
Öl auf Leinwand, 546 × 322 cm
Staatliche Eremitage, Sankt Petersburg

Auf einem von zwei Elefanten gezogenen Wagen nähert sich der Triumphzug des Scipio, der frontal auf den Betrachter zukommt. Die Menge der applaudierenden Menschen wird dominiert von der Figur des siegreichen Helden von Karthago, der majestätisch hoch oben auf dem Wagen thront. Die leuchtenden Farben der Gewänder und Fahnen sowie die ausgewogene Komposition der in das Licht der Abendsonne getauchten Figuren verleihen der Szene eine große Lebendigkeit, so daß man meint, den Lärm der Trommeln und Fanfaren hören zu können.

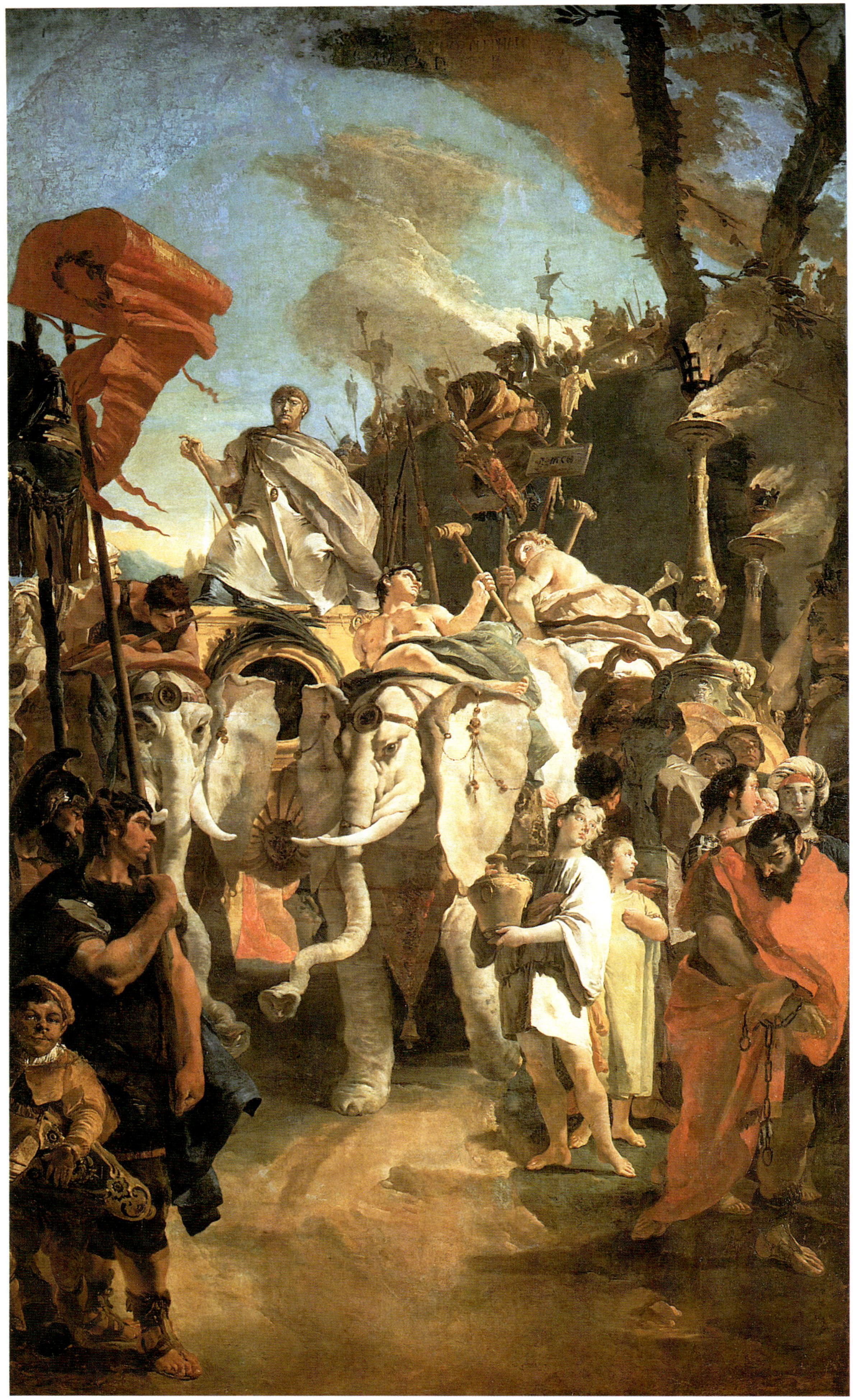

Aufträge in der Lombardei und Venetien 1731–1737

Inzwischen hatte sich Tiepolo im Bereich Venetien den Ruf eines bedeutenden Künstlers erworben, der ihm auch Aufträge außerhalb seiner Heimat einbrachte. Wahrscheinlich aufgrund der Vermittlung des Veroneser Gelehrten Scipione Maffei (1675–1755) wurde er 1730 nach Mailand gerufen, wo er zunächst im Palazzo Archinto arbeitete. Dort entstanden fünf Deckenfresken, die Darstellung *Triumph des Apoll* im großen Saal sowie vier kleinere mythologische und allegorische Szenen in anderen Räumen. Leider sind die Werke bis auf wenige Reste 1943 bei einem Bombenangriff zerstört worden. Anschließend freskierte er Wände und Decke im großen Saal des Palazzo Casati in Mailand mit Szenen aus dem Leben des Scipio als »exempla virtutis«, eine Ausstattung, die heute ebenfalls stark beschädigt ist und nur noch wenig von der ursprünglichen Qualität der Farbgebung vermittelt.

Nach seiner Rückkehr nach Venedig entstand 1732 sein erstes bedeutendes und großformatiges Altarbild, die *Erziehung der Jungfrau Maria* (Abb. 21), das er für die Kirche Santa Maria della Consolazione, gen. della Fava, ausführte. Der starke Hell-Dunkel-Kontrast der Beleuchtung erinnert entfernt an frühere Werke Tiepolos, jetzt dominiert jedoch eine leuchtende, satte Farbigkeit den Gesamteindruck. Mit diesem Gemälde entsprach Tiepolo der venezianischen Vorliebe für Altarbilder, in denen eine himmlische Vision im oberen Teil die architektonische Bildstruktur gleichsam auflöst, ein Bildaufbau, der sich von den römischen und emilianischen Barockmalern wie Reni (1575–1642), Lanfranco (1582–1647) und Guercino (1591–1666) ableitet und der auch von Tiepolos Zeitgenossen Ricci, Pittoni (1687–1767) und Piazzetta gerne benutzt wurde.

Ein weiteres großformatiges Altarbild mit einer Darstellung der Geburt Christi entstand im gleichen Jahr für San Giuliano (Zulian) in Venedig und wird heute in San Marco aufbewahrt. Mit beiden Altarbildern stilistisch vergleichbar, vor allem in der Wiedergabe der Gesichter und der Dramaturgie der Blickführung, sind die beiden in der Scuola Grande di San Rocco befindlichen kleinen Ölgemälde *Die Engel erscheinen Abraham* (Abb. 23) und die *Stärkung der Hagar durch einen Engel* (Abb. 22), die vermutlich ins gleiche Jahr datiert werden können. Ebenfalls in dieser Periode entstand die dreizehn Meter lange Leinwand *Die Aufrichtung der Ehernen Schlange,* die ursprünglich unter dem Chor der Kirche Santi Cosma e Damiano auf der Insel Giudecca angebracht war und sich heute in der Galleria dell'Accademia befindet. Obwohl das Werk schwer beschädigt ist, läßt sich die besondere Qualität der ungewöhnlichen Komposition in seiner durch Silber- und Blautöne dominierten Farbigkeit noch erahnen.

Von 1732 bis 1733 arbeitete Tiepolo im Dom von Bergamo an der Ausmalung der Cappella Colleoni. Von der Ausstattung, die teilweise im 19. Jahrhundert durch Übermalung entstellt wurde, sind drei Fresken gut erhalten: *Die Predigt Johannes des Täufers* (Abb. 25), *Die Taufe Christi* und *Die Enthauptung Johannes des Täufers* (Abb. 26). In den Lünetten erscheinen das *Martyrium des Hl. Bartolomäus* und der *Evangelist Markus,* in den Pendentifs sind die Tugenden Gerechtigkeit, Glaube, Liebe und Klugheit dargestellt. Wahrscheinlich zeitgleich mit den Fresken der Colleoni-Kapelle entstanden die heute im Art Institute in Chicago, der Staatsgalerie in Stuttgart und im Museo Poldi Pezzoli in Mailand aufbewahrten Leinwandskizzen mit Szenen aus dem Leben des Hl. Hieronymus (Abb. 24). Ihre ursprüngliche Bestimmung ist nicht bekannt, man nimmt jedoch an, daß sie zu einem größeren einheitlichen Ausstattungskomplex gehörten, der dem Hl. Hieronymus gewidmet war.

Die dramatische Formulierung der Bildthemen in Bergamo, besonders in der Darstellung der *Enthauptung Johannes des Täufers,* bildet einen starken Kontrast zu den kurze Zeit später ausgeführten Fresken in der Villa Loschi in den Nähe von Vicenza. Dort freskierte Tiepolo 1734 im Auftrag des Grafen Niccolò Loschi den Treppenaufgang und den großen Saal der Villa mit einem sehr anspruchsvollen und gelehrten Programm von allegorischen Themen in Anlehnung an Cesare Ripas »Iconologia«. Das erstmals 1593 in Rom erschienene Werk ist eine Sammlung abstrakter Begriffe und Vorstellungen, die durch eine Menschenfigur, die mit verschiedenen Attributen ihren Eigenschaften entsprechend versehen ist, ausgedrückt werden sollen. Die Bildthemen der Villa Loschi, wie z. B. *Die eheliche Eintracht* (Abb. 27), *Die Tugend krönt die Ehre* (Abb. 28) oder *Die Großmut verteilt ihre Gaben* (Abb. 29) ver-

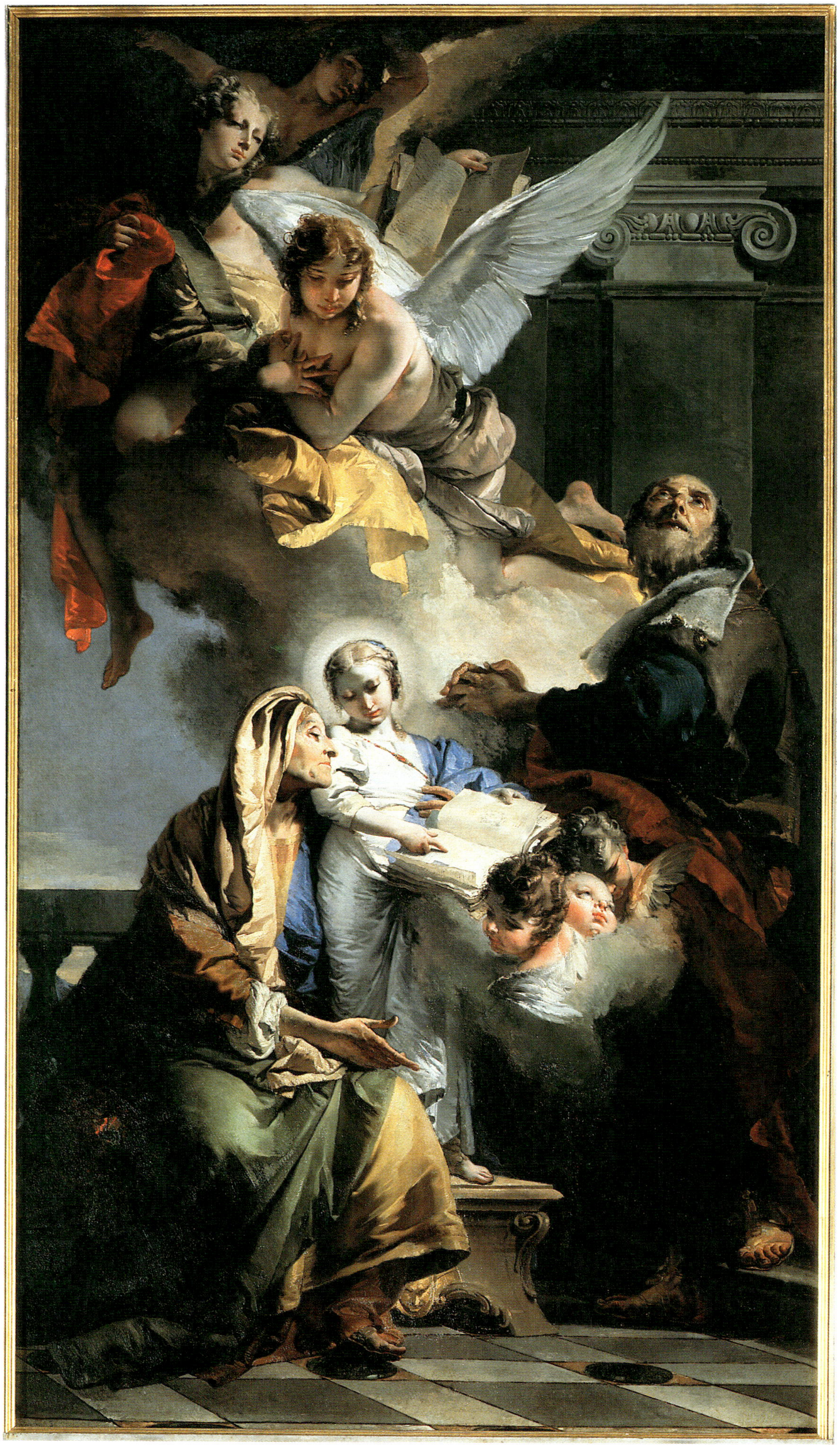

21 *Die Erziehung der Jungfrau Maria,* 1732
Öl auf Leinwand, 362 × 200 cm
Santa Maria della Consolazione (Fava), Venedig

Im Zentrum der Darstellung vor einer prachtvollen Hintergrundarchitektur steht Maria als junges Mädchen und liest in einem aufgeschlagenen Buch, unterwiesen von ihrer Mutter, die neben ihr sitzt. Der rechts von ihr stehende Vater ist ins Gebet vertieft und hat die Augen zum Himmel erhoben. Auffällig an der Komposition ist die diagonale Linie von den drei Engelsköpfen unterhalb des Buches zu den drei großen Engeln oberhalb von Maria, die den Weg ins Himmelreich symbolisiert.

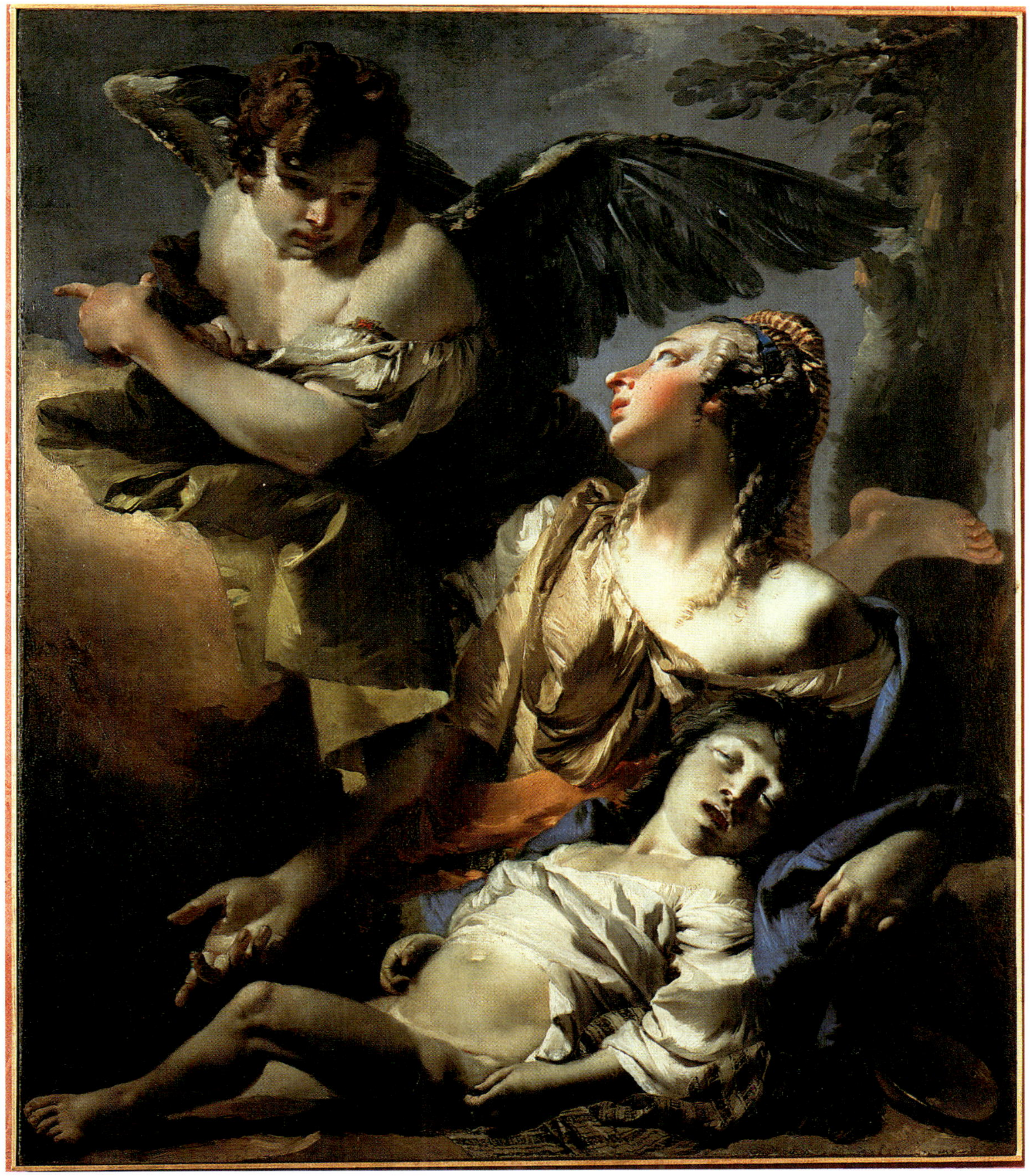

22 *Stärkung der Hagar durch einen Engel,* 1732
Öl auf Leinwand, 140 × 120 cm
Scuola Grande di San Rocco, Venedig

Die Darstellung zeigt Hagar mit ihrem fast verdursteten Sohn im Vordergrund, denen der über ihnen dargestellte Engel den Weg zu Wasser und Nahrung weist. Im Vergleich zu dem Fresko gleichen Titels in Udine steht hier das Leid von Mutter und Sohn im Vordergrund, was durch die nahansichtige Präsentation der Szene und die drastische Darstellung des sterbenden Jungen betont wird.

breiten bereits die noble und etwas steife Atmosphäre, die auch in der für Tiepolo bisher untypischen, klassizistischen Malweise zum Ausdruck kommt. Die nach antiker Mode gekleideten und oft frontal positionierten Figuren erscheinen bewegungslos und unbeteiligt wie antike Statuen, ihre Gesten beschränken sich meist auf das Halten ihrer Attribute, jede Art von spannungsreichem Bildaufbau wird vermieden. Auch Architektur und Landschaft sind auf ein Minimum reduziert, und das Licht erscheint gedämpft in der fast windstill wirkenden Atmosphäre. Die Konsequenz, mit der Tiepolo die Umsetzung seiner jeweiligen Bildthemen verfolgt, stellt seine Flexibilität unter Beweis, den Ansprüchen seiner Auftraggeber entsprechen zu können, deren kulturelles Milieu und Kunstgeschmack in einer angemessenen Bildsprache Ausdruck finden sollte.

Ebenfalls 1734 entstand das Altarblatt *Madonna in der Glorie mit Heiligen* (Abb. 30) für den Hochaltar der Pfarrkirche Chiesa di Ognissanti in Rovetta, einem kleinen Ort oberhalb von Bergamo. Das Gemälde zeigt die von Engeln begleitete und auf einer Wolke gen Himmel schwebende Madonna oberhalb einer

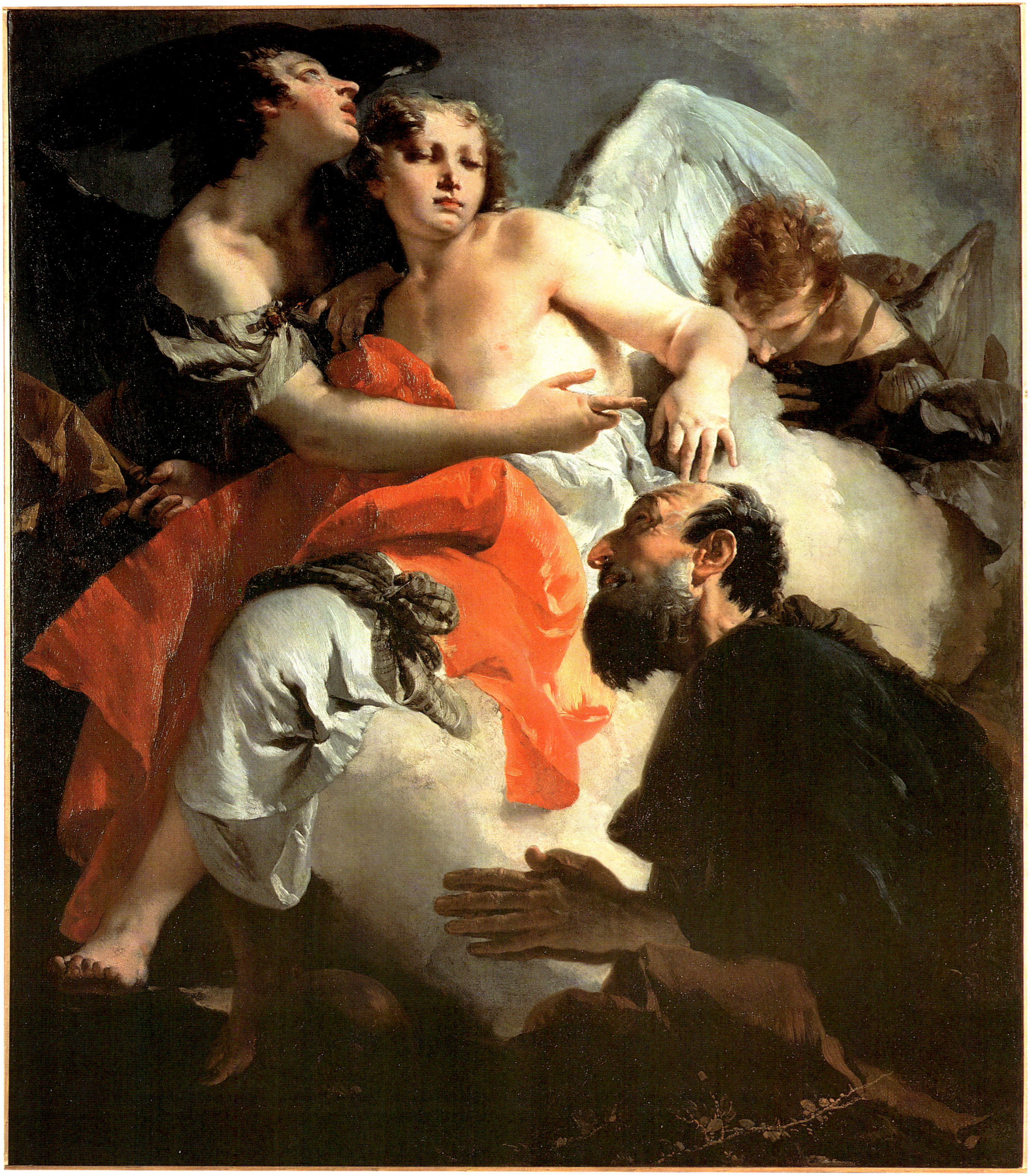

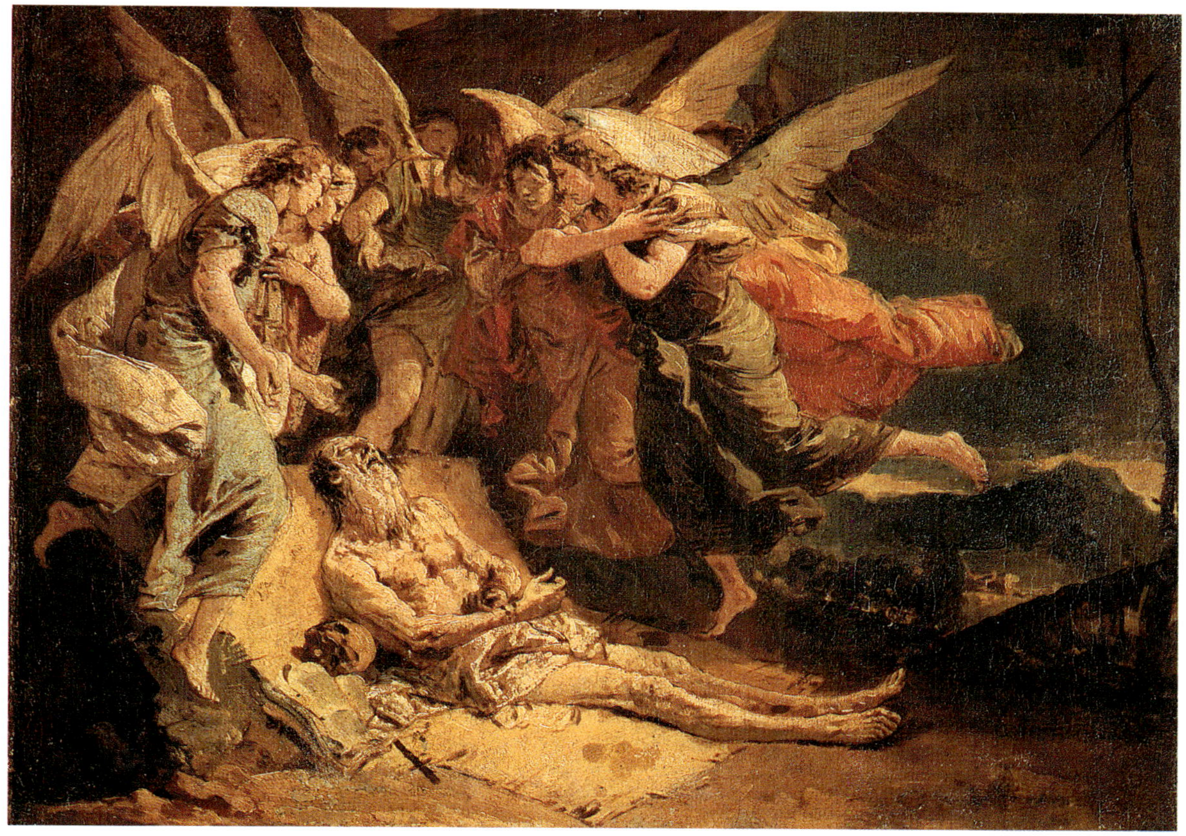

24 (rechts) *Tod des Hl. Hieronymus,* 1732–1733
Öl auf Leinwand, 33 × 44,2 cm
Museo Poldi Pezzoli, Mailand

Im Vordergrund liegt, auf einer Matte aufgebahrt, der Leichnam des Hieronymus vor einem Landschaftsausblick, zusammen mit den wenigen Habseligkeiten seines Eremitenlebens, dem Schädel, dem Kreuz, der Heiligen Schrift und einem Rosenkranz. Sieben Engel schweben in einem Halbrund gruppiert über seinem Kopf und betrauern den Kirchenvater. Die rasche Pinselführung sowie die nur wenig ausgeführten Engelsgesichter deuten darauf hin, daß es sich hier um eine Ölskizze zu einem nicht näher bekannten Werk gleichen Titels handelt.

Gruppe männlicher Heiliger, die im Vordergrund um eine Säule gruppiert sind. Auf der im Museo Poldi Pezzoli in Mailand erhaltenen Ölskizze zu diesem Bild fehlt die Figur der Maria, was darauf hinweist, daß es ursprünglich als Allerheiligenbild konzipiert war, entsprechend dem Patronat der Kirche. Ungewöhnlich für einen Maler des 18. Jahrhunderts ist die Komposition der Heiligen, vor allem die frontale Anordnung der Figur des Petrus im Vordergrund, der zu den im Kirchenraum versammelten Gläubigen hinabzusteigen scheint und in einer demonstrativen Geste seinen Schlüssel als Hinweis auf den Weg ins Himmelreich erhebt. Dieser Bildaufbau scheint eher von venezianischen Allerheiligenbildern des späten 15. und frühen 16. Jahrhunderts inspiriert, die noch hierarchischer strukturiert sind und auf die in Venedig lange nachwirkende byzantinische Tradition zurückgehen. Die Szene ist in helles Licht getaucht und die Gewänder der Figuren strahlen in leuchtenden Rot-, Blau- und Gelbtönen, die die dunklen Schatten der früheren Bilder fast vollkommen verdrängt haben.

Ein weiteres Altarbild schuf Tiepolo zur selben Zeit mit der Darstellung der *Unbefleckten Empfängnis,* die er im Auftrag der Armen Klarissinnen des Franziskanischen Ordens für die Kirche Santa Maria dell'Aracoeli in Vicenza ausführte. Das Gemälde hing ursprünglich gegenüber von Piazzettas Gemälde *Hl. Franziskus in Ekstase.* Es zeigt die auf der Weltkugel stehende, in glitzerndem Silber und blauem Umhang feierlich gewandete Madonna, die von einem irdischen Wesen in eine halluzinatorische Vision verwandelt scheint. Distanziert und unerreichbar verkörpert sie den Glauben an die Unberührtheit von der Ursünde – symbolisiert durch die Schlange unter ihren Füßen – ein Dogma, das von den Karmelitern und Franziskanern zu dieser Zeit besonders gepredigt wurde.

Einen Auftrag ganz anderer Art führte Tiepolo mit dem Deckengemälde *Triumph von Zephir und Flora* (Abb. 31) aus, das er wahrscheinlich zeitgleich mit dem Altarbild von Rovetta 1734 für einen der Säle im Palazzo Pesaro in Venedig schuf und das heute im Museum in der Ca' Rezzonico aufbewahrt wird. Die Verbindung des Windgottes Zephir mit der Blumengöttin Flora war ein im 18. Jahrhundert weit verbreitetes Darstellungsthema und sollte in Anspielung auf Frühling und Fruchtbarkeit möglicherweise eine Hochzeitsallegorie präsentieren. Die luftige Komposition ist ein Beispiel für Tiepolos außergewöhnliches Talent in der illusionistischen Deckenmalerei, das er auch in anderen großen Dekorationsprojekten unter Beweis stellte, wo er scheinbar mühelos Decken, Gewölbe und hohe Wände mit im Himmel schwebenden Figuren bevölkerte und dabei die räumliche Tiefe ins Unendliche erweiterte.

1736 schien Tiepolo bereits den Rang eines international anerkannten Künstlers erlangt zu haben. Der schwedische Graf Tessin war nach Venedig gereist, um Tiepolo für ein Deckenfresko im Stockholmer Königsschloß zu gewinnen. Da die Bezahlung jedoch weit unter Tiepolos Vorstellungen lag, kam das Projekt nicht zustande. Stattdessen erwarb Tessin neben einer Ölskizze für die Darstellung *Enthauptung Johannes des Täufers* in Bergamo das kleine Gemälde der *Danae* (Abb. 33), das heute im Kunsthistorischen Institut

23 (links) *Die Engel erscheinen Abraham,* 1732
Öl auf Leinwand, 140 × 120 cm
Scuola Grande di San Rocco, Venedig

Auch hier wurde der gleiche nahansichtige Blickwinkel gewählt, um die Verheißung eines Sohnes an Abraham durch die drei Engel in Szene zu setzen. Ungewöhnlich ist die Komposition der drei Engel vor dem im Profil erscheinenden Abraham und die Regie der Blickrichtungen der Figuren. Während der rechte Engel sich zu Abraham herunterbeugt und so kaum erkennbar ist, lagert der mittlere etwas unbeteiligt halb auf der Wolke, halb auf dem Schoß des dritten Engels und blickt herab. Der dritte hingegen, ganz außen, hat den Blick gen Himmel erhoben, als Hinweis auf die Herkunft der göttlichen Prophezeihungen.

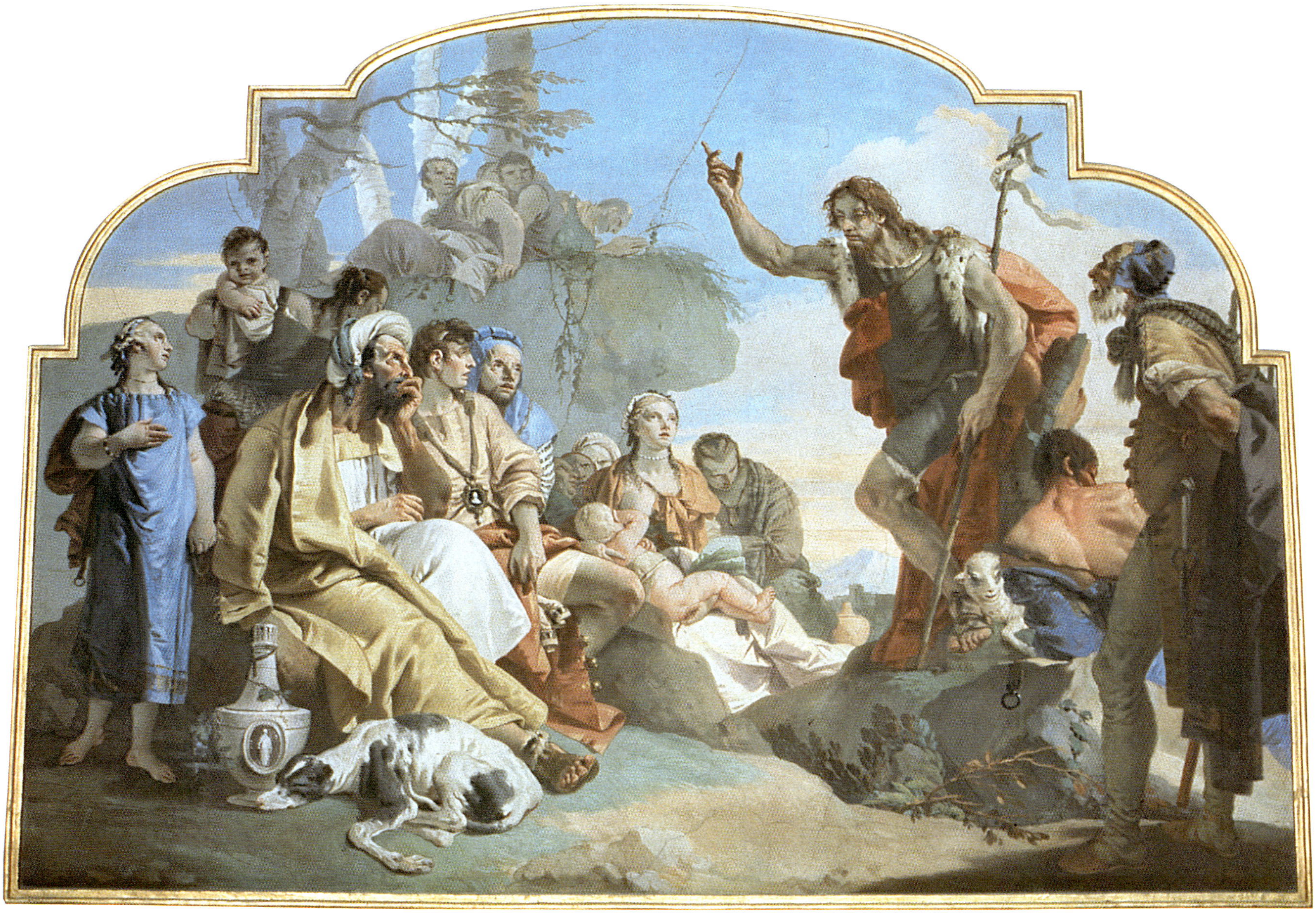

25 *Die Predigt Johannes des Täufers,* 1732–1733
Fresko, 350 × 300 cm
Cappella Colleoni, Bergamo

Die eindrucksvolle Figur Johannes des Täufers, der in einer Landschaft mit erhobenem Zeigefinger von einem Felsen herab predigt, beherrscht die rechte Bildhälfte. Der Kreuzstab und das Lamm zu seinen Füßen verweisen auf das Schicksal Christi. Die linke Bildhälfte wird fast vollkommen von Männern, Frauen und Kindern eingenommen, die der Predigt gebannt zuhören. Die genau in der Bildmitte plazierte junge Frau, die ihr Kind stillt und somit dem Darstellungstypus der Madonna mit Kind entspricht, kann als Hinweis auf die Geburt Christi verstanden werden, von der die Predigt des Johannes handelt.

in Stockholm aufbewahrt wird. Mit ironischer Distanz zur mythologischen Vorlage der Geschichte von Jupiter und Danae hatte Tiepolo hier ein von Witz und Erotik geprägtes Sammlerstück geschaffen, das einmal mehr seine Fähigkeit unter Beweis stellt, den unterschiedlichsten Auftraggebern gerecht zu werden. Nicht nur die versatzstückhafte Bühnenarchitektur der Szene, auch der komödiantische Ton der Episode, in der der Mythos als Farce erscheint, verweisen dabei auf Anregungen aus der zeitgenössischen Theaterkultur.

Im Auftrag der Familie Cornaro entstand 1737 ein weiteres Sammlerbild, das mit der Szene *Auffindung des Mose* ein alttestamentarisches Thema präsentiert und für den Palazzo Corner della Regina in Venedig bestimmt war. Das Bildmotiv geht auf ein Werk Veroneses gleichen Titels zurück und zeigt eine ungewöhnlich asymmetrische Komposition, in der die Haupthandlung auf der linken Seite konzentriert ist, während sich rechts der Blick in die Landschaft öffnet, die nur durch die isolierte Figur eines Hellebardiers begrenzt wird. Auch hier handelt es sich um eine eher eigenwillige, ironische Interpretation des biblischen Textes in der Art eines »Capriccio«, was den hohen Ansprüchen einer gebildeten Auftraggeberschaft im 18. Jahrhundert entgegenkam. Offensichtlich wurde das Bild später jedoch als unausgewogen empfunden und der rechte Bildteil mit dem Hellebardier kurzerhand abgetrennt. Dieser befindet sich heute in Privatbesitz in Turin, während die Szene mit der *Auffindung*

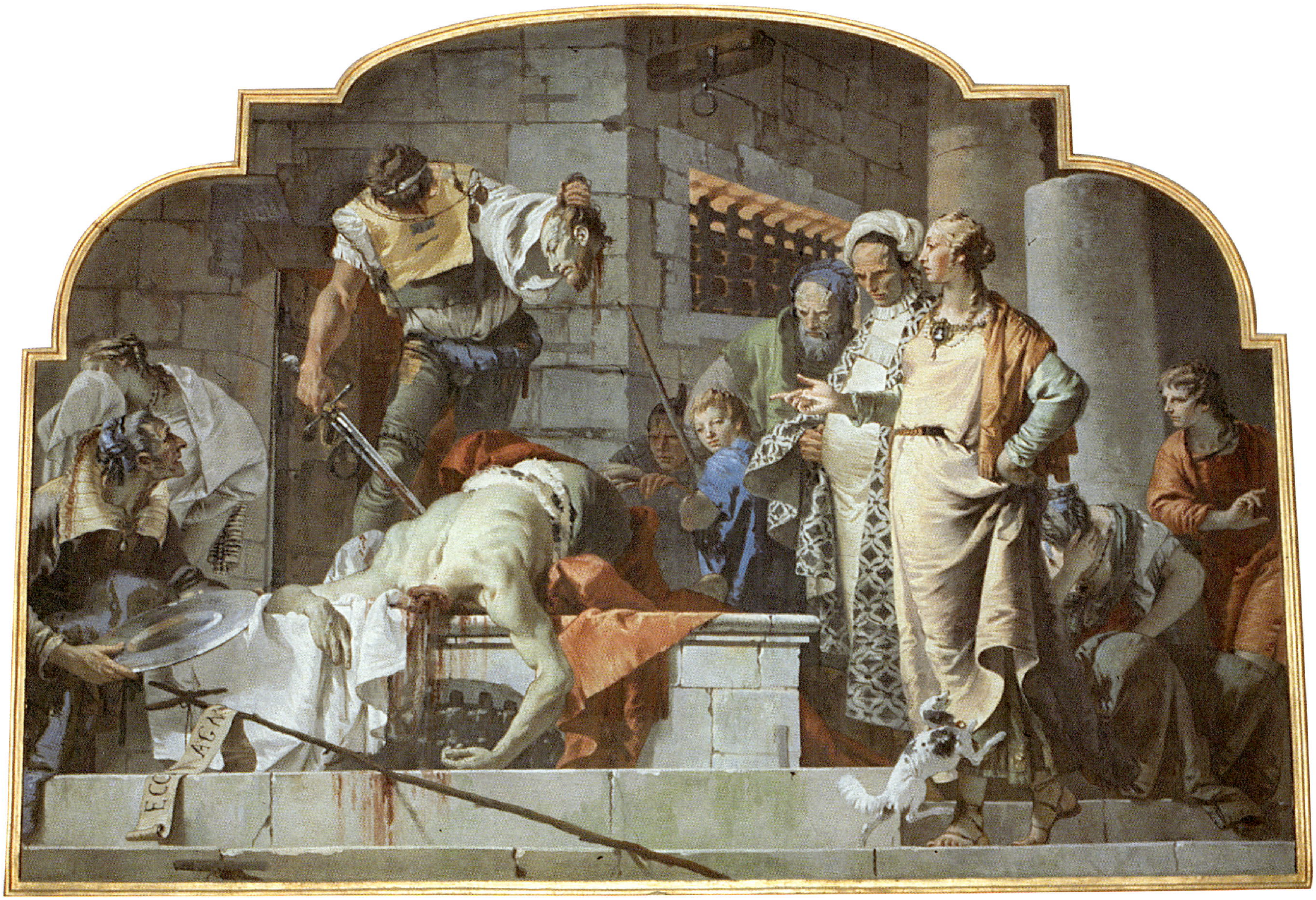

des Mose in der National Gallery in Edinburgh aufbewahrt wird.

Im gleichen Jahr arbeitete Tiepolo auch für mehrere Auftraggeber außerhalb Venedigs. Für die Kirche Sant'Antonio in Padua malte er ein großes Leinwandbild mit dem *Martyrium der Hl. Agatha.* Im Auftrag des Kardinals Erba Odescalchi führte er drei große Fresken in der Basilika di Sant'Ambrogio in Mailand aus: das *Martyrium des Hl. Viktor,* den *Untergang des San Sartiro* und die heute zerstörte *Apotheose des Hl. Bernhard.*

Ebenfalls in diesen Zeitraum – in die Jahre 1737–1738 – fällt die Entstehung des monumentalen Altargemäldes der *Verehrung der Dreifaltigkeit durch den Hl. Papst Clemens* (Abb. 32), das Tiepolo im Auftrag des Fürsterzbischofs Clemens August von Köln (1700–1761), Bruder des bayerischen Kurfürsten Karl Albrecht (Kurfürst von 1726–1745), für den Hauptaltar der Chorfrauenkirche in Schloß Nymphenburg lieferte. Dort wurde es allerdings erst 1739 anläßlich der Weihe der Kirche aufgestellt. Der Reiz dieses Werkes liegt vor allem im Illusionismus der Darstellung, die das Wunder der Erscheinung vermeintlich im Betrachterraum stattfinden läßt. Hier unterscheidet sich Tiepolo von seinen venezianischen Malerkollegen, die stets die Distanz zur Welt des Heiligen betonten. Ein weiteres großformatiges Altargemälde, das Tiepolo nach Bayern lieferte, war das *Martyrium des Hl. Sebastian* für das Augustinerchorherrenstift in Dießen am Ammersee, das allerdings erst 1739 ent-

26 *Die Enthauptung Johannes des Täufers,* 1732–1733
Fresko, 350 × 300 cm
Cappella Colleoni, Bergamo

Tiepolo gibt hier eine besonders drastische Darstellung der Enthauptung Johannes des Täufers wieder, die sich in einem steinernen Verließ ereignet. Auf einem durch mehrere Stufen erhöhten Steinsockel liegt der Rumpf des Geköpften, das Blut tropft die Stufen herab, während der über ihm stehende Henker den abgetrennten Kopf in die Höhe hält. Links nähert sich eine Dienerin mit einem Teller, hinter ihr wendet sich eine junge Frau entsetzt von der Szene ab. Auf der rechten Seite steht in edlen Gewändern Salome, die den Mord befohlen hatte, umgeben von Herodes und Mitgliedern des Königshofes.

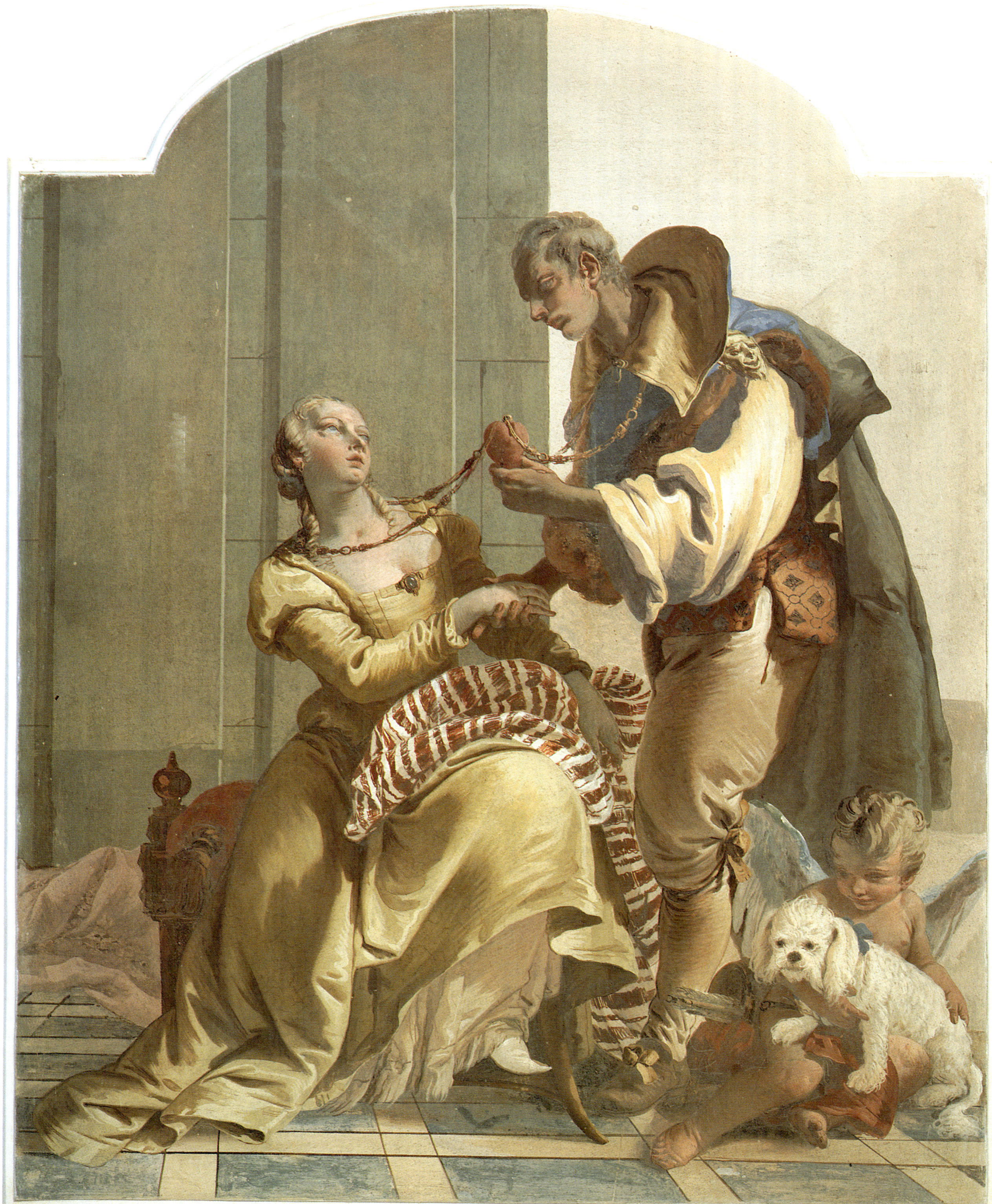

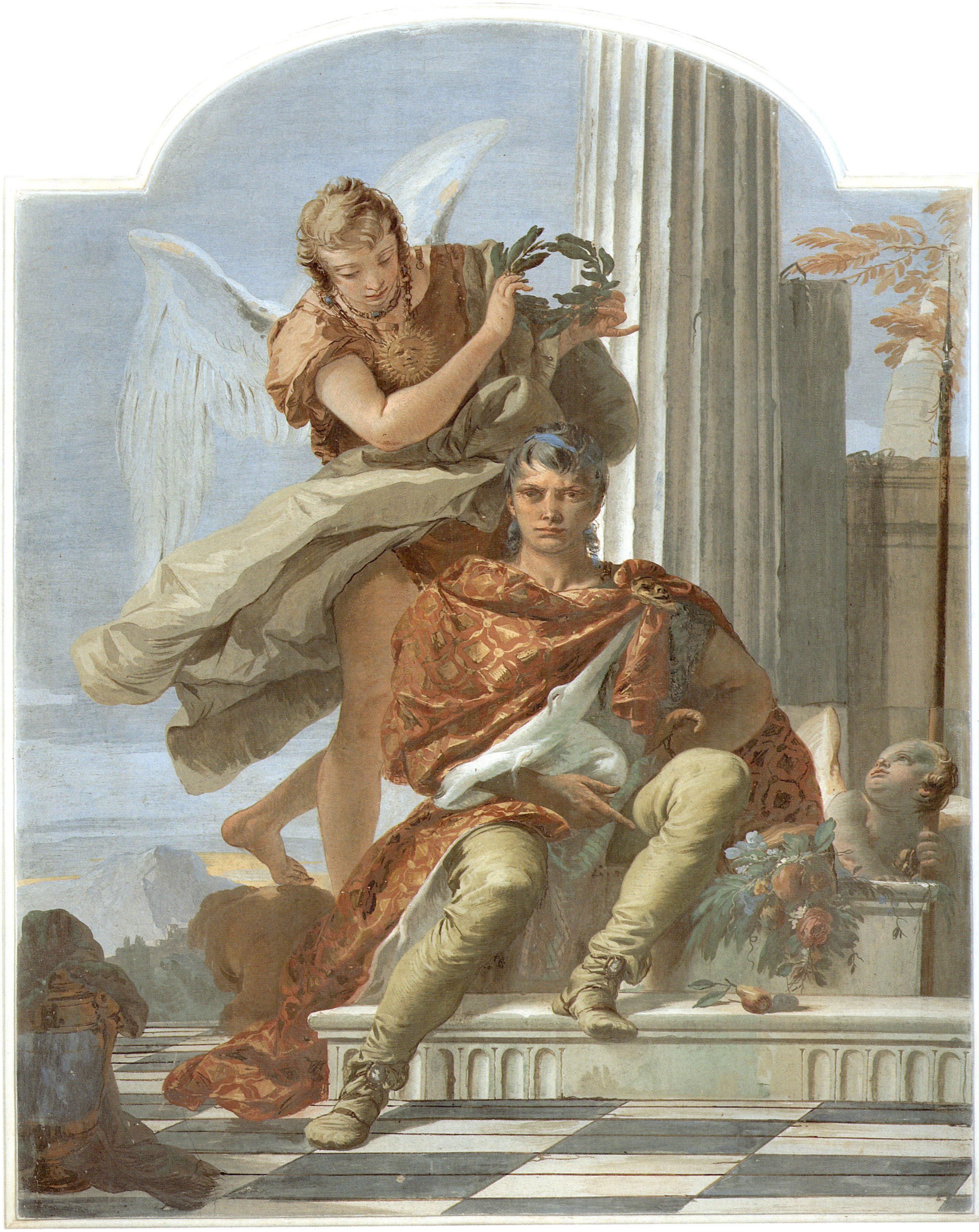

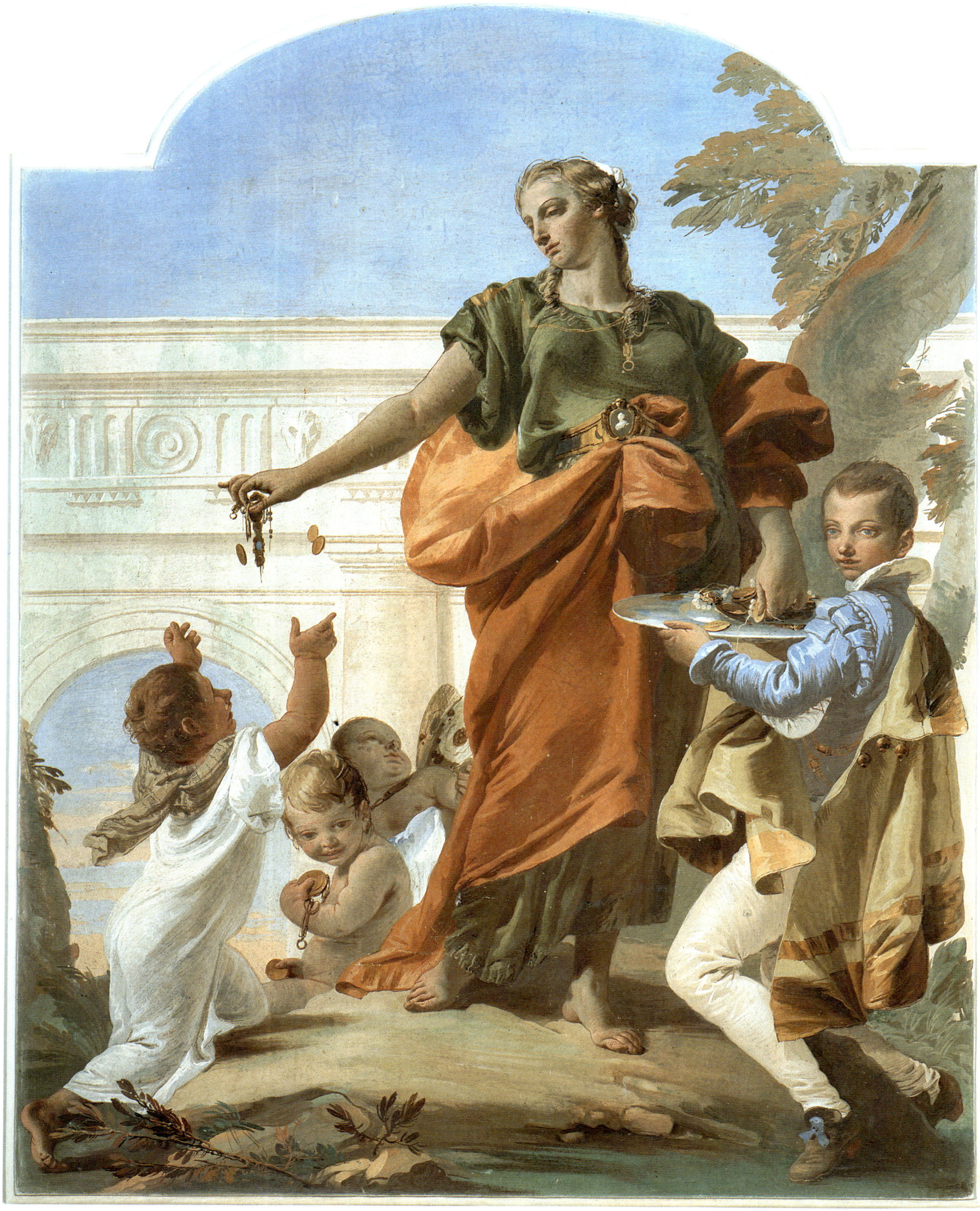

27 (vorhergehende Seiten, links)
Die eheliche Eintracht, 1734
Fresko, 230 × 180 cm
Villa Loschi Zileri dal Verme, Biron (Vicenza)

In einer für Tiepolo ungewöhnlich einfachen Komposition und sehr matten Farbigkeit zeigt das Fresko die Allegorie der ehelichen Eintracht. Sie wird symbolisiert durch ein junges Paar, das sich an den Händen hält. Ein Herz in der Mitte der beiden, von dem aus jeweils eine Kette um den Hals der Frau und des Mannes gelegt ist, drückt die Verbundenheit beider Ehepartner aus.

28 (vorhergehende Seiten, rechts)
Die Tugend krönt die Ehre, 1734
Fresko, 230 × 180 cm
Villa Loschi Zileri dal Verme, Biron (Vicenza)

Auch hier bestimmt die statische Anordnung der Figuren und der streng gegliederte architektonische Hintergrund die Umsetzung des allegorischen Themas. Die Ehre wird personifiziert durch einen dem Betrachter frontal und majestätisch gegenübersitzenden jungen Mann, dessen togaähnliches Gewand entfernt an die Kleidung römischer Imperatoren erinnert. Über ihm schwebt die geflügelte Personifikation der Tugend und krönt die Ehre mit dem Lorbeerkranz.

29 *Die Großmut verteilt ihre Gaben,* 1734
Fresko, 230 × 180 cm
Villa Loschi Zileri dal Verme, Biron (Vicenza)

Dieses Fresko gehört zu den am lebendigsten gestalteten Dekorationen der Villa Loschi. Die Personifikation des Großmuts wird symbolisiert durch eine Frau, die Münzen und Schmuck an die sie umgebenden Kinder verteilt. Typisch für Tiepolo ist die Darstellung des Pagen im Vordergrund, der das Tablett mit den Wertgegenständen der *Großmut* hält und den seine zeitgenössische Kleidung sowie seine aus dem Bild gewendete Blickrichtung eindeutig der Welt des Betrachters zugehörig erscheinen lassen.

30 *Madonna in der Glorie mit Heiligen,* 1734
Öl auf Leinwand, 378 × 234 cm
Chiesa di Ognissanti, Rovetta

Das Bild preist die Jungfrau Maria, die von Engeln begleitet auf einer Wolke in den von goldenem Licht durchfluteten Himmel emporsteigt. Sie erhebt sich direkt über einer weißen Säule, auf der ein Putto mit Palmzweigen schwebt und um die eine große Zahl männlicher Heiliger gruppiert ist. Petrus erscheint ganz links im Vordergrund und weist mit demonstrativ erhobenem Schlüssel den Gläubigen den Weg zum Seelenheil, indem sie dem Beispiel der um ihn versammelten Heiligen folgen sollen. Hinter ihm ist Paulus und auf der rechten Seite Johannes der Täufer erkennbar, bei dem Gekrönten rechts von Johannes handelt es sich wahrscheinlich um König David. Der an prominenter Stelle im Vordergrund kniende Bischof ist nicht identifiziert.

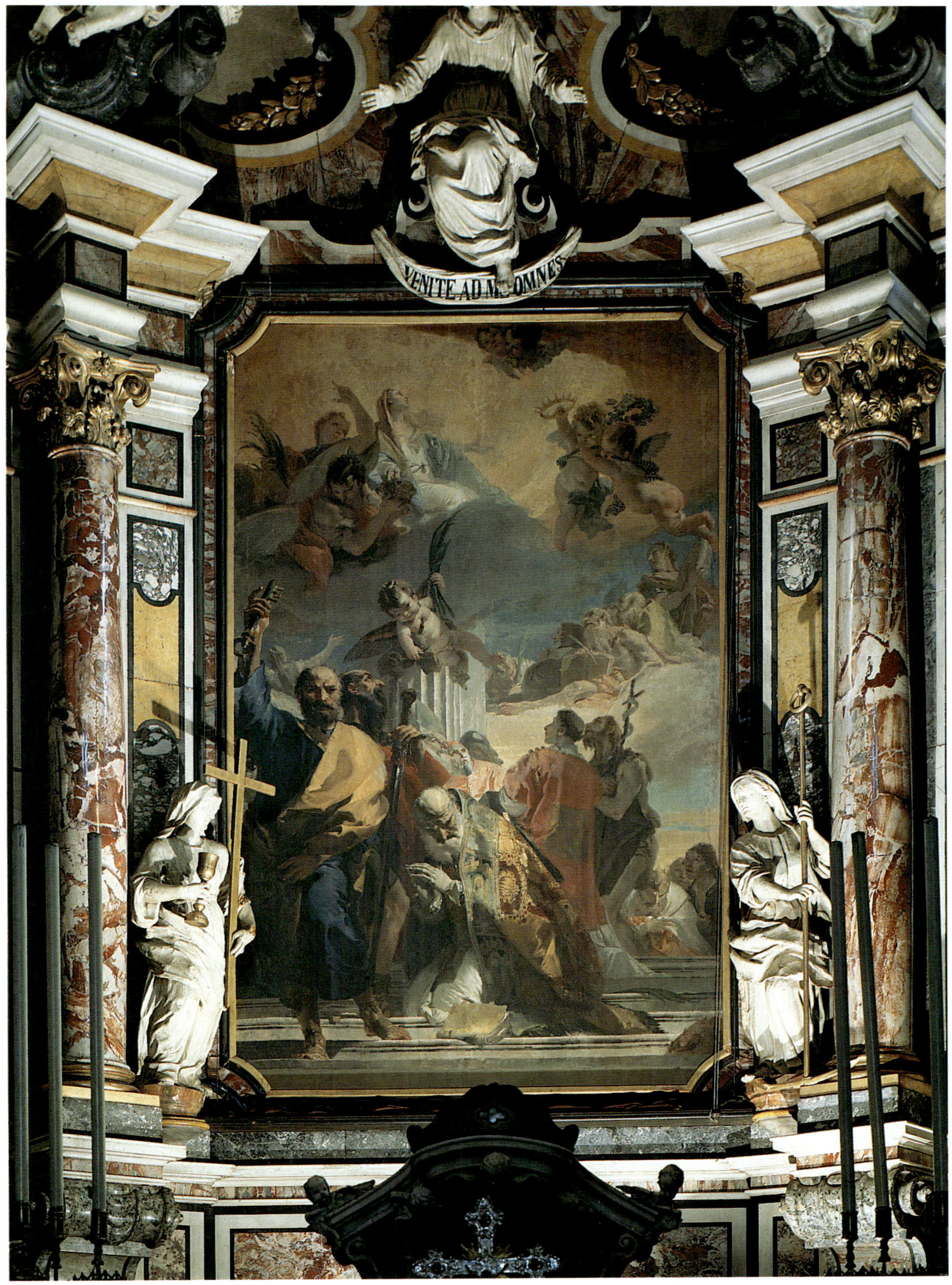

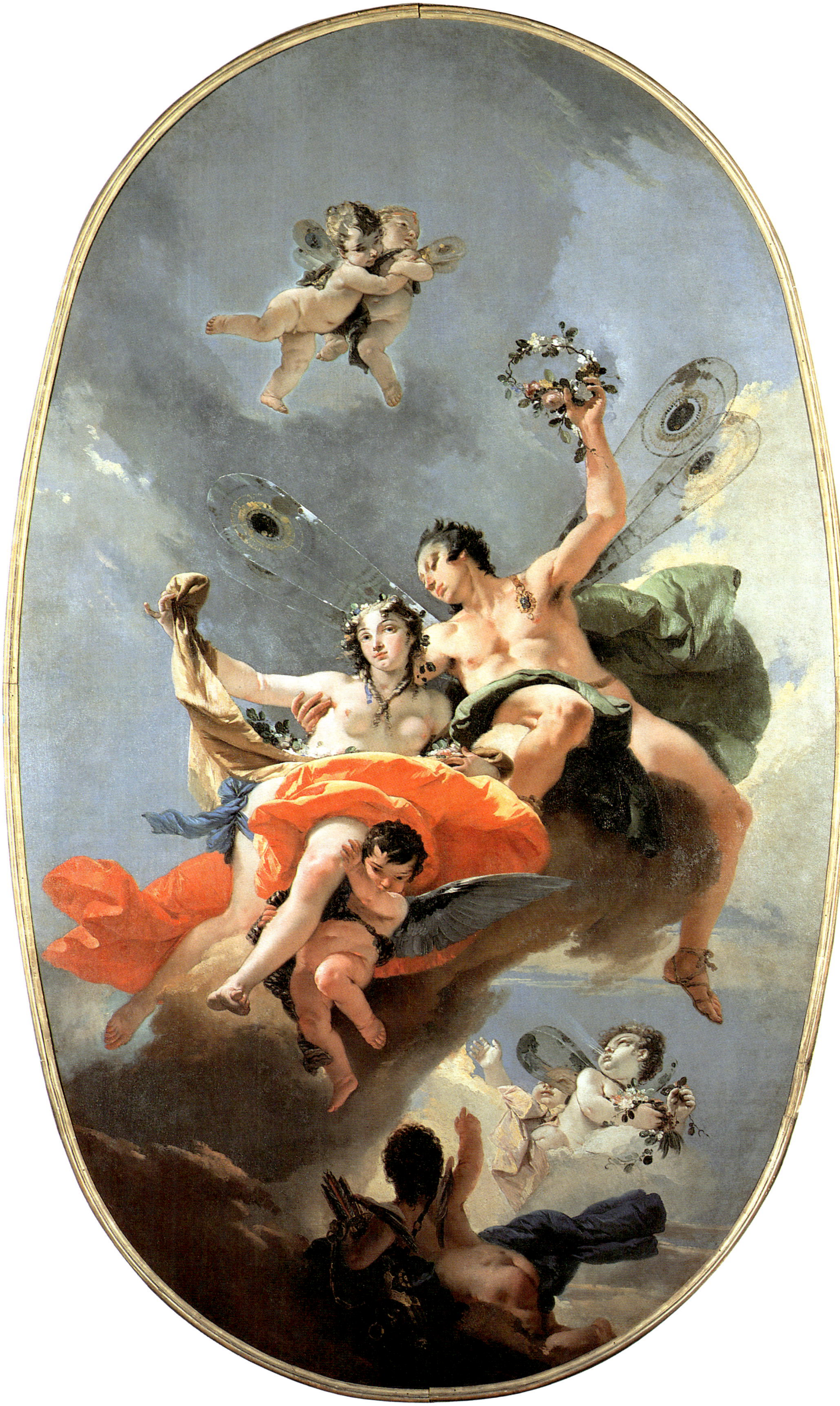

32 (rechts) *Verehrung der Dreifaltigkeit durch den Hl. Papst Clemens,* 1737–1738
Öl auf Leinwand, 488 × 256 cm
Bayerische Verwaltung der Staatlichen Schlösser, Gärten und Seen, als Leihgabe in der Alten Pinakothek, München

Dargestellt ist Papst Clemens I., der betend in einer nicht näher bestimmbaren sakralen Architekturkulisse vor einer Erscheinung der Dreifaltigkeit kniet. Die bewegten Mienen deuten ein Zwiegespräch zwischen Clemens und Gottvater an, das durch die starken Hell-Dunkel-Kontraste eine Dramatisierung erfährt. Als Hinweis auf die besondere Verbindung zwischen dem Stifter und seinem berühmten Namenspatron verleiht Tiepolo dem Porträt des Papstes eher privaten Charakter: Seine Herrschaftszeichen Tiara und Kreuzstab sind abgelegt und in die Obhut eines Puttos gegeben.

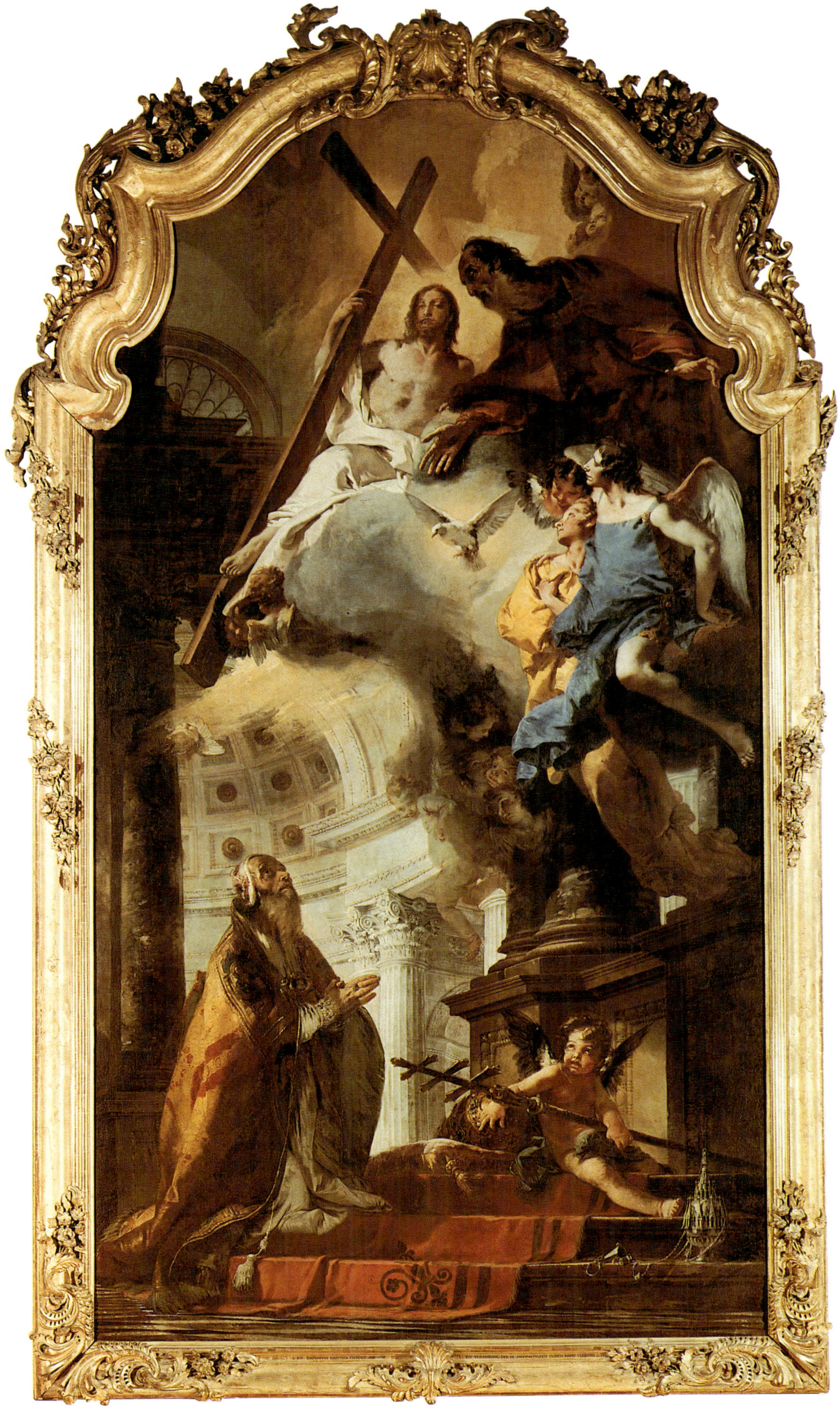

31 (links) *Triumph von Zephir und Flora,* 1734–1735
Öl auf Leinwand, 395 × 225 cm
Museo del Settecento Veneziano di Ca' Rezzonico, Venedig

Als Allegorie des Frühlings sind hier der Gott des Frühlingswindes, Zephir, und die Göttin der Blumen und Blüten, Flora, miteinander verbunden. In Begleitung mehrerer Putten schweben sie auf einer Wolke in den Himmel, während der Liebesgott Amor am unteren Bildrand ihnen den Weg zu weisen scheint. Die leuchtende Farbigkeit der Gewänder, die gelungene Körpermodellierung sowie die dynamische und kontrastreiche Gestaltung der verschiedenfarbigen Wolkenformationen lassen das Bild zu einem der Meisterwerke Tiepolos werden.

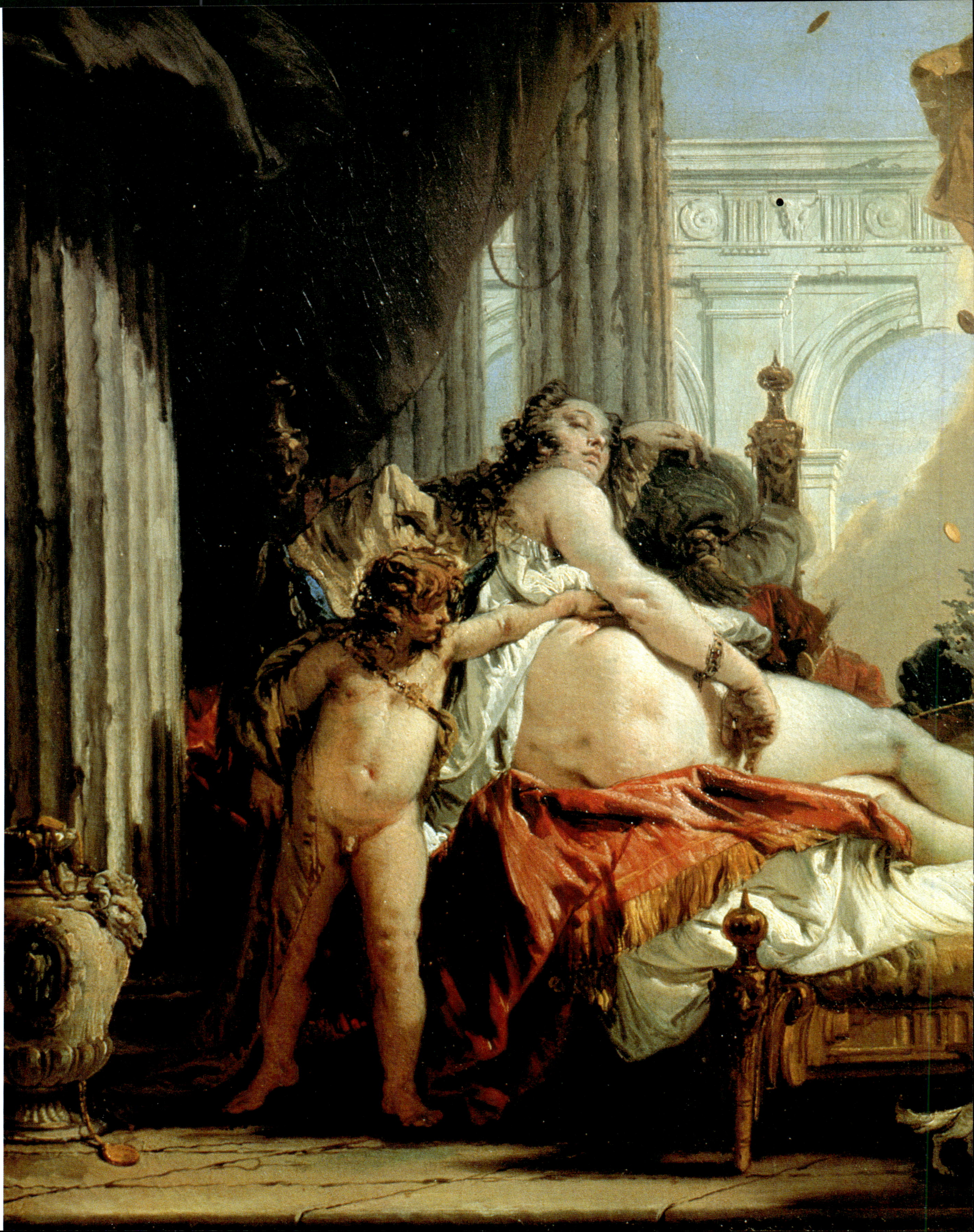

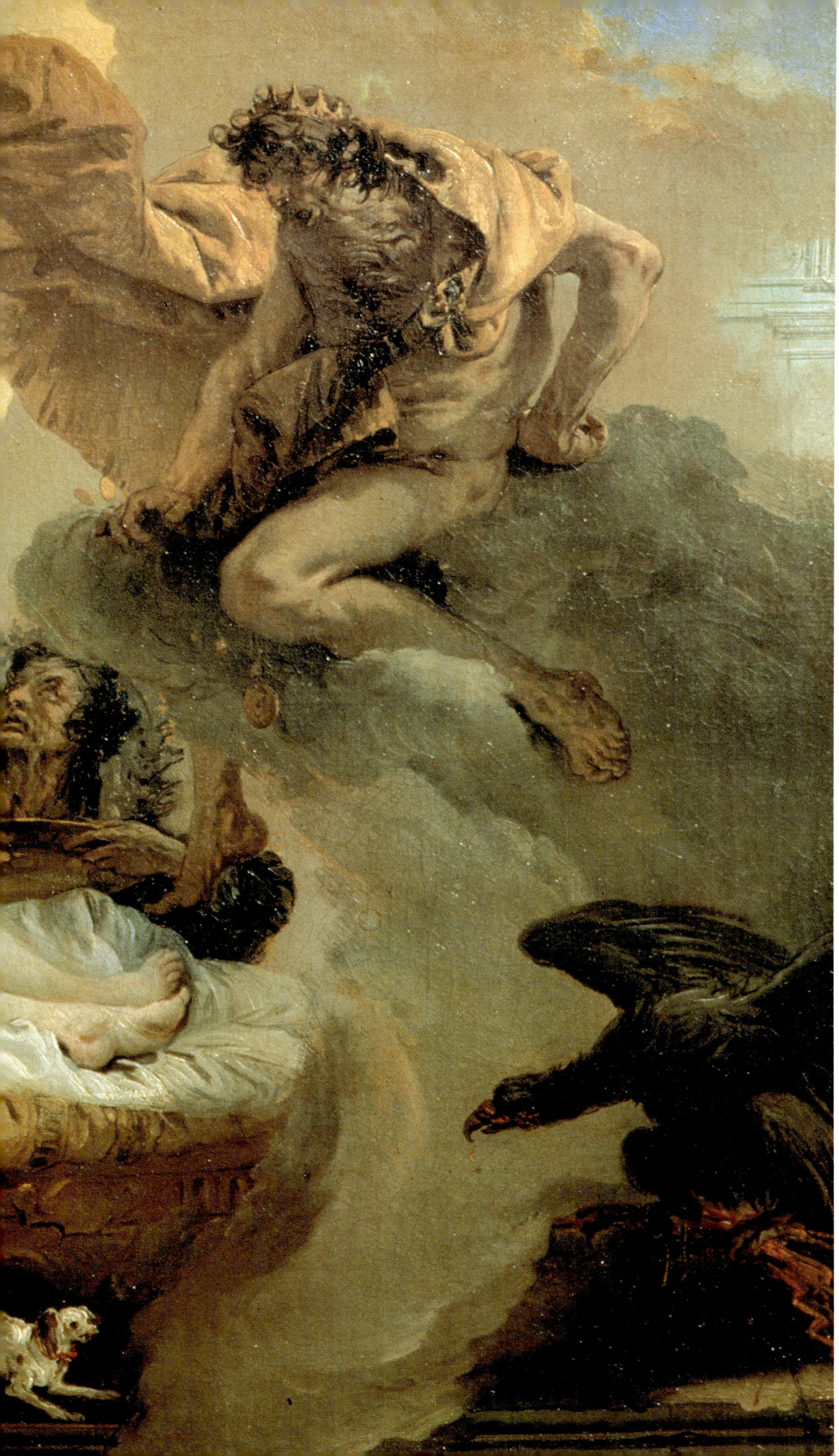

33 *Danae,* 1736
Öl auf Leinwand, 41 × 53 cm
Universitet Konsthistoriska Institutionen, Stockholm

Ausgehend von der Geschichte der Danae nach der Schilderung in den »Metamorphosen« Ovids gibt Tiepolo hier eine ironische Version des Themas wieder und zeigt die wenig graziös in ihrem Prunkbett liegende Danae, gänzlich unbeeindruckt vom spärlichen Goldregen des bereits etwas betagt wirkenden Zeus. Eine weitere humorvolle Zutat ist der sich anbahnende Kampf des Schoßhündchens im Vordergrund mit dem Adler, dem eigentlich ehrfurchtgebietenden Attribut des Götterkönigs. Ort des Geschehens ist nicht, wie üblich, der Innenraum, sondern eine aus Versatzstücken komponierte Bühnenarchitektur, in der die Handlung durch eine ausgewogene Lichtregie untermalt wird.

Die grossen Dekorationen 1737–1750

34 *Die Einsetzung des Rosenkranzes,* 1737–1739
Fresko, ca. 1200 × 450 cm
Santa Maria del Rosario (Gesuati), Venedig

Das Fresko ist die größte Gestaltung dieses Themas in der europäischen Kunst und verbindet zwei verschiedene ikonographische Traditionen: Das Rosenkranzbild im oberen Teil, in dem Maria den Rosenkranz der Menschheit gibt, und die Darstellung der Wohltaten des Rosenkranzes auf Erden durch den Hl. Dominikus in der unteren Bildhälfte. Neben der Rosenkranzmadonna preist das Fresko auch den Hl. Dominikus, Gründer des Dominikanerordens, auf den auch der Hund verweist (lat. *domini canes,* die »Hunde Gottes«). Die Menschen, vertreten durch den Dogen, einen Türken, eine Nonne sowie eine Mutter mit Kind als Symbol christlicher Liebe u. a. sind so verschieden dargestellt, daß sich der Betrachter, ob arm oder reich, mit ihnen identifizieren konnte.

Kurze Zeit vor der Entstehung der Altarbilder für Bayern hatte Tiepolo einen wichtigen Vertrag mit dem Dominikanerorden in Venedig unterschrieben, in dem die Ausstattung der 1720 erbauten Jesuitenkirche Santa Maria del Rosario festgelegt wurde, die ersten großen Deckenfresken des Künstlers für einen kirchlichen Innenraum in Venedig. Ab 1738 entstanden daraufhin insgesamt vierzig Fresken unterschiedlicher Größe innerhalb der sehr kurzen Zeitspanne von zwölf Monaten. Das Zentrum des Gewölbes der Jesuitenkirche wird von drei großen Fresken eingenommen: *Die Himmelfahrt des Hl. Dominikus, Die Einsetzung des Rosenkranzes* (Abb. 34) und *Die Madonna erscheint dem Hl. Dominikus.* Medaillons mit Darstellungen der fünfzehn Wunder des Rosenkranzes dekorieren den Rest der Decke. An der Wand oberhalb des Haupteingangs erscheint ein Porträt des Papstes Pius V., der vor einem Altar kniet; die Symbole der vier Evangelisten sind über dem Hochaltar dargestellt. Ein Medaillon mit dem Harfe spielenden König David, umgeben von den Propheten Jesaja, Jeremias, Ezechiel und Daniel, befindet sich im zentralen Chorraum, während ein weiteres Medaillon mit der Hl. Dreifaltigkeit an der Chorwand plaziert ist. Von den drei Fresken an der Gewölbedecke abgesehen, sind alle anderen in monochromer »Grisaille«-Malerei ausgeführt. Die Aufteilung der Decke entspricht der venezianischen Tradition gemalter Decken, wie sie auch Veroneses berühmte Ausstattung der Sala del Collegio im Dogenpalast in Venedig aufweist. Tiepolos Ausstattung profitiert von der Helligkeit des durch sechs große Fenster gut beleuchteten Kircheninnenraumes, in dem die Fresken eine außerordentlich harmonische Einheit mit der Architektur des Gewölbes bilden. Die helle, klare Malweise trägt jedoch auch zur besseren Lesbarkeit der Fresken bei und transportiert für jeden ersichtlich die dominikanische Rhetorik.

Gleichzeitig mit der Ausstattung der Jesuitenkirche war Tiepolo im Auftrag von Alvise Cornaro (1675–1766) mit der Ausführung von drei Leinwandbildern mit Szenen aus der Passion Christi für die Kirche Sant' Alvise in Venedig beschäftigt. Eine großformatige Darstellung der *Kreuztragung* (Abb. 37) sowie zwei kleinere Bilder mit der *Geißelung Christi* und der *Dornenkrönung* lassen eine Aufstellung als Triptychon vermuten, für die es jedoch keine weiteren Hinweise gibt. Die deutlich dunklere Farbigkeit und die dramatische Umsetzung der Szenen verweisen auf das Werk Tintorettos, von dessen Arbeiten Tiepolo sich hier hat inspirieren lassen.

1740 brach Tiepolo ein letztes Mal nach Mailand auf, um im Auftrag des Marschalls Giorgio Antonio Clerici die Ausstattung des großen Saals in dessen Palast auszuführen, die für die geplante Vermählung mit Fluvia Visconti im darauffolgenden Jahr fertiggestellt werden sollte. Das Fresko *Der Lauf des Sonnenwagens* (Abb. 35, 36, 39, 40) war die erste ausgereifte, monumentale Dekoration weltlichen Inhalts für einen adeligen Auftraggeber und begründete den Ruhm des Künstlers als Spezialist für Palastausstattungen. Die späteren Großaufträge in der Residenz Würzburg, der Villa Valmarana in Vicenza oder im Königspalast in Madrid wären ohne den Palazzo Clerici nicht denkbar. Ausgangspunkt dieser Deckenausstattung war das bereits im Palazzo Sandi in Venedig entwickelte Dekorationsprinzip des illusionistisch geöffneten Himmels, der im Palazzo Clerici jedoch weniger statisch, sondern erheblich lebendiger konzipiert ist. Verschiedene Figurengruppen, unregelmäßig angeordnet in einem von unterschiedlicher Farbigkeit und verschiedenen Schichten der Wolkenformen geprägten Himmel, zwingen den Betrachter, umherzugehen und ständig seine Richtung zu ändern, um das Gesamtprogramm zu erfassen. Im Zentrum der Decke erstrahlt in hellem Licht der Sonnenwagen Apolls, umgeben von einzelnen mythologischen Figuren und olympischen Göttern, während auf dem Gesims die vier Erdteile, das Meer und die Flüsse in einem beeindruckenden Gesamtprogramm dargestellt sind, das auf meisterhafte Weise die schwierigen architektonischen Vorgaben des langgestreckten Raumes einbezieht.

Der Ruhm Tiepolos als Maler religiöser Themen war im Laufe der Zeit stetig gewachsen, seine Aufträge beschränkten sich jedoch meist auf das nördliche Italien. Es erstaunt deshalb, daß der Künstler nach seiner Rückkehr aus Mailand 1740 den Auftrag für ein Altarbild in dem kleinen Ort Camerino in den Marken erhielt, wo er für die Kapelle der Familie

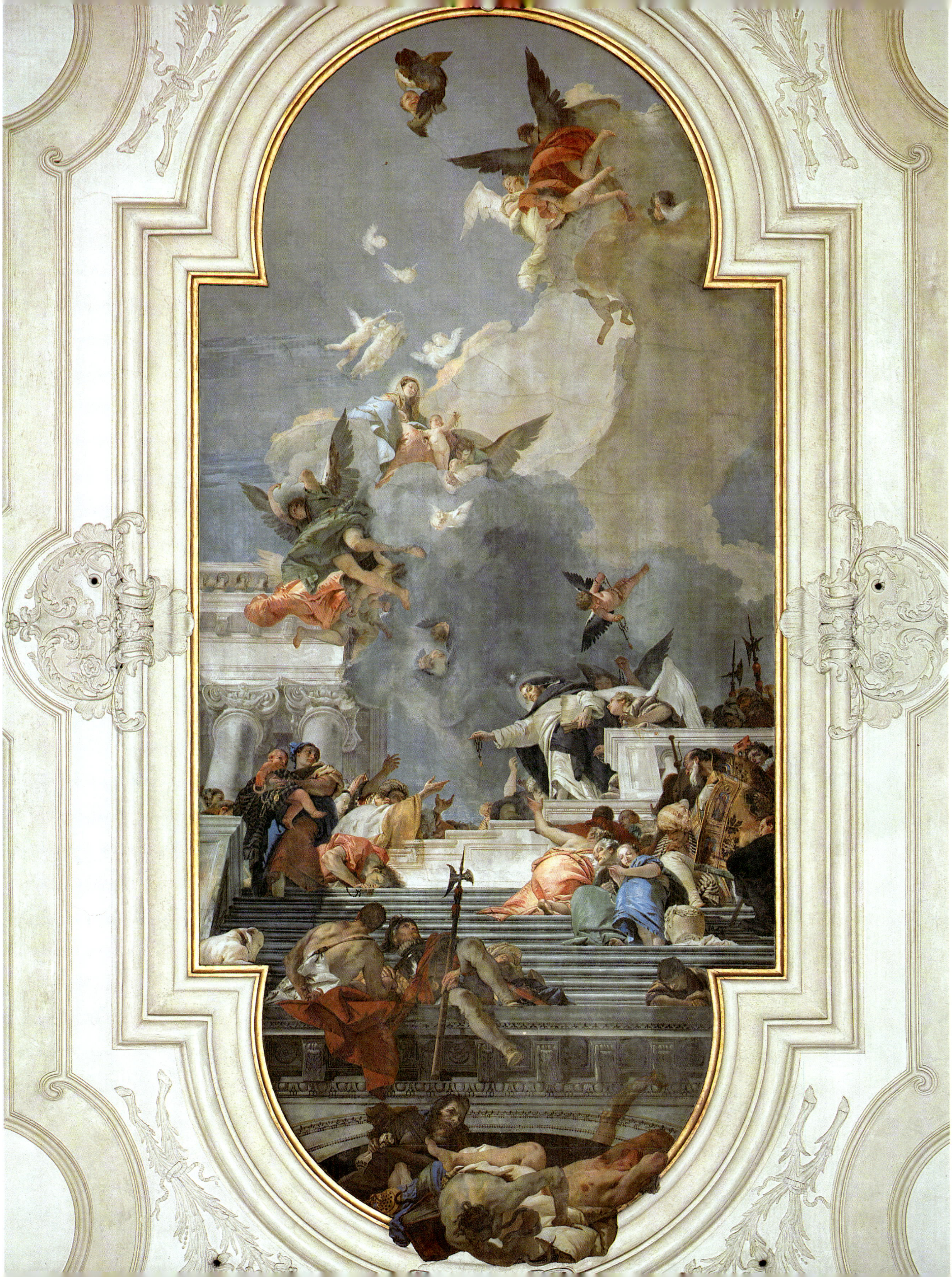

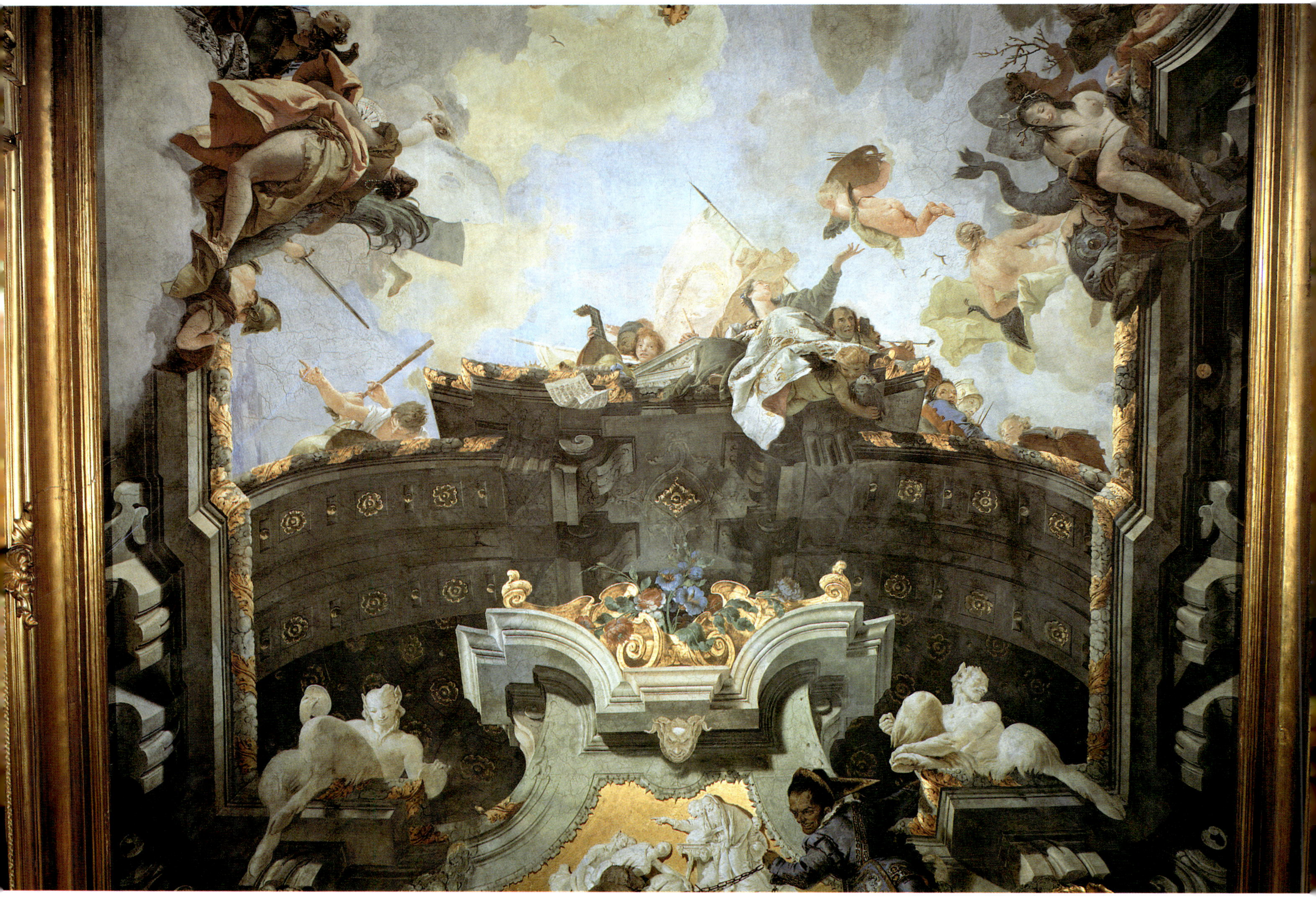

35 *Der Lauf des Sonnenwagens* (Detail), 1740
Fresko, 220 × 540 cm
Palazzo Clerici, Mailand

Der Ausschnitt zeigt die Einbindung des Freskos in die fingierte Rahmenarchitektur, den Übergang von der realen Bildgrenze zur illusionistischen Darstellung des offenen Himmels. Gegenüber einer korallengeschmückten Meeresgottheit am rechten Bildrand ist Juno (links) an ihrem Attribut, dem Pfau, zu erkennen. Am unteren Rand ist der Erdteil Europa dargestellt, symbolisiert durch die blühenden Künste der Musik und der Malerei.

Foschi in der Oratorianerkirche San Filippo Neri das Altarblatt *Die Madonna erscheint dem Hl. Filippo Neri* (Abb. 38) ausführte. Die Szene ist in ein für Tiepolo ungewöhnlich ausgearbeitetes architektonisches Ambiente plaziert und nimmt auf die Architektur der neuen, im Stil des Spätbarock errichteten Kirche eindeutig Bezug.

1740 wurde Tiepolo mit der Ausführung von zwei monumentalen Altargemälden für die in der Nähe von Brescia gelegene Pfarrkirche von Verolanuova beauftragt. Die beiden Werke *Die Mannalese* (Abb. 41) und *Das Opfer des Melchisedek* (Abb. 42) wurden jedoch erst 1742 vollendet und an den beiden Seitenwänden der Kapelle des Heiligen Sakramentes angebracht.

1743 begann Tiepolo in Venedig mit den Arbeiten an der Decke des Kapitelsaals der Scuola Grande dei Carmini, einer Ausstattung, mit der er bereits 1739 beauftragt worden war und die ihn bis 1749 beschäftigen sollte. Gleichzeitig freskierte er – ebenfalls in Venedig – im Palazzo Pisani-Moretta an der Decke des großen Saals die Darstellung *Apotheose des Admirals Vettor Pisani* (Abb. 45), eines Vorfahren der Auftraggeberin Chiara Pisani, dessen Sieg über die Genuesen im Krieg von Chioggia mit diesem Werk verherrlicht werden sollte.

Ebenfalls ins Jahr 1743 ist die Entstehung zweier Porträts zu datieren, einer Gattung, in der Tiepolo nur selten arbeitete. *Die selige Laduina* (Abb. 44) ist eine idealisierte Darstellung der zu Beginn des 15.

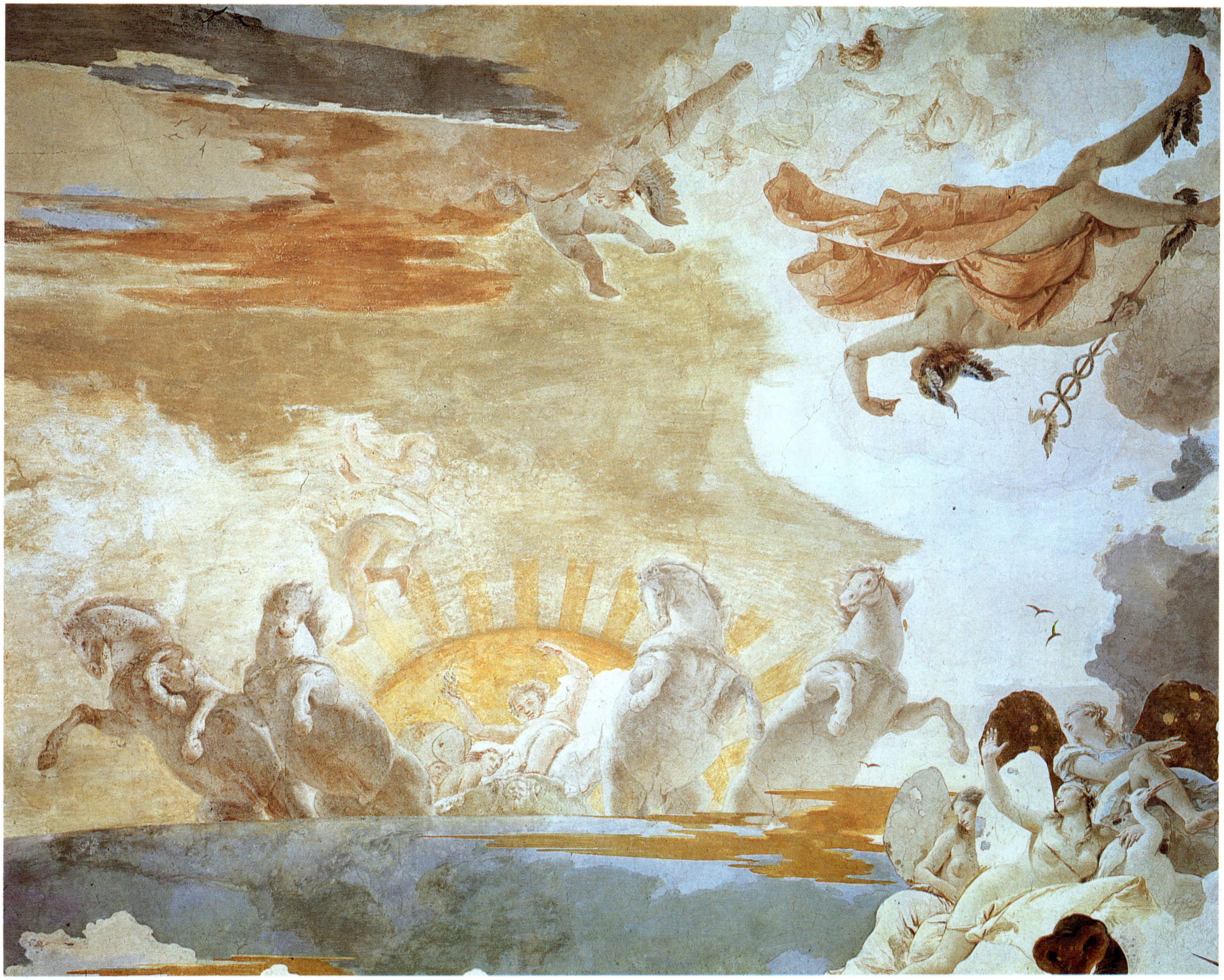

Jahrhunderts gestorbenen und später seliggesprochenen Holländerin Laduina di Schedam (1380–1433), die hier als junges Mädchen in Winterkleidung porträtiert ist. Die Darstellung entspricht dem Typus der leidenden Heiligen, wie sie im 17. Jahrhundert häufig anzutreffen ist, und verleiht dem Porträt den Charakter eines privaten Andachtsbildes.

Auch das *Porträt des Antonio Riccobono* (Abb. 43) ist eine posthume Darstellung eines Gelehrten aus Rovigo, der im 16. Jahrhundert den Lehrstuhl für Rhetorik an der Universität von Padua innehatte. Das Werk war Teil einer Serie von Porträts berühmter Mitglieder der Accademia dei Concordi di Rovigo, an der auch Piazzetta und Pittoni mitarbeiteten. Die Physiognomie des Gelehrten geht auf zeitgenössische Quellen zurück. Die durch die schnelle Pinselführung ausgesprochen lebendig wirkende Darstellung scheint jedoch von der Porträtkunst des späten Tizian (um 1490–1576) inspiriert, wie sie beispielsweise in dessen *Porträt des Jacopo Strada* im Kunsthistorischen Museum in Wien überliefert ist.

Wahrscheinlich ebenfalls 1743 entstand das Leinwanddeckengemälde *Auffindung des Kreuzes durch die Hl. Helena* (Abb. 46), das Tiepolo für die Kapuzinerkirche im Stadtteil Castello in Venedig schuf. Es zeigt in kühnem Illusionismus die inmitten von Soldaten und anderen Figuren triumphierende Helena mit dem hoch in den Himmel aufragenden Kreuz. Zu diesem Bild ist eine Ölskizze überliefert, die sich allerdings stark von der ausgeführten Version

36 *Der Lauf des Sonnenwagens* (Detail), 1740

Ins gleißende Licht der aufgehenden Sonne getaucht, erscheint im Zentrum des Freskos der von vier galoppierenden weißen Pferden gezogene Sonnenwagen Apolls. Durch die starke perspektivische Verzerrung ist der Wagen selbst kaum noch zu sehen, was die aufsteigende Bewegungsrichtung des Wagens verstärkt. Die drei geflügelten Wesen rechts unten sind Horen, Töchter des Zeus und Fruchtbarkeitsgöttinnen, die auch als Symbol der Jahreszeiten auftreten. Am oberen Rand erscheinen Merkur und einige Putten (allerdings um 180 Grad gedreht), sonst wird der weitgehend leere Himmel nur durch die verschiedenfarbigen Wolkenschichten lebendig gestaltet.

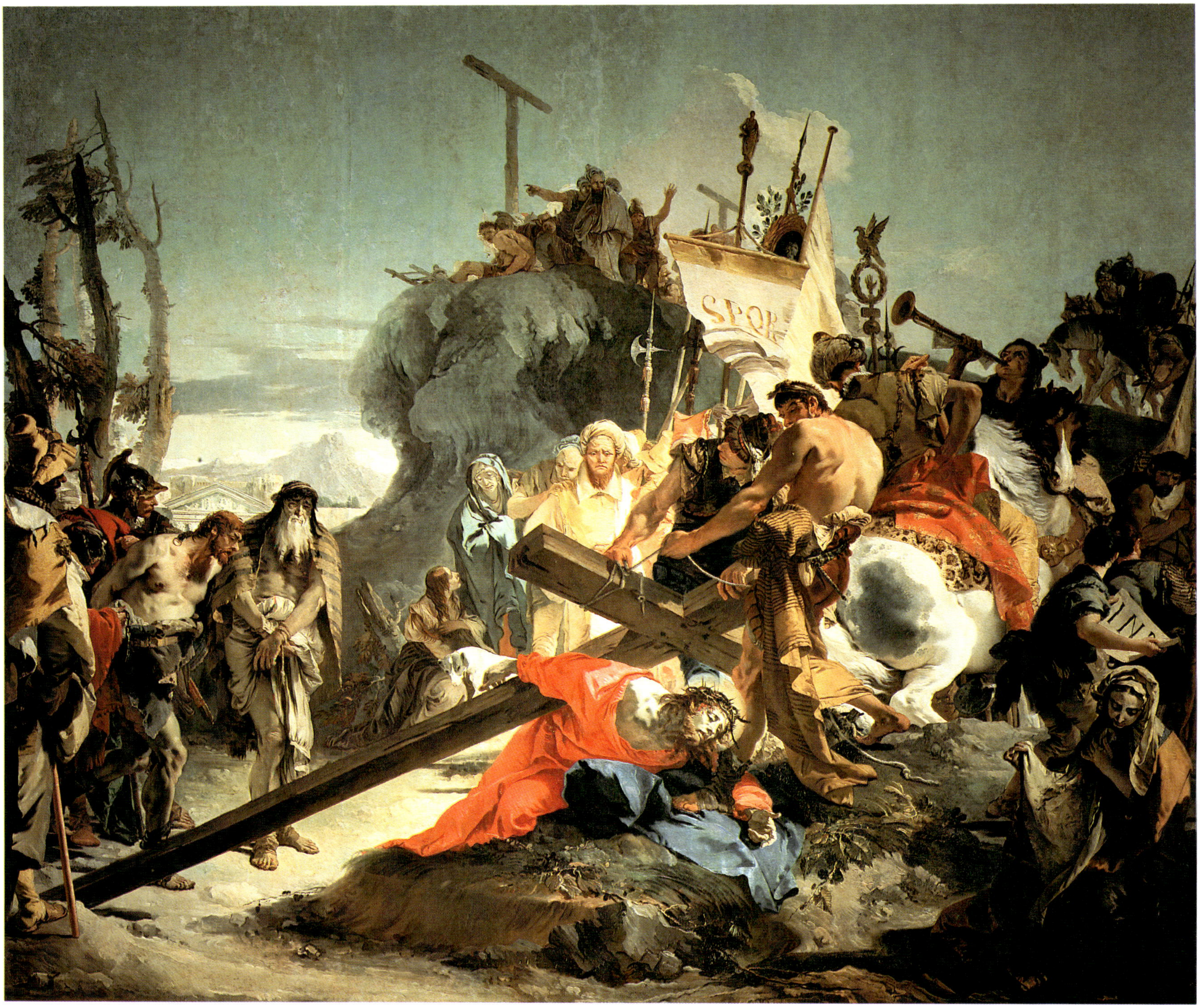

37 *Die Kreuztragung,* 1737–1738
Öl auf Leinwand, 450 × 517 cm
Sant'Alvise, Venedig

Thema der Darstellung ist der Kreuzweg Christi hinauf zum Berg Golgatha, der sich in der Mitte des Bildes als hoher Fels mit den bereits errichteten Kreuzen erhebt. Direkt darunter im Vordergrund ist Christus in flammend rotem Gewand zu sehen, der unter dem schweren Kreuz zusammengebrochen ist. Am rechten Bildrand wendet sich Veronika mit dem Schweißtuch ergriffen von der dramatischen Szene ab. Links werden die beiden anderen Verurteilten herangeführt. Genau in der Bildmitte zwischen dem Kreuz Christi und dem Berg Golgatha sind die dem Betrachter frontal zugewandten Figuren der Jünger Jesu zusammen mit Maria und Maria Magdalena zu erkennen, die durch ihre helle Beleuchtung unter den übrigen Personen symbolisch hervorgehoben sind.

unterscheidet und auf eine spätere Einflußnahme der Auftraggeber hindeutet.

Im Mai 1743 kehrte Francesco Algarotti (1712–1764), der Kunstagent Augusts III. (1696–1763), des Kurfürsten von Sachsen und Königs von Polen, in seine Heimatstadt Venedig zurück, um dort Werke alter und neuer Meister für die königliche Kunstsammlung in Dresden zu erwerben. Unter den ausgewählten Werken befanden sich auch drei Bilder Tiepolos, die beiden kleineren *Maecenas empfiehlt die Künste dem Schutz des Augustus* und der *Triumph der Flora* sowie das großformatige *Gastmahl der Kleopatra* (Abb. 47), das heute in der National Gallery in Melbourne aufbewahrt wird. Francesco Algarotti war eine interessante, weitgereiste Persönlichkeit, ein hervorragender Kenner der zeitgenössischen römischen, bolognesischen und französischen Malerei und ein Sammler, der über die besten Kontakte zu den führenden europäischen Gesellschaftskreisen verfügte. Darüber hinaus war er hochgebildet und verbreitete in Venedig die Lehre Newtons (1643–1727) über Licht und Farbe.

Für die Laufbahn Tiepolos war der persönliche Kontakt zu Algarotti, aus dem sich im Laufe der Zeit auch ein freundschaftliches Verhältnis entwickelte, von großer Bedeutung. Durch ihn konnte er nicht nur von der Vermittlung an bedeutende europäische Auftraggeber profitieren, sondern er kam auch mit den aus Frankreich kommenden neuen Stömungen des Klassizismus in Berührung.

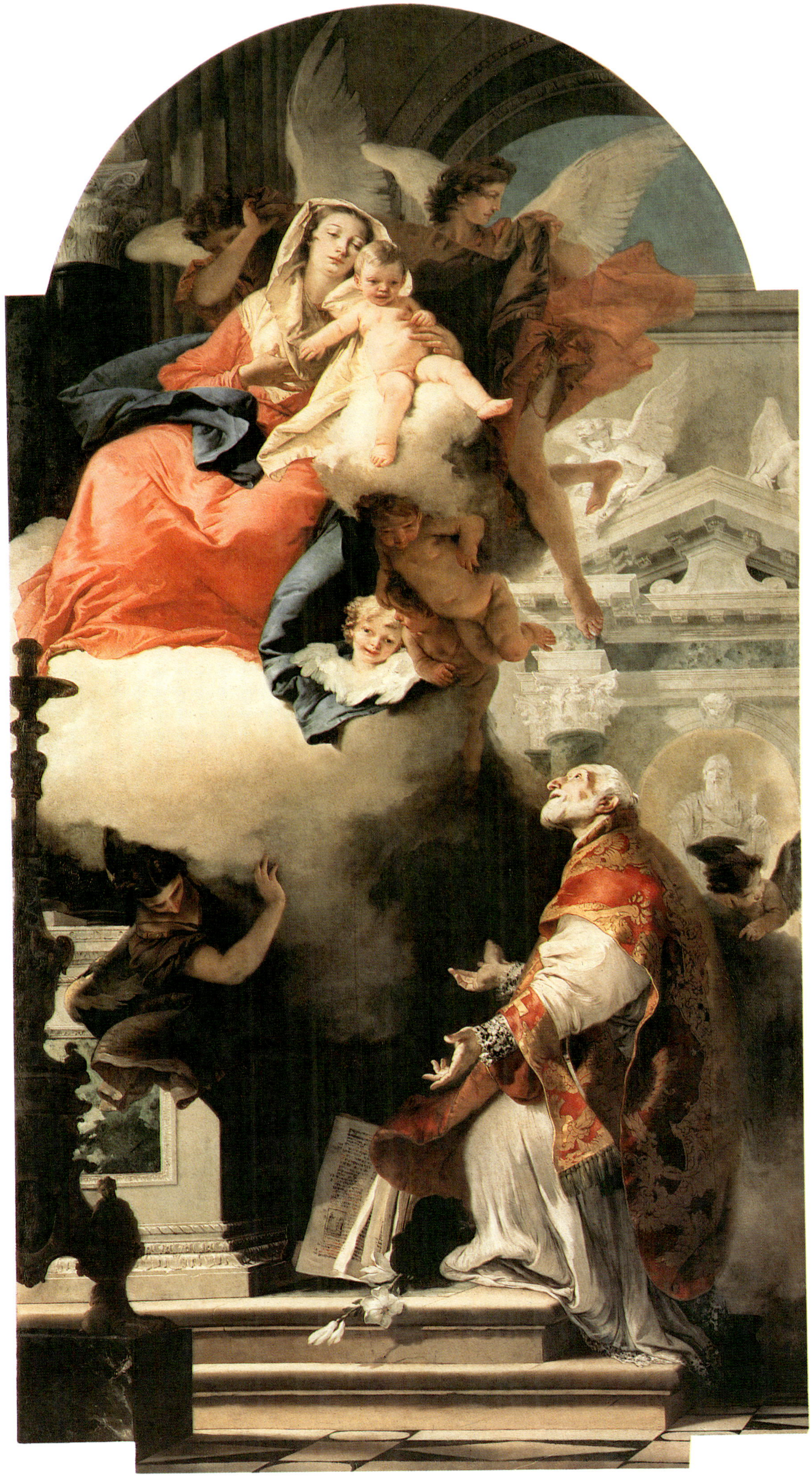

38 *Die Madonna erscheint dem Hl. Filippo Neri,* 1740
Öl auf Leinwand, 360 × 182 cm
Museo Diocesano, Camerino

Vor einer sehr ausgearbeiteten Hintergrundarchitektur steht der im Profil gezeigte Heilige an den Stufen eines Altars. Den Blick staunend nach oben gewendet, erlebt er die Erscheinung der Muttergottes mit dem Kind, die von Engeln begleitet auf einer Wolke im Kirchenraum zu schweben scheint. Besonders beeindruckend ist die stoffliche Wiedergabe der Gewänder sowie die dunstartige Qualität der Wolke, die die Erscheinung fast zu einem realen Ereignis werden läßt.

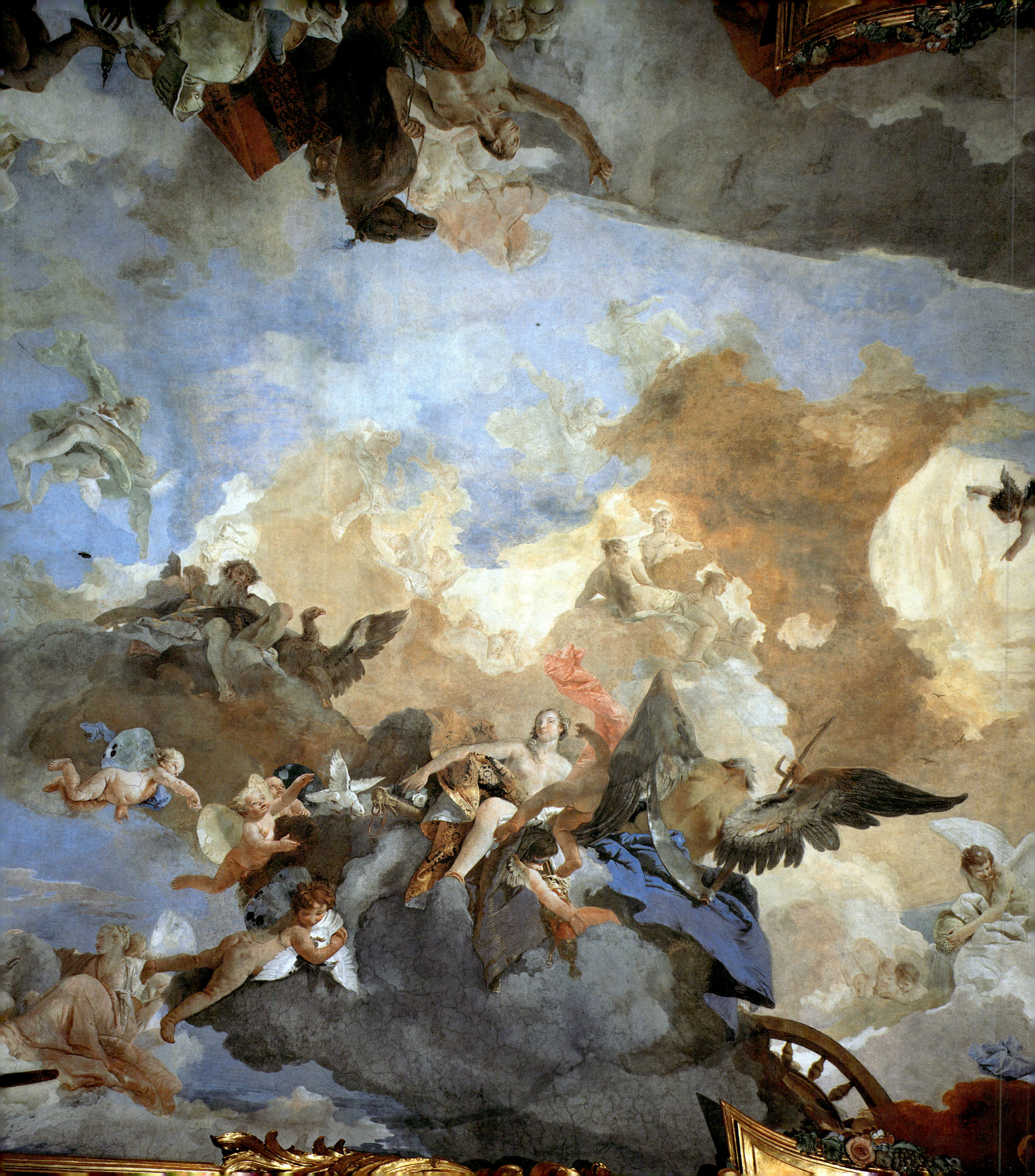

39 *Der Lauf des Sonnenwagens* (Detail), 1740
Fresko, 220 x 540 cm
Palazzo Clerici, Mailand

Der vielleicht schönste Ausschnitt des Freskos zeigt verschiedene olympische Götter inmitten einer von unterschiedlich gefärbten Wolkenformationen beherrschten Himmelslandschaft. Im Vordergrund sitzt Venus auf einer dunklen Wolke, umgeben von Putten und weißen Tauben. Amor, der seinen Köcher umklammert, sitzt zu ihren Füßen, während die geflügelte Personifikation der Zeit als Rückenfigur rechts von ihm zu sehen ist. Auf der linken Seite etwas oberhalb thront Jupiter, neben ihm der Adler, sein Attribut. Weitere Götter bevölkern die oben liegenden Wolkenschichten, die in helleres Licht getaucht und deshalb schlechter zu erkennen sind. Dadurch wird eine starke räumliche Tiefenwirkung erzeugt. Am oberen Bildrand ist ein Teil des Kontinents Afrika zu sehen.

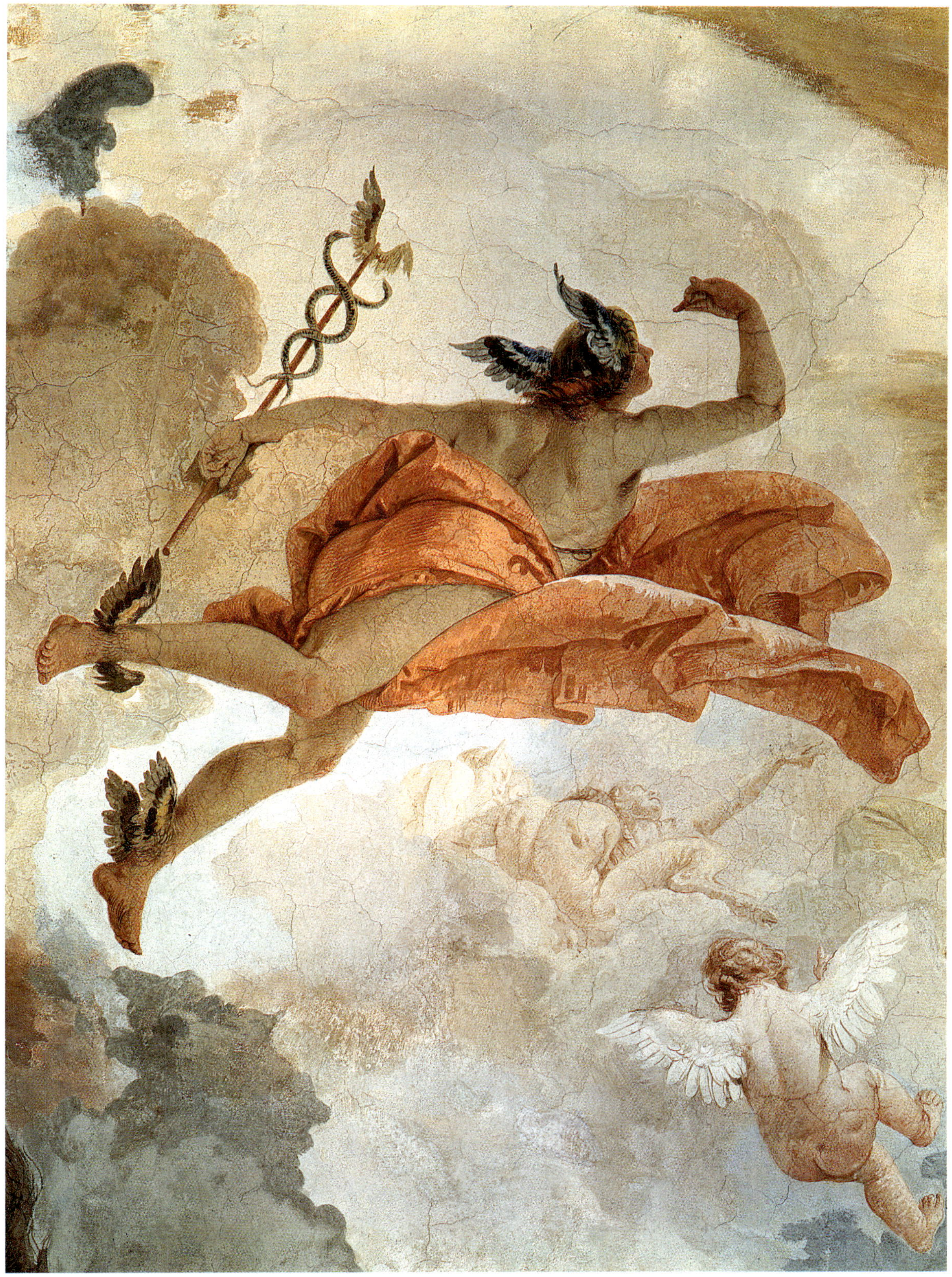

40 *Der Lauf des Sonnenwagens* (Detail), 1740
Fresko, 220 x 540 cm
Palazzo Clerici, Mailand

Der Ausschnitt zeigt den Götterboten Merkur, erkennbar an seinen Attributen: dem geflügelten Helm, den Flügelschuhen und dem Heroldstab. Das gebauschte Gewand und die verdrehte Körperhaltung unterstreichen das Motiv des Fliegens.

41 (nachfolgende Seiten, links) *Die Mannalese,* 1740–1742
Öl auf Leinwand, 1000 × 525 cm
Parrocchiale, Verolanuova

Das Altarbild zeigt Moses mit ausgebreiteten Armen auf einem Berg stehend, den Blick zum Himmel gewendet, wo man seine Gebete bereits erhörte. Aus einer großen Amphore schüttet ein Engel Manna auf die Erde hinab, wo sich das hungrige Volk der Israeliten bereits am Boden tummelt, um es zu sammeln. Die starke Gliederung der Komposition in die unterschiedlichen Bereiche von himmlischer und irdischer Sphäre wird durch die Position Moses unterbrochen, der genau in der Mitte plaziert ist und somit als Vermittler zwischen den Sphären charakterisiert wird.

42 (nachfolgende Seiten, rechts) *Das Opfer des Melchisedek,* 1740–1742
Öl auf Leinwand, 1000 × 525 cm
Parrocchiale, Verolanuova

Als Pendant zur *Mannalese* ist hier das *Opfer des Melchisedek* dargestellt. Der Priesterkönig von Salem tritt am Abend nach der Schlacht der Könige Abraham mit Brot und Wein entgegen und segnet ihn. Der vor ihm kniende Abraham in Rüstung und das Heer auf der rechten Seite erinnern noch an die vorangegangenen Kriegsereignisse. Auf der linken Seite ist das zivile Volk mit Frauen, Kindern und Alten zu sehen, während sich hinter dem Altar bereits ein Triumphzug nähert.

Das *Gastmahl der Kleopatra* zeigt die erste Ausführung eines Themas, das Tiepolo einige Zeit später auch im Palazzo Labia in Venedig ausführen sollte. Sowohl die Gesamtkomposition des Bildes als auch der architektonische Rahmen und die festliche Kleidung der Figuren sind deutlich von Veroneses opulenten Gastmahlszenen wie beispielsweise dem Werk *Gastmahl im Hause des Simon,* das heute in der Galleria Sabauda in Turin aufbewahrt wird (Abb. 48), angeregt. Die Übernahme von Motiven und stilistischen Zitaten Veroneses ist Tiepolo später immer wieder vorgeworfen worden. Man muß jedoch berücksichtigen, daß der Rückgriff auf die venezianische Bildtradition des 16. Jahrhunderts unter den Sammlern des 18. Jahrhunderts ausgesprochen beliebt war und der Künstler damit einen großen Markt bedienen konnte.

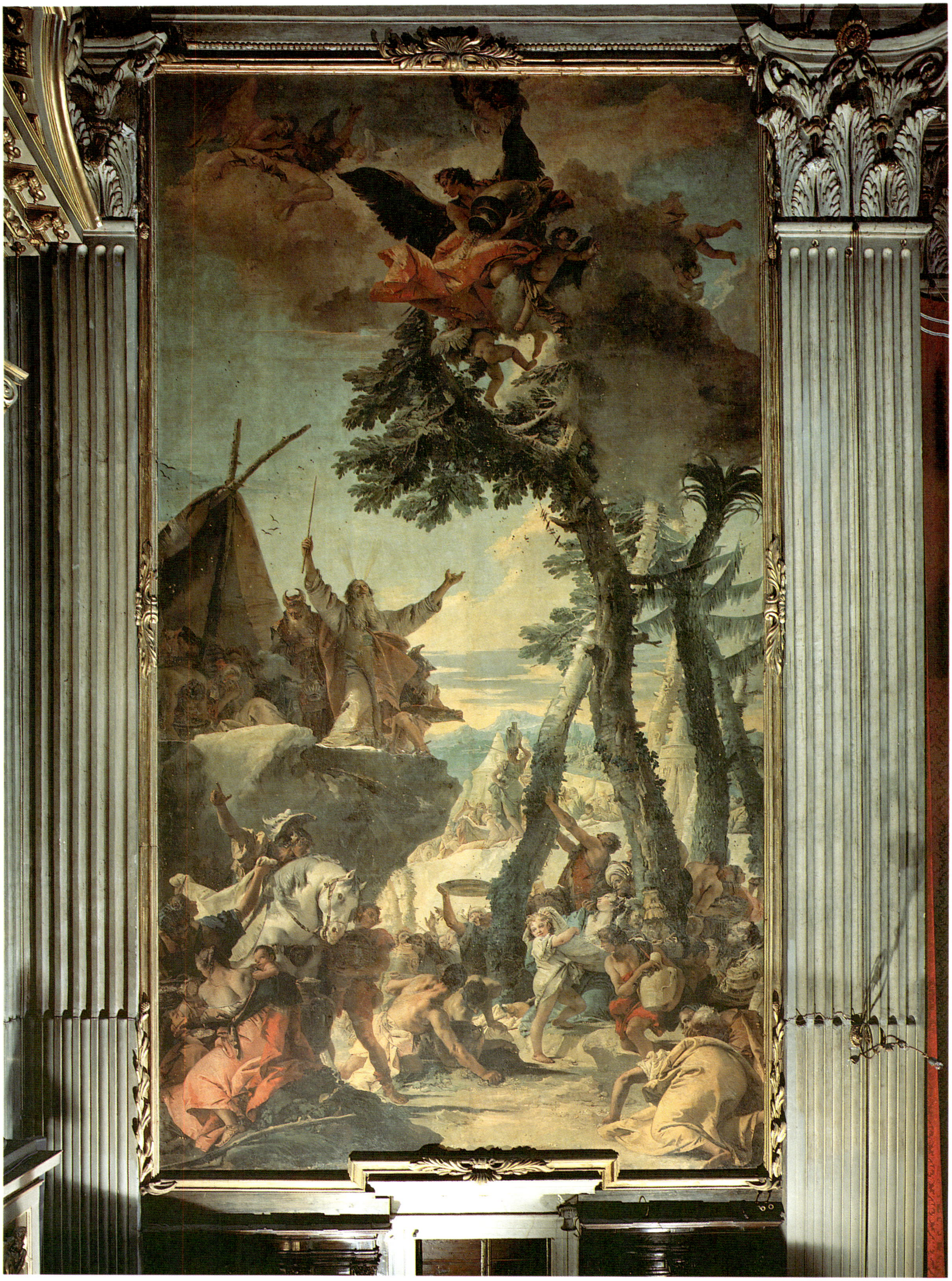

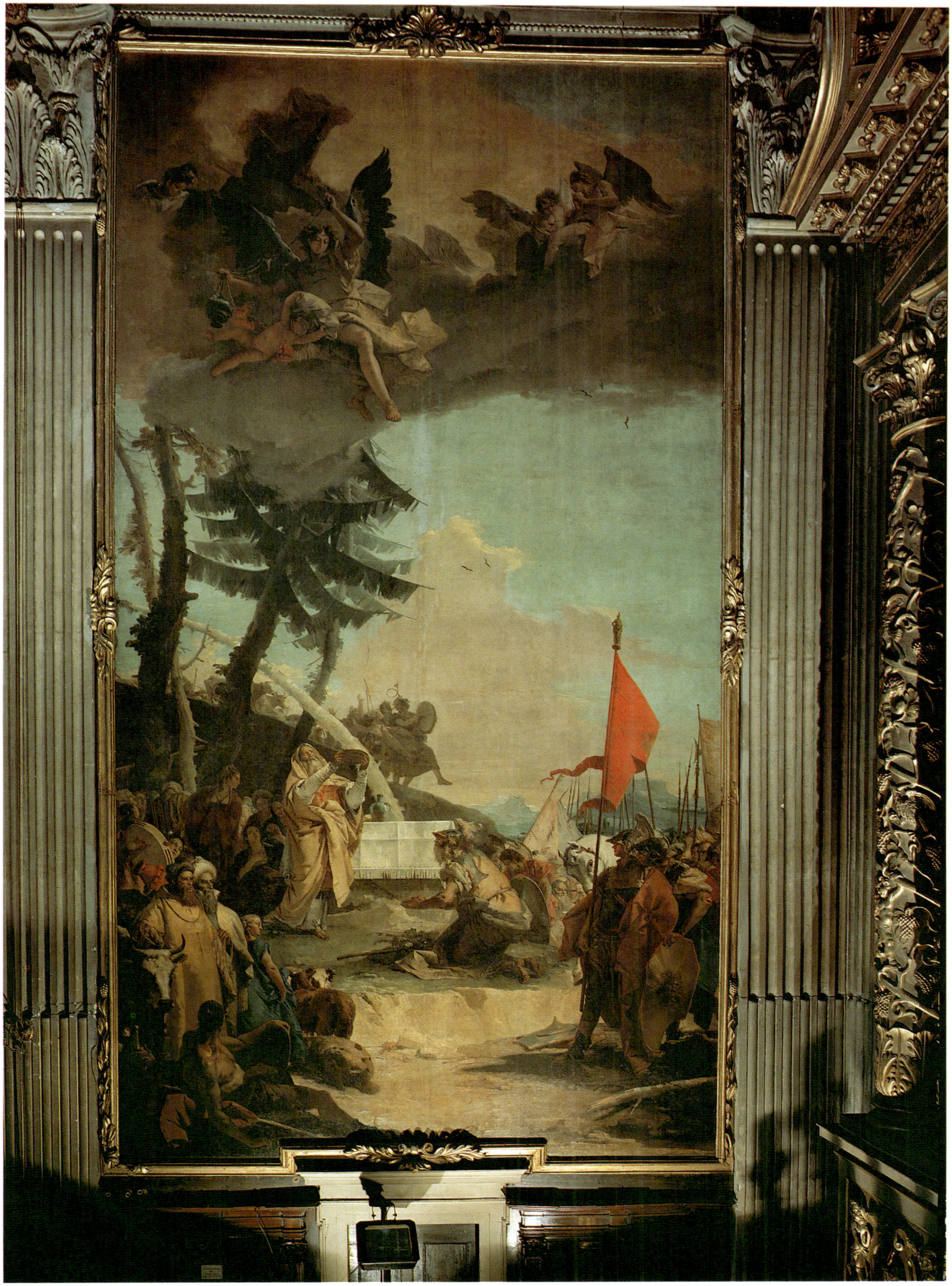

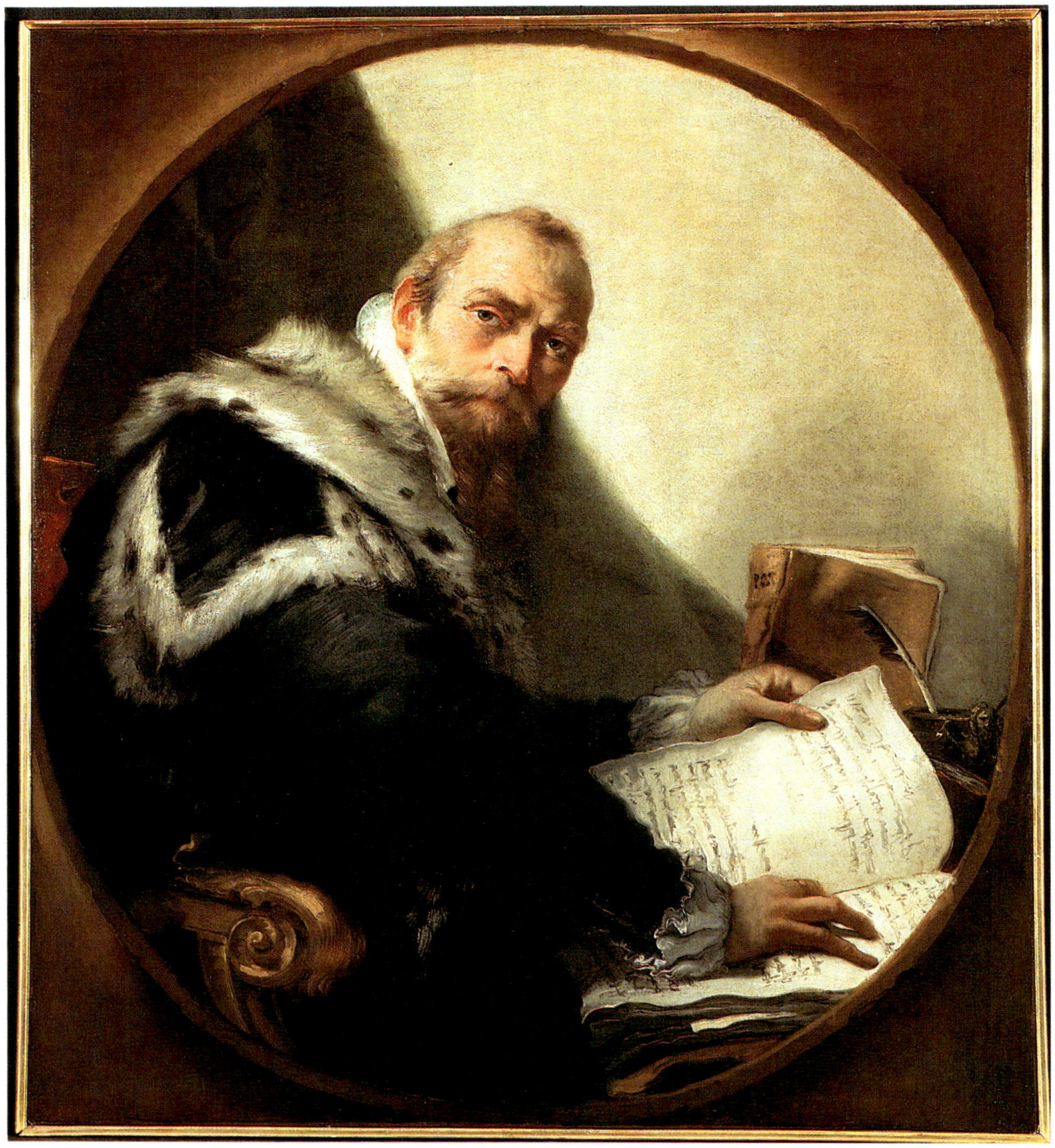

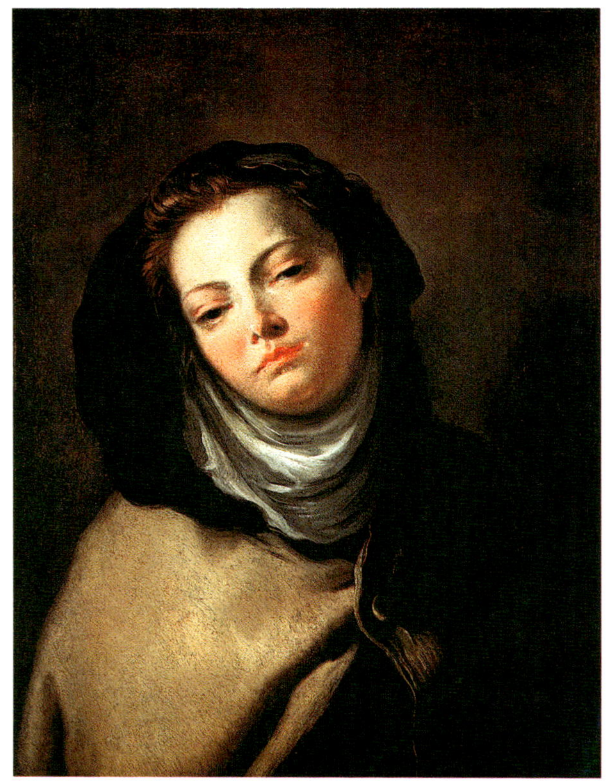

43 *Porträt des Antonio Riccobono,* 1743–1745
Öl auf Leinwand, 102 × 90 cm
Pinacoteca dell'Accademia dei Concordi, Rovigo

Das posthume Porträt zeigt den Gelehrten in edler Pelzbekleidung vor einem aufgeschlagenen Buch in seiner Studierstube, was dem traditionellen Typus des Gelehrtenporträts entspricht. Der wache, den Betrachter fest fixierende Blick sowie die dynamische Pinselführung verleihen dem Bild jedoch ein hohes Maß an Lebendigkeit.

44 *Die selige Laduina,* 1743
Öl auf Leinwand, 65 × 48 cm
Collection Stanley Moss, Riverdale on Hudson, New York

Das schlichte und mit weichen Pinselstrichen ausgeführte Gemälde ist ein posthumes Porträt der seligen Laduina, die mit sechzehn Jahren nach einem Unfall schwer erkrankte. Das geduldig ertragene Leiden des Mädchens, ablesbar an dem sanften und doch schmerzverzerrten Gesichtsausdruck, steht im Vordergrund der Darstellung und wird betont durch die matte und dunkle Farbigkeit des Hintergrundes.

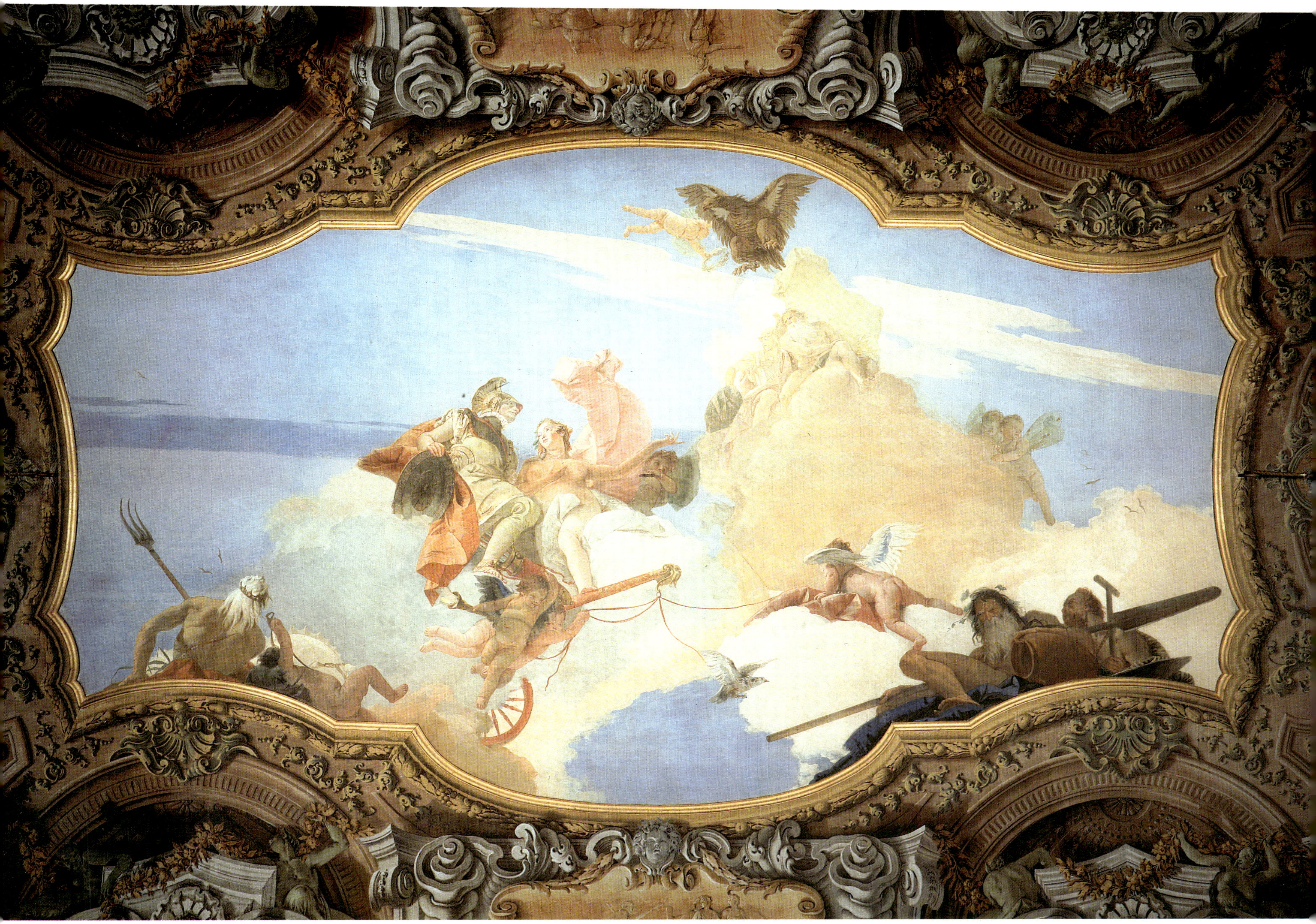

45 *Apotheose des Admirals Vettor Pisani,* 1743
Fresko
Palazzo Pisani-Moretta, Venedig

In illusionistischer Schrägsicht zeigt das Fresko die *Apotheose des Admirals Vettor Pisani.* Er ist als Kriegsherr in Rüstung dargestellt und schwebt in Begleitung von Venus und Amor auf einer Wolke in den Himmel. Weiter oben auf dem Olymp sitzen Jupiter und Mars, um den Geehrten zu empfangen, während der Adler des Götterkönigs und ein Putto mit Lorbeerkranz am oberen Bildrand erscheinen. Neptun unten links sowie ein Flußgott auf der rechten Seite symbolisieren die Herrschaft über das Meer.

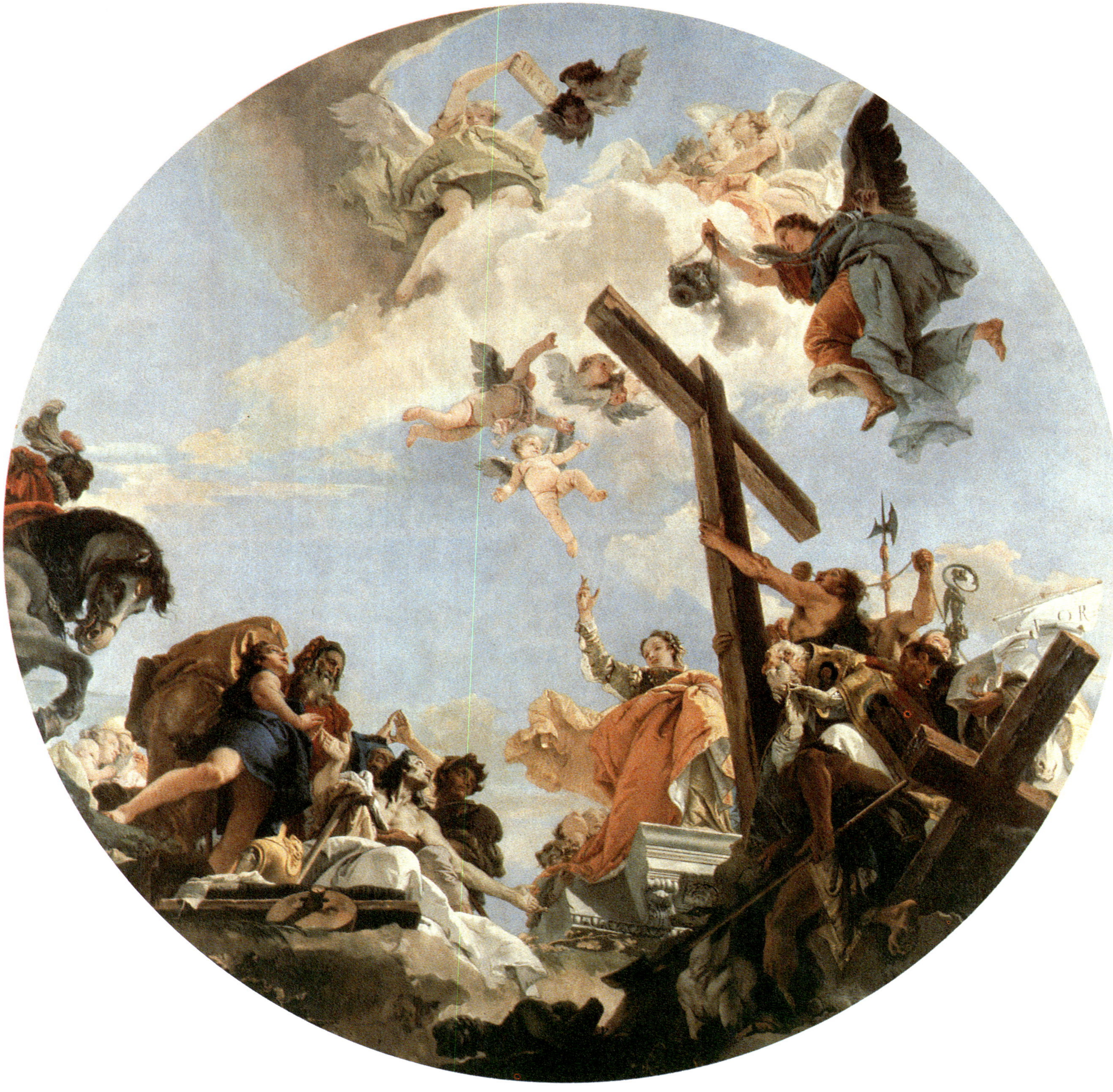

46 *Die Auffindung des Kreuzes durch die Hl. Helena,* um 1743
Öl auf Leinwand, Durchmesser 486 cm
Gallerie dell'Accademia, Venedig

Der Legende nach hat die Hl. Helena, Mutter Konstantins des Großen, auf einer Pilgerreise nach Jerusalem das Kreuz Christi entdeckt. Tiepolo zeigt die Heilige in kühner Untersicht mit einer triumphierenden Geste vor dem hoch in den Himmel aufragenden Kreuz. Um sie herum ist das übliche Personal versammelt: Soldaten, Geistliche, Alte, Junge, Frauen und Kinder. Diese Figuren werden von Tiepolo häufig als Statisten in seinen Darstellungen verwendet. Über der Szene schweben mehrere Engel, die mit einem Weihrauchgefäß und einer Schrifttafel mit dem Namen Christi das Wunder der Kreuzauffindung begleiten.

47 *Das Gastmahl der Kleopatra,* 1743–1744
Öl auf Leinwand, 249 × 346 cm
National Gallery of Victoria, Melbourne

Eine prachtvolle, hell erleuchtete Palastarchitektur ist der Schauplatz des *Gastmahls der Kleopatra.* Es steht jedoch weniger das historische Ereignis der Begegnung zwischen der Königin Ägyptens und dem Römer Antonius im Vordergrund, als vielmehr die Gestaltung einer opulenten Gastmahlszene nach dem Vorbild Veroneses. Das Hauptaugenmerk gilt deshalb auch den festlichen Gewändern, den prunkvollen Gefäßen und den reichhaltigen Speisen, dargereicht durch ein höfisches Personal, das mit Mohren, Hofzwerg und Hund typische Elemente aus Werken Veroneses versammelt.

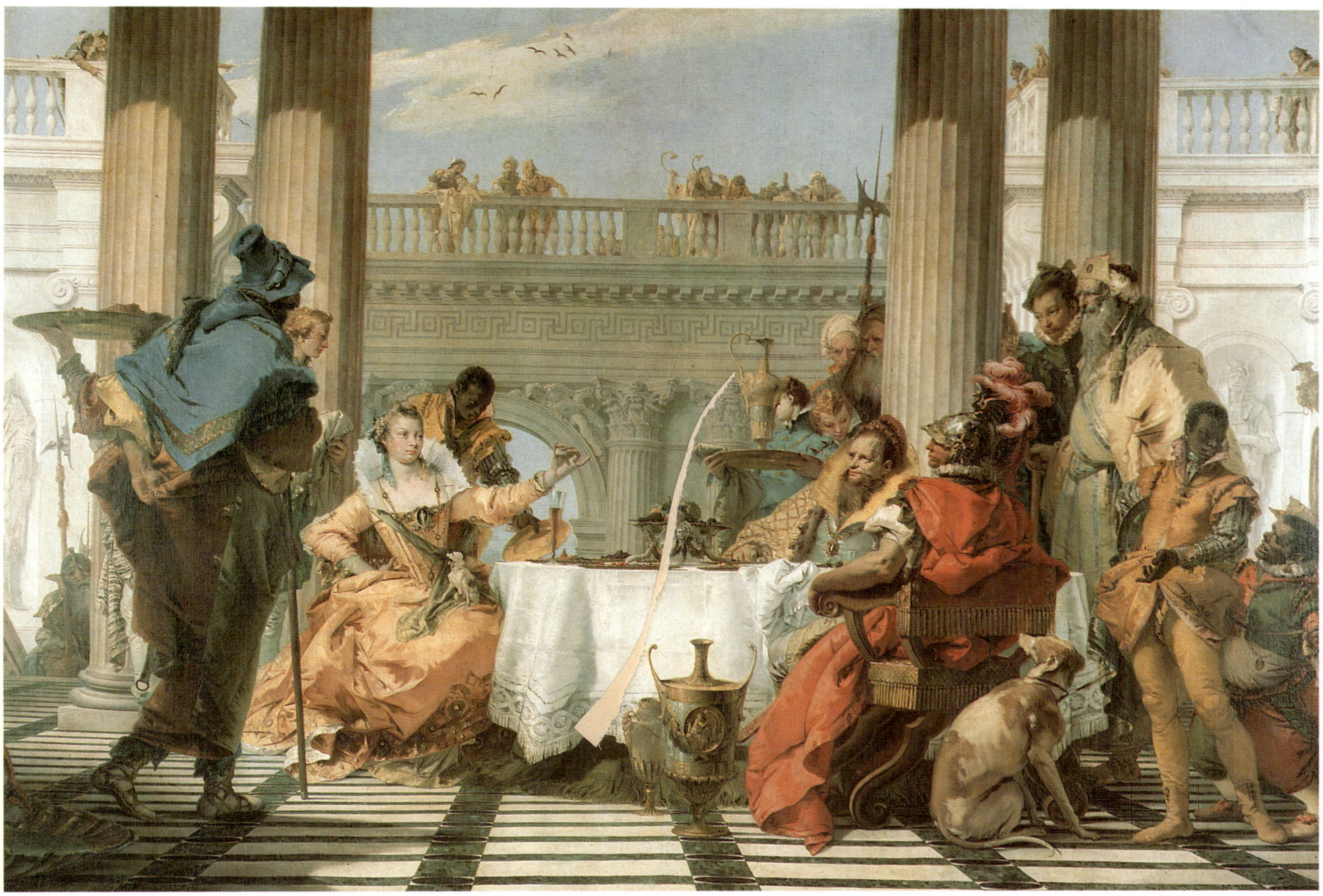

48 Paolo Veronese
Das Gastmahl im Hause des Simon, 1560
Öl auf Leinwand, 315 × 451 cm
Galleria Sabauda, Turin

Thema des Bildes ist das Gastmahl im Hause des Pharisäers Simon, bei dem Maria Magdalena zu Jesus kommt, ihm die Füße mit ihren Tränen wäscht, sie salbt und anschließend mit ihren Haaren trocknet. Der Portikus mit der Balustrade und den Zuschauern darauf, das vielfältige Personal der Szene, die Hunde im Vordergrund und der festliche Rahmen sind Elemente, die sich auch auf den Bildern Tiepolos wiederfinden.

Bereits 1740 wurde Tiepolo in einem Gedicht, das seine Fresken im Palazzo Clerici in Mailand feiert, als »imitatore«, als Nachahmer Veroneses gerühmt. Seit langem ist bekannt, wie sehr er sich von den Darstellungen seines Vorbilds aus dem 16. Jahrhundert hatte anregen lassen. Der Rückgriff auf Veronese war im 18. Jahrhundert zwar ein weit verbreitetes Phänomen, Tiepolo war jedoch derjenige, auf den die Bezeichnung des Nachfolgers am ehesten zutraf. Der Einfluß Veroneses in den Werken Tiepolos macht sich vor allem in der Übernahme von Bildmotiven, der besonderen Farbgebung, der Figuren und der Bildarchitektur bemerkbar. Verschiedene Figurentypen Veroneses, unterschieden in Geschlecht, Alter, Physiognomie, Kleidung und Haltung, lassen sich bei Tiepolo wiederfinden, ebenso wie die Darstellung der festlich-glänzenden Gewänder. Ein wiederkehrendes Motiv sind auch die verschiedenen Tiere, die kurzgeschorenen Hunde und Äffchen. Das Tabulariummotiv der Hintergrundarchitektur, oft genutzt als Balustrade mit Zuschauern oder als Teil einer Loggia, ist ebenfalls bei Veronese vorgebildet. Auch in den Bildthemen zeigen sich enge Parallelen. So gehen die Darstellungen des *Gastmahls der Kleopatra* auf Veroneses opulente Gastmahlszenen wie z. B. *Das Gastmahl im Hause des Simon* (Abb. 48), heute aufbewahrt in der Galleria Sabauda, Turin, zurück. Die radikale Verkürzung der Treppen und der Architektur in den Deckenbildern hat Veronese ebenfalls vorbereitet. Auffällig ist die Ähnlichkeit in der landschaftlichen Gestaltung des Ortes, der Komposition. Beide Künstler bevorzugten allgemein gehaltene Ortsangaben, die eher suggestiv eingesetzt sind. Sie sollen durch die fragmentarische Darstellung von Bögen, Säulen und anderen Architekturteilen die Vorstellung von edlen

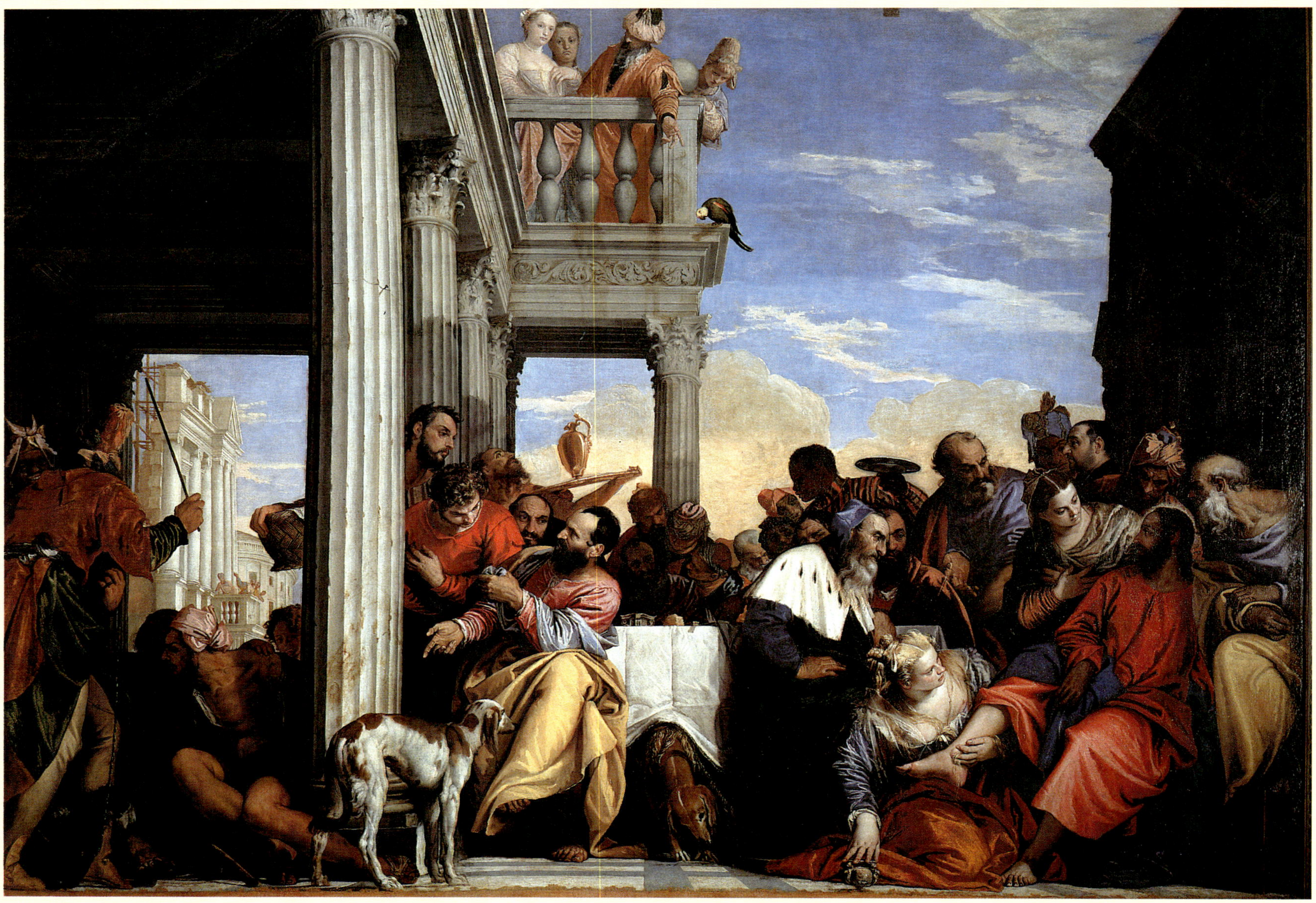

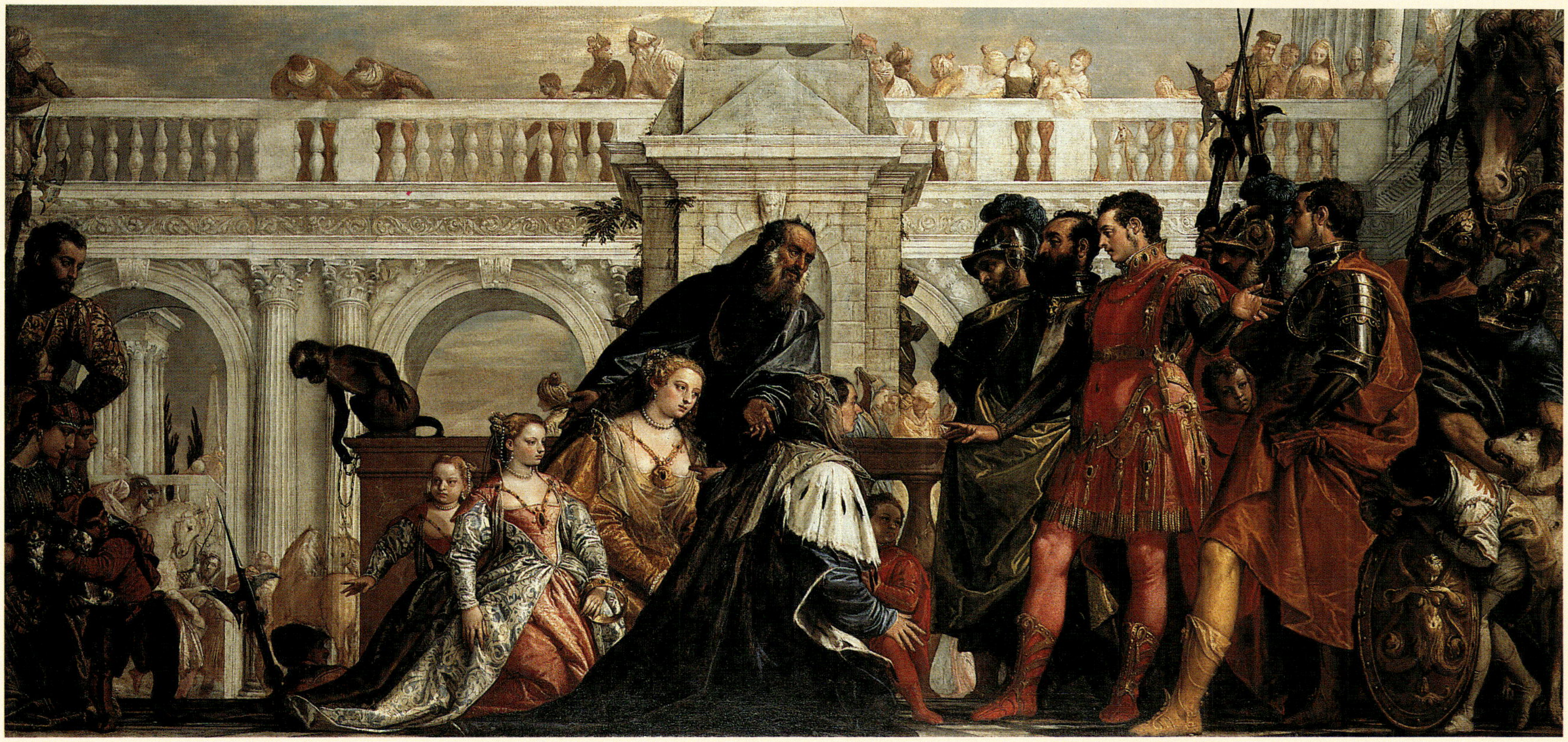

Gebäuden erzeugen und dabei eine festlich-dekorative Bildordnung etablieren. Was das Kolorit betrifft, so hat sich bereits die helle Palette Veroneses und seine Vorliebe für kräftige, kontrastreiche Buntfarben von der seiner Zeitgenossen wie etwa Tintoretto deutlich unterschieden und stellte für Tiepolos Abkehr von der Hell-Dunkel-Malerei der Tenebristen eine besondere Herausforderung dar. Als Beispiel sei auf Tiepolos Fresko in der Villa Cordellina in Montecchio Maggiore *Die Familie des Darius vor Alexander* (Abb. 50, 51) verwiesen, das sich deutlich an Veroneses berühmtes Werk gleichen Titels anlehnt, das sich heute in der National Gallery befindet (Abb. 49). Bei aller Ähnlichkeit existieren jedoch auch Unterschiede in der Darstellungsweise beider Künstler. Das Personengefüge ist bei Tiepolo weit weniger geordnet und klar, er bevorzugte eher Stereotypen und die formelhafte Darstellung von Kostümfiguren. Am deutlichsten werden die Unterschiede in der Wiedergabe der Menschen, die sich bei Veronese noch durch natürliche Vielfalt und Individualität auszeichnen, während Tiepolo eher an den äußeren Effekten interessiert ist und seine Vorliebe für Witz und unernste Übertreibungen zeigt. Trotz zahlreicher Übernahmen von seiten Giambattistas ist nicht zu übersehen, daß zwischen der Malerei Veroneses und der Tiepolos zwei Jahrhunderte liegen, in der sich die Kunstauffassung grundlegend gewandelt hatte.

49 Paolo Veronese
Die Familie des Darius vor Alexander, um 1565
Öl auf Leinwand, 93 × 187 cm
The National Gallery, London

Alexander empfängt die Familie des Darius, den er zuvor in der Schlacht von Issos besiegt hatte, und läßt den Gefangenen gegenüber Milde walten. Die Szene ist im Vordergrund dargestellt: Alexander und sein Gefolge, noch in Rüstung, auf der rechten Seite, während die edel gekleideten Familienmitglieder des Darius links vor ihm knien. Obwohl Veronese mit dem Affen auf der Mauer, dem Diener mit Hund oder auch den Zuschauern auf der Balustrade der Hintergrundarchitektur Nebenfiguren einfügt, die mit dem eigentlichen Geschehen nichts zu tun haben, ist die Haupthandlung doch deutlich erkennbar und das Personengefüge klar strukturiert.

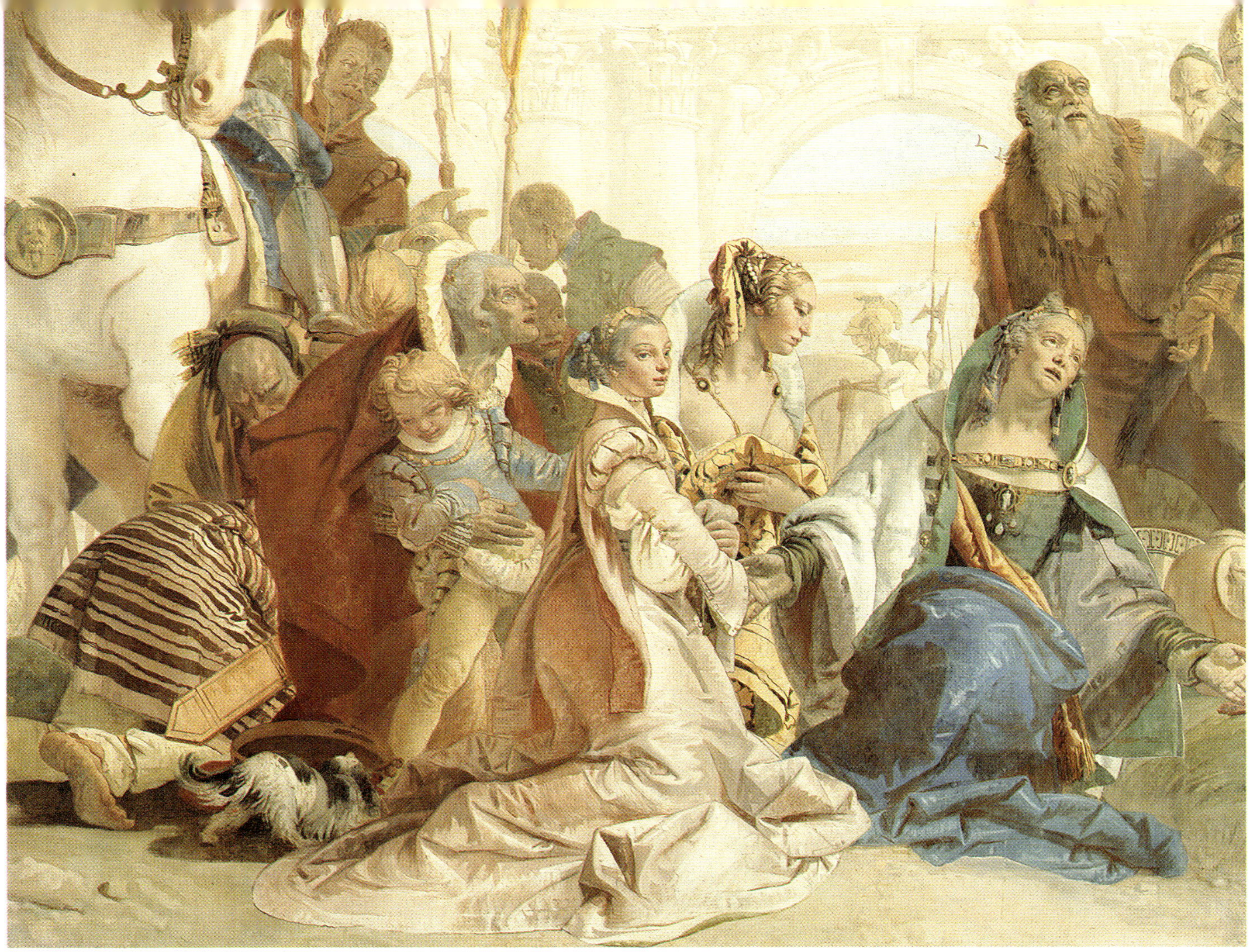

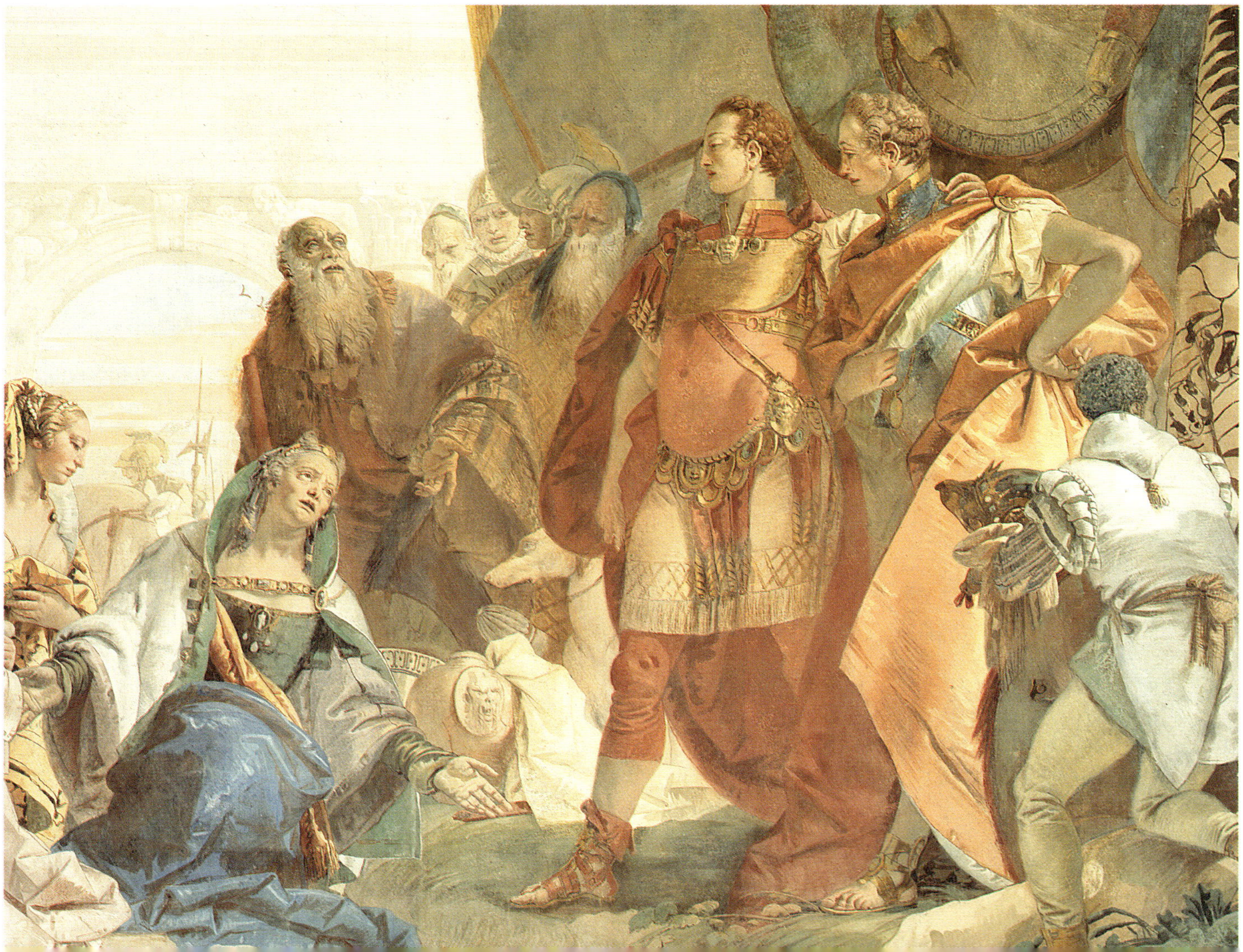

50, 51 *Die Familie des Darius vor Alexander,* 1744
Fresken, 490 × 550 cm
Villa Cordellina, Montecchio Maggiore

Tiepolos Version des gleichen Themas übernimmt zwar zahlreiche Motive von Veroneses Darstellung, präsentiert die Szene aber weit ungeordneter in der Zusammenstellung der Personen. Alexander ist unter einem übergroßen, baldachinartigen Zelt deutlich hervorgehoben, bei den ihn umgebenden Figuren läßt sich jedoch schwer sagen, wer zum Gefolge gehört und wer nur Assistenzfigur ist. Auch bei der Familie des Darius wird dies nicht deutlich. Während die erwachsenen Frauen noch mit leidvoller Miene um Gnade bitten, spielt der Sohn bereits lächelnd mit einem Hund und karikiert den Ernst der Situation. Für den am Boden kriechenden Mann im Vordergrund, der nur in Hinteransicht dargestellt ist, fehlt jede sinnvolle Erklärung, hier überwiegt bereits die künstlerische Spielerei.

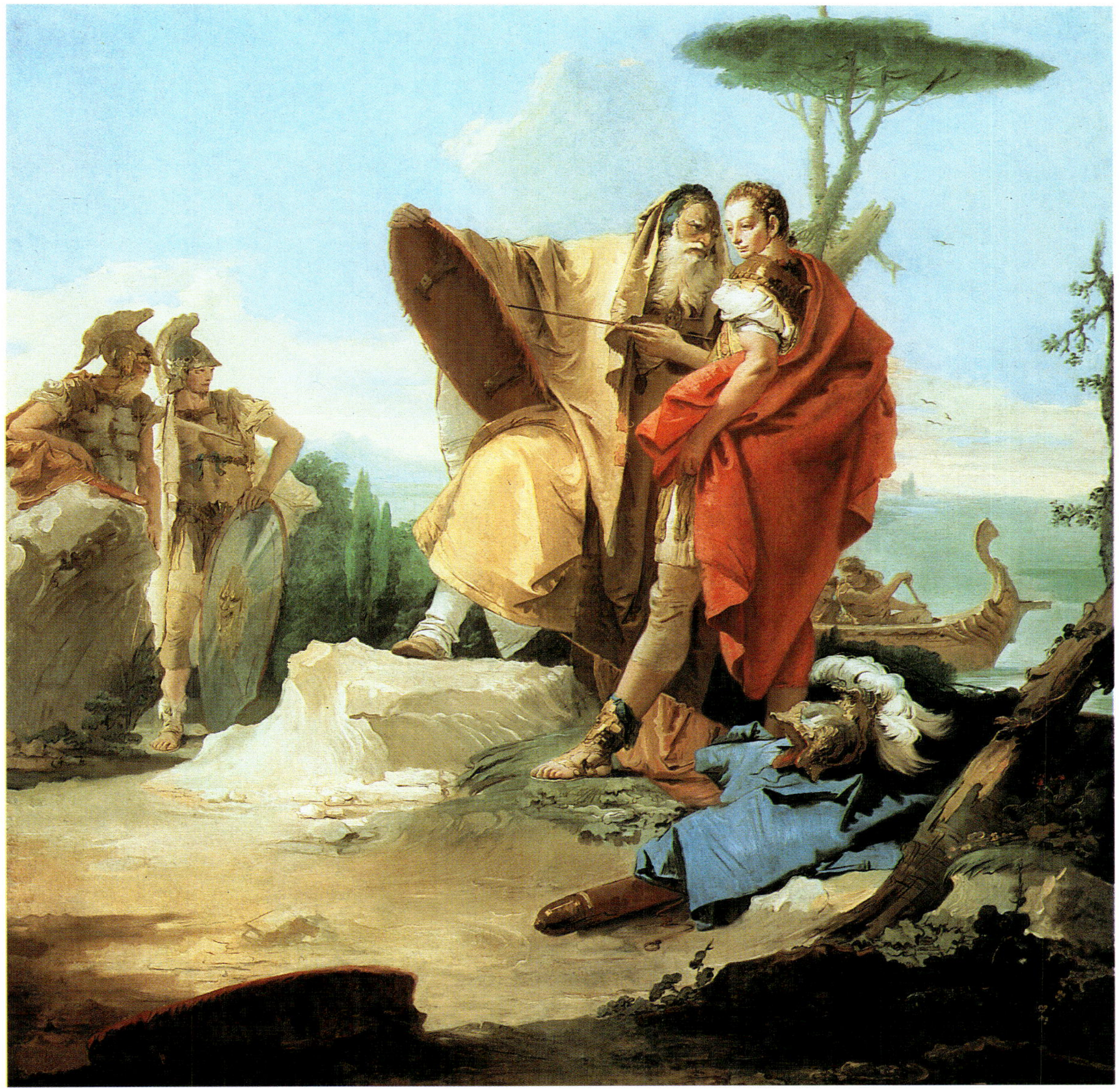

52 *Rinaldo und der Zauberer von Ascalon,* 1743
Öl auf Leinwand, 186,9 × 214,7 cm
The Art Institute of Chicago, Chicago

Die Begegnung Rinaldos sowie seiner zwei Begleiter – nach ihrer Ankunft in Palästina – mit dem Zauberer von Ascalon ist vor einem im Hintergrund sichtbaren Baum inszeniert. Der Zauberer hält Rinaldo einen Schild vor Augen, in dem dieser die Wappen seiner Vorfahren erkennt. Angespornt durch dieses Beispiel ist Rinaldo schließlich bereit, gegen den heidnischen Feind zu kämpfen, der christlichen Sache zu dienen und dabei sein Schicksal zu erfüllen. Tiepolo zeigt einen Helden, der sich seiner Verantwortung und seiner militärischen Aufgaben bewußt wird. Betont wird dies durch die Plazierung seines Helmes und Köchers an zentraler Stelle im Vordergrund.

Ebenfalls stark von Veronese beeinflußt zeigt sich die Dekoration der in palladianischem Stil erbauten Villa Cordellina in Montecchio Maggiore, die Tiepolo im Oktober 1743 vollendete. Auftraggeber der Ausstattung war Carlo Cordellina (1703–1794), ein erfolgreicher Rechtsanwalt, dessen Rechtskenntnisse zahlreicher Länder sicherlich ausschlaggebend für die Wahl der Bildthemen war. Sowohl das Wandfresko *Die Enthaltsamkeit des Scipio* als auch das Werk *Die Familie des Darius vor Alexander* (Abb. 49: Veronese, Abb. 50, 51: Tiepolo) handeln von der Milde, die ein Staatsoberhaupt gegenüber ausländischen Gefangenen übt. Die Szenerien verherrlichen auf sehr anschauliche Weise die eher privaten Tugenden der Großherzigkeit und des Mitleids und appellieren dabei an das Mitgefühl des Betrachters. Neben den genannten Fresken gehören zu der Ausstattung des großen Saals darüber hinaus zehn monochrome Darstellungen der Erdteile und allegorischer Figuren (Politik, Krieg, Poesie und Malerei, Musik, Verdienst, Rat). An der Decke wird die *Apotheose der Tugend* inszeniert.

Für einen nicht näher identifizierbaren Patrizierpalast in Venedig schuf Tiepolo ebenfalls 1743 einen Zyklus von Leinwandbildern, von denen heute noch acht Gemälde, vier im Art Institute in Chicago und vier in der National Gallery in London, erhalten sind (Abb. 52). Die Gemälde illustrieren Szenen aus Torquato Tassos »Gerusalemme liberata«, einem Meisterwerk der italienischen Literatur, das 1581 erstmals veröffentlicht wurde (verfaßt zwischen 1570–1575). Das epische Gedicht handelt von den Heldentaten der Kreuzritter im ersten Kreuzzug zur Befreiung Jerusalems 1099 von

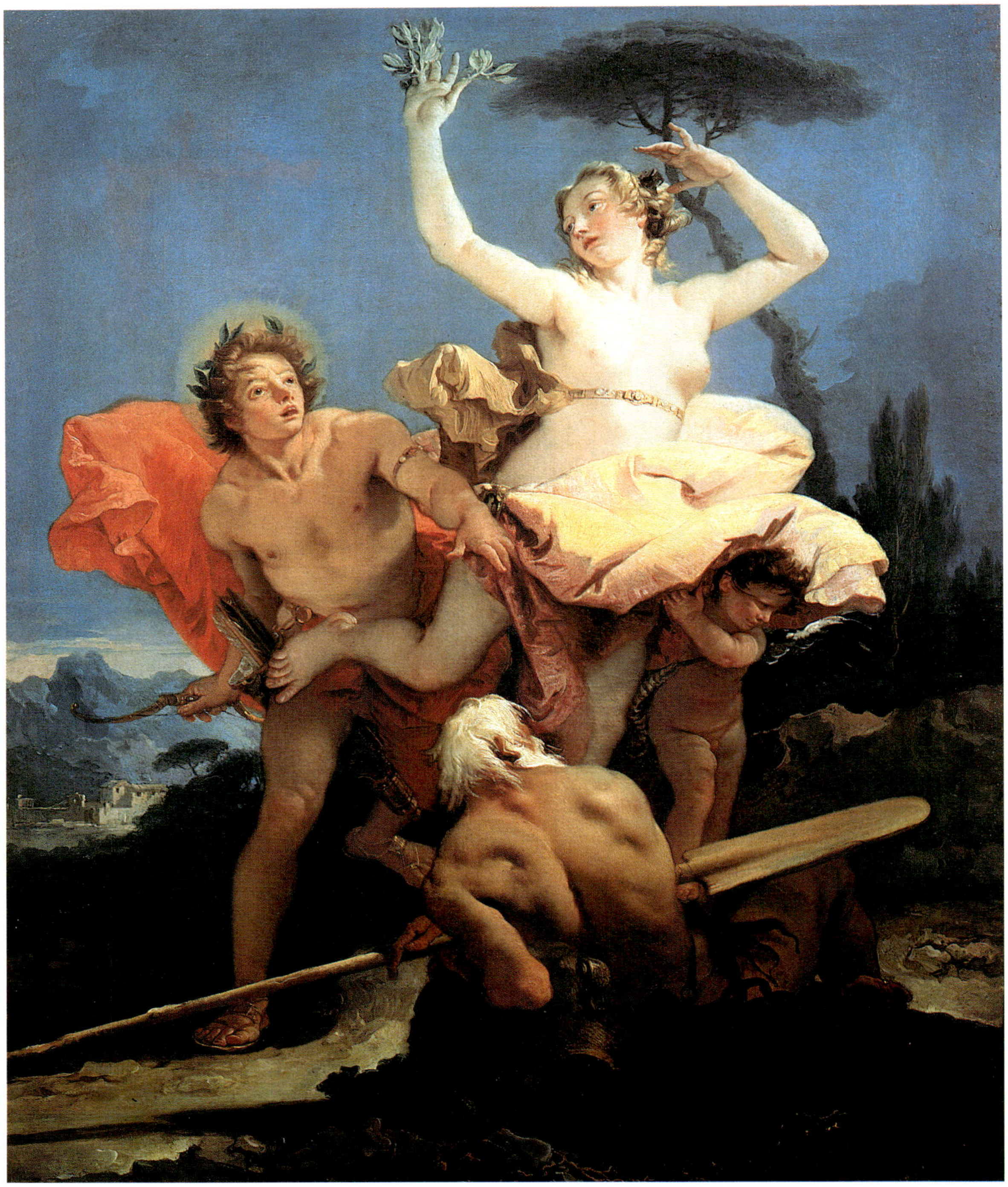

53 *Apoll und Daphne,* 1744–1745
Öl auf Leinwand, 96 × 79 cm
Musée du Louvre, Paris

Vor einer alpin wirkenden Hintergrundlandschaft ist die dramatische Episode von Apoll und Daphne in Szene gesetzt, wie sie Ovid in den »Metamorphosen« erzählt. Daphne rettet sich vor den Annäherungen des in heftiger Liebe entbrannten Apolls, indem sie sich in einen Baum verwandelt. Dargestellt ist der Moment der beginnenden Verwandlung: Apoll ist ihr dicht auf den Fersen und auch Amor versucht sie zu halten, doch ihre Hände haben sich bereits in Laub verwandelt. Die Rückenfigur eines Flußgottes im Vordergrund markiert dabei den Endpunkt der wilden Flucht. Der starke Kontrast der leuchtenden gelben und roten Gewänder mit dem in dunklen Blautönen gehaltenen Hintergrund erinnert an Werke der französischen Malerei.

54 *Das Wunder des Hl. Hauses von Loreto,* 1744–1745
Öl auf Leinwand, 124 × 85 cm
Galleria dell'Accademia, Venedig

Die Ölskizze zeigt in perspektivischer Untersicht das im Zentrum des Bildes von zahlreichen Engeln in die Lüfte erhobene Haus der Jungfrau Maria, die sich selbst auf dem Dach befindet und mit dem Arm die Richtung der Reise anzudeuten scheint. In den höheren Wolkenschichten erscheinen musizierende Engel, von denen einer die Krone über Maria hält. Im Hintergrund sind Gottvater und Jesus mit dem Kreuz schemenhaft zu erkennen, ganz oben ist vermutlich der Erzengel Michael mit seinem Ölzweig dargestellt. Die irdische Zone am unteren Bildrand wird von Ungläubigen eingenommen, symbolisiert durch Soldaten und die gestürzte Figur Luzifers. Rechts oben ist Italien zu sehen, das die Ankunft der Reliquie mit Fanfaren begrüßt.

55 (nachfolgende Seiten, links)
Die Begegnung von Antonius und Kleopatra, 1746–1747
Fresko, 650 × 300 cm
Palazzo Labia, Venedig

Innerhalb der als illusionistischer Durchblick gestalteten Scheinarchitektur ist die Ankunft Antonius' und seines Gefolges in Szene gesetzt. Während im Hintergrund noch die Segel der römischen Flotte zu sehen sind, bewegen sich die festlich gekleideten Figuren in der Art eines Triumphzuges auf den Palast der Kleopatra zu. Im Vordergrund führen Antonius und Kleopatra, die bereits als Paar gezeigt werden, die Szene an. Als ironische Spielerei mit den Realitätsebenen läßt Tiepolo Antonius auf den Palasteingang zeigen, der zugleich der Innenraum des Betrachters ist, zu dem auch die Treppen des Bildes hinabzuführen scheinen.

56 (nachfolgende Seiten, rechts)
Die Begegnung von Antonius und Kleopatra
(Detail Abb. 55)

Der Ausschnitt zeigt Kleopatra und Antonius inmitten einer Gruppe von orientalisch gekleideten Männern verschiedenen Alters, die eine große Vielfalt unterschiedlicher Figurentypen präsentiert. Die Hauptpersonen sind durch ihre prachtvolle Kleidung hervorgehoben, wobei das Gewand der Kleopatra an das Brautgewand einer Fürstenhochzeit erinnert, wie Tiepolo es später in den Würzburger Fresken ausführen sollte.

den Sarazenen, erzählt in den Nebenhandlungen jedoch viele Episoden, die die Maler seit dem 16. Jahrhundert immer wieder inspiriert haben. Vor allem die Geschichte von Rinaldo und Armida ist ein häufiges Darstellungsthema von Agostino (1557–1602) und Annibale Carracci (1560–1609), Poussin (1594–1665) und Guercino (1591–1666) gewesen. Tiepolos Zyklus ist seine erste Fassung dieses Themas und nimmt die berühmte Ausstattung der Villa Valmarana in Vicenza vorweg. Bedeutsam bei diesem Bildzyklus ist hier die Einbettung der Szenen in eine arkadische Landschaft, die der Textvorlage fehlt.

Wahrscheinlich 1744–1745 entstand das kleinformatige Gemälde *Apoll und Daphne* (Abb. 53), das sich heute im Louvre in Paris befindet. Auch hier bildet eine Landschaft den Hintergrund, vor dem sich die mythologische Handlung abspielt. Die im Vergleich zum Tasso-Zyklus wesentlich kräftigere Farbigkeit und die Physiognomie der Figuren erinnern jedoch sehr stark an Werke der französischen Malerei.

Im Sommer 1745 freskierte Tiepolo die Decke des Langhauses der Scalzi-Kirche in Venedig mit der Darstellung *Wunder des Hl. Hauses von Loreto,* ein Auftrag, den er bereits 1743 erhalten hatte. Das Fresko selbst wurde 1915 durch eine Brandbombe zerstört. Zwei vorbereitende Ölskizzen in der Galleria dell'Accademia in Venedig (Abb. 54) und in der National Gallery in London sind jedoch erhalten und dokumentieren den Werkprozeß zu dieser bedeutenden Ausstattung. Dargestellt ist das Wunder des heiligen Hauses der Maria,

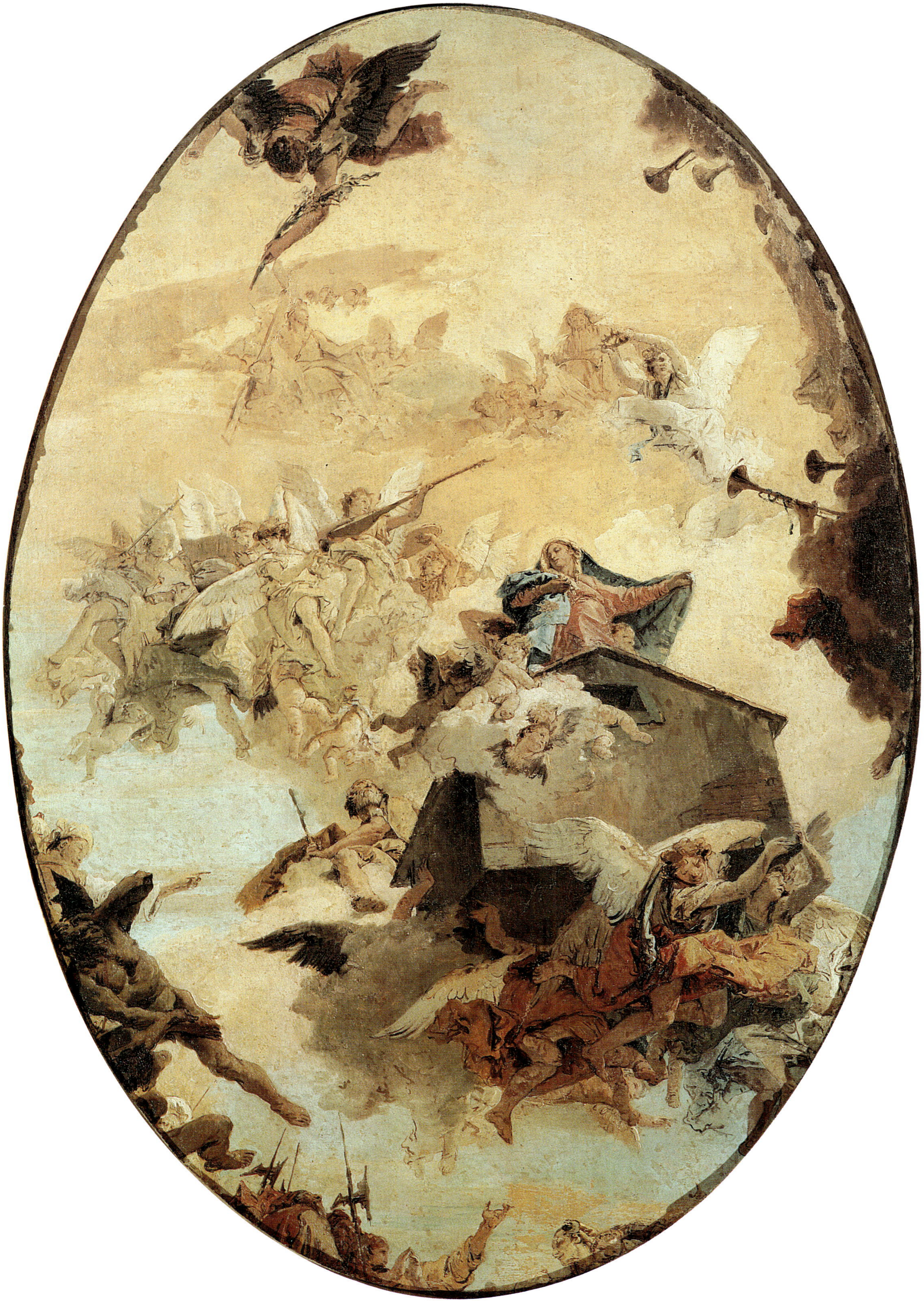

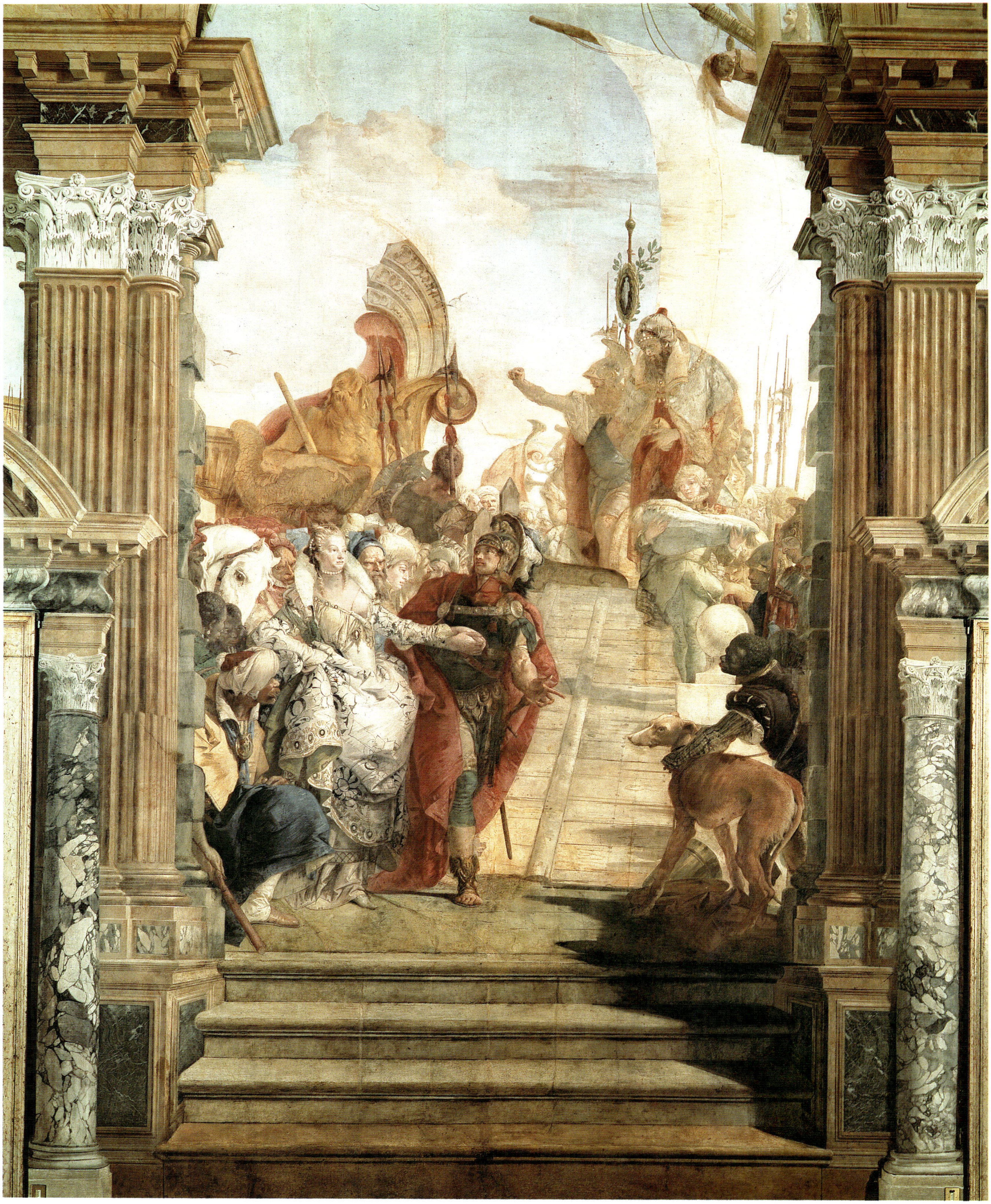

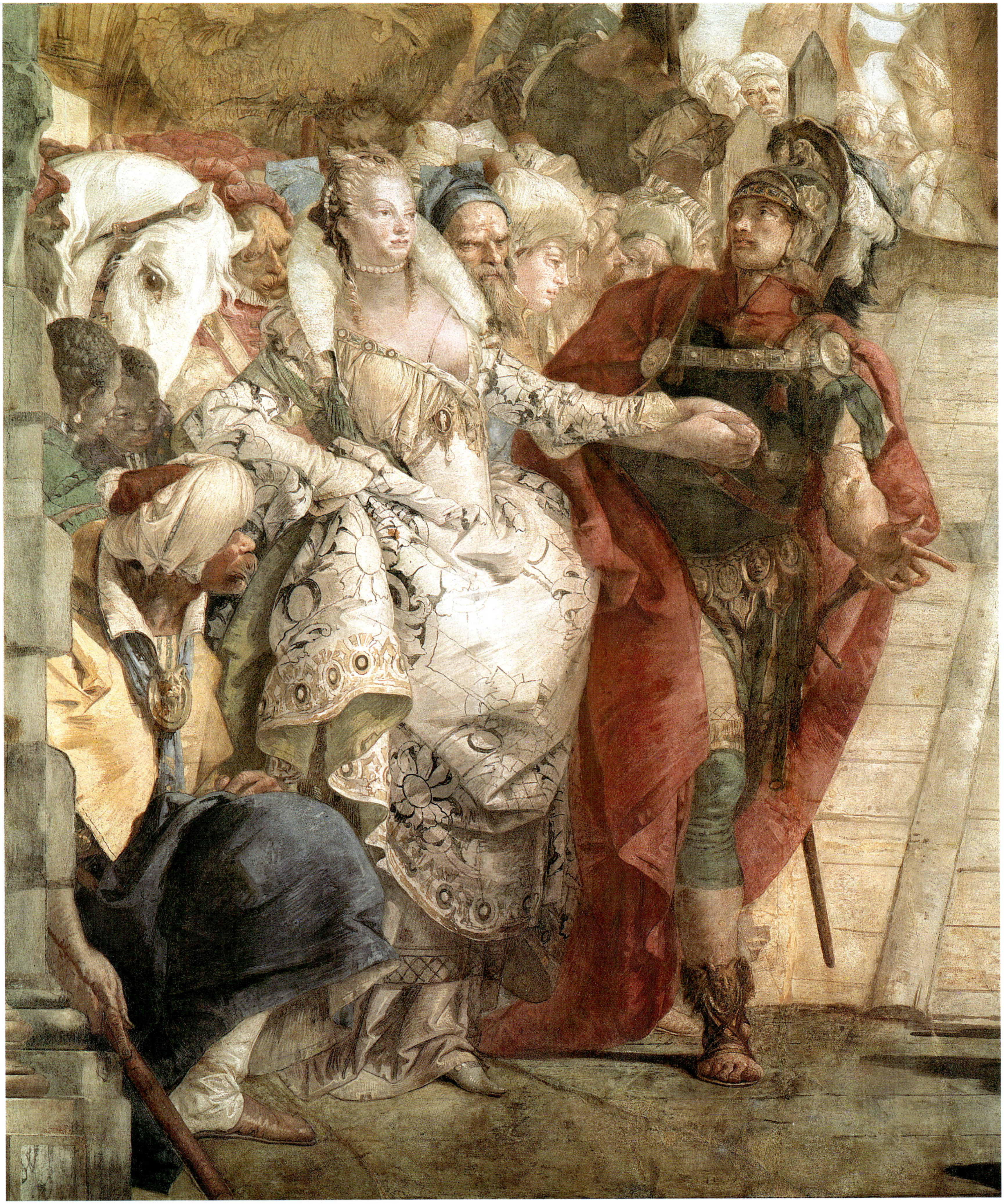

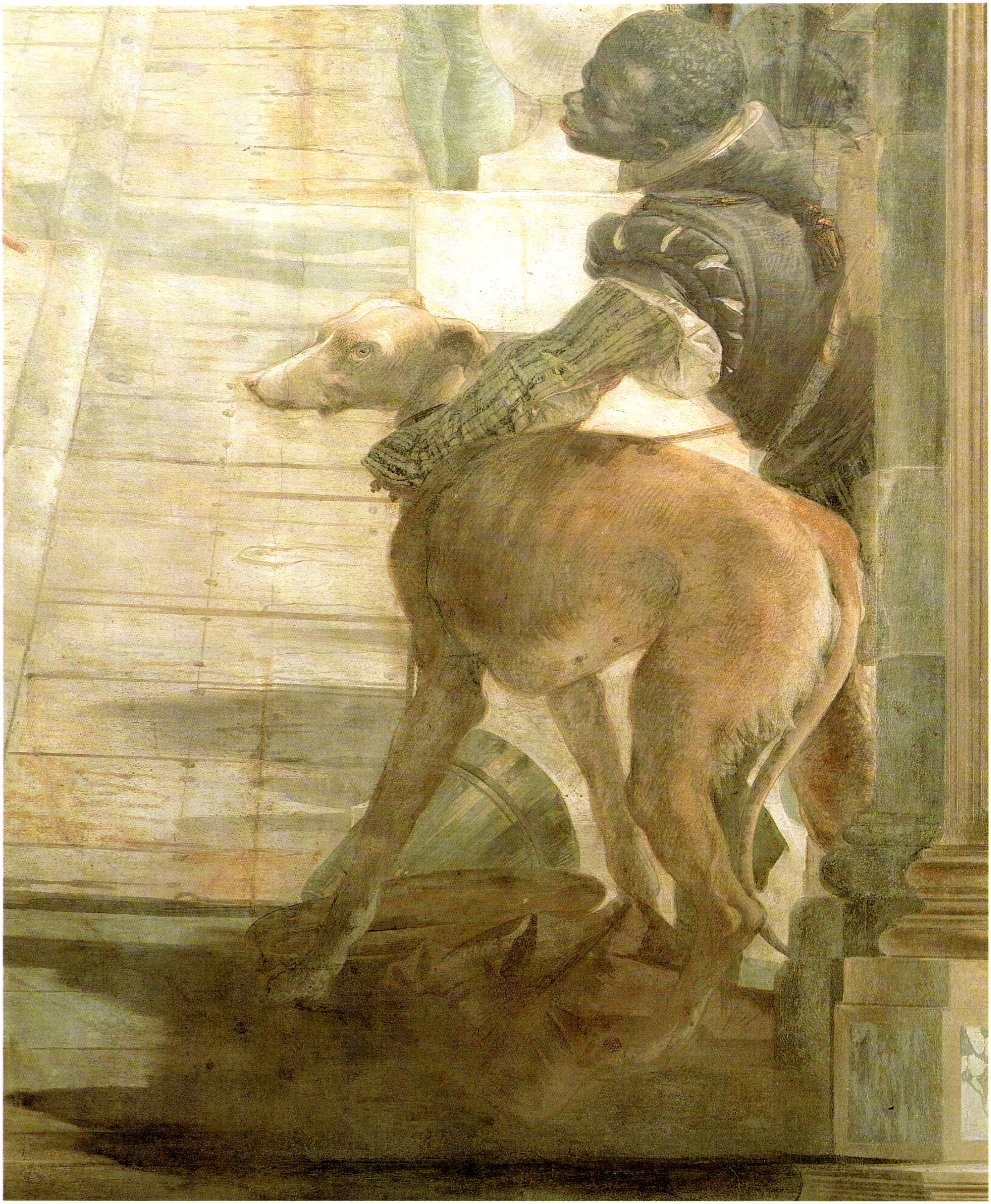

57 *Die Begegnung von Antonius und Kleopatra* (Detail Abb. 55)

Der dargestellte Mohr mit Hund im Vordergrund gehört sowohl bei Veronese als auch bei Tiepolo zum üblichen Personal der Historienbilder, das weniger inhaltliche als vielmehr kompositorische Bedeutung hat und zur Vielfalt der dargestellten Figuren beitragen soll.

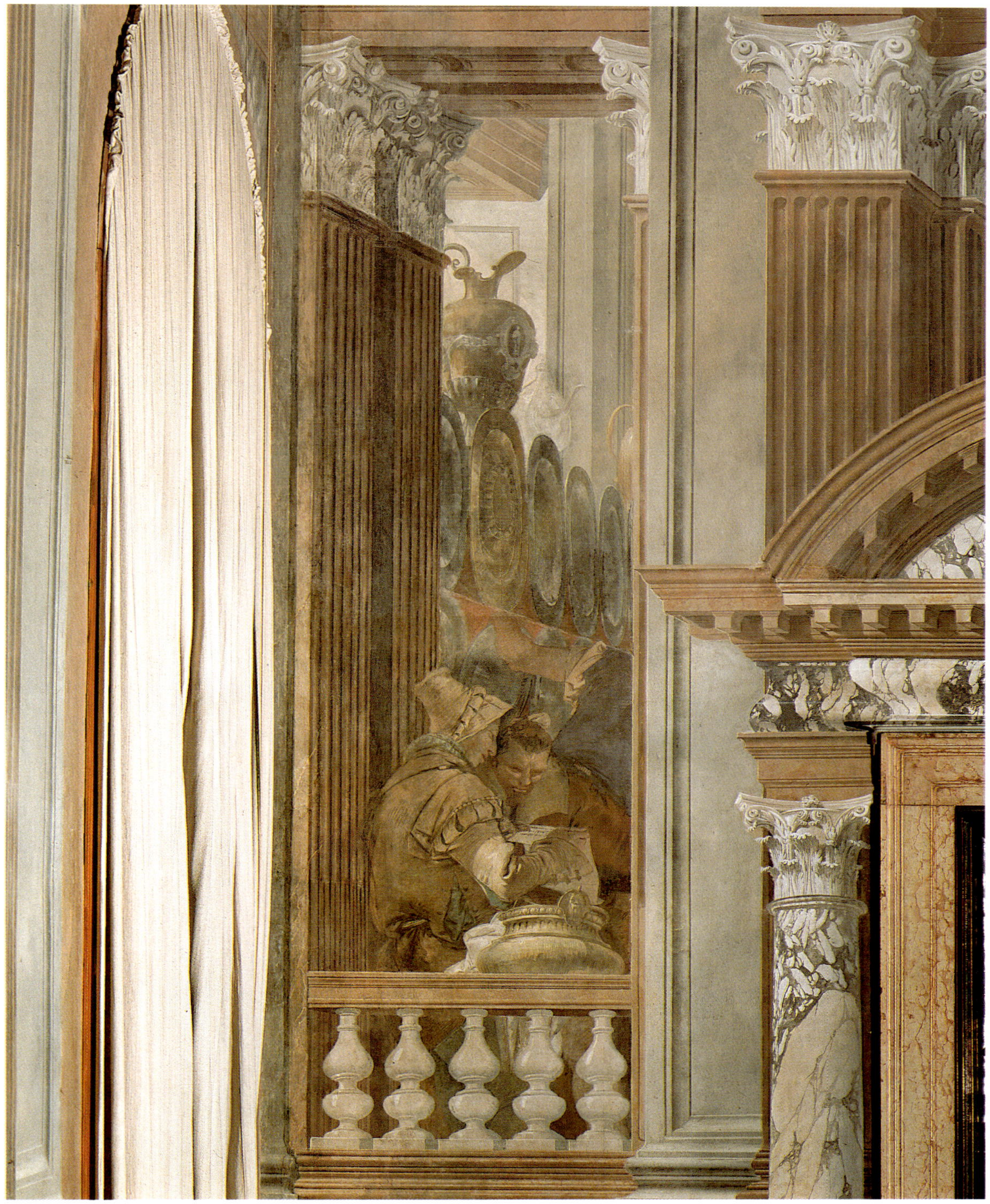

58 *Gefolge der Kleopatra* (Detail der Gesamtwand)
Fresko
Palazzo Labia, Venedig

Die Scheinarchitektur eröffnet scheinbare Ausblicke in weitere Räume des Palastes und suggeriert damit dem Betrachter, er könne das Personal bei der Arbeit beobachten. Die genrehafte Szene ist inhaltlich zwar dem historischen Gastmahl zugeordnet, entspricht in der Darstellungsweise jedoch eher dem zeitgenössischen Festgeschehen im Palazzo Labia.

das der Legende zufolge 1291 (nach der Invasion des Heiligen Landes durch die Ungläubigen) von Engeln getragen von Nazareth nach Loreto in Italien überführt wurde, wo es immer noch als Marienreliquie verehrt wird. Die ausgeführte Version unterscheidet sich in wesentlichen Punkten von der Ölskizze in Venedig. Das Haus wurde nach links, das himmlische Orchester nach rechts versetzt und durch mehrere Figurengruppen ergänzt. Im Fresko selbst wurde die Komposition weiter auseinandergezogen, die nun einen klareren dreizonigen Aufbau mit den Häretikern im unteren Bildfeld, dem Wunder in der Mitte und dem himmlischen Geschehen ganz oben zeigt. Die deutlichere Lesbarkeit für den Betrachter ist sicher ein Zugeständnis an die Auftraggeber, die Karmeliter aus dem an die Kirche angrenzenden Konvent.

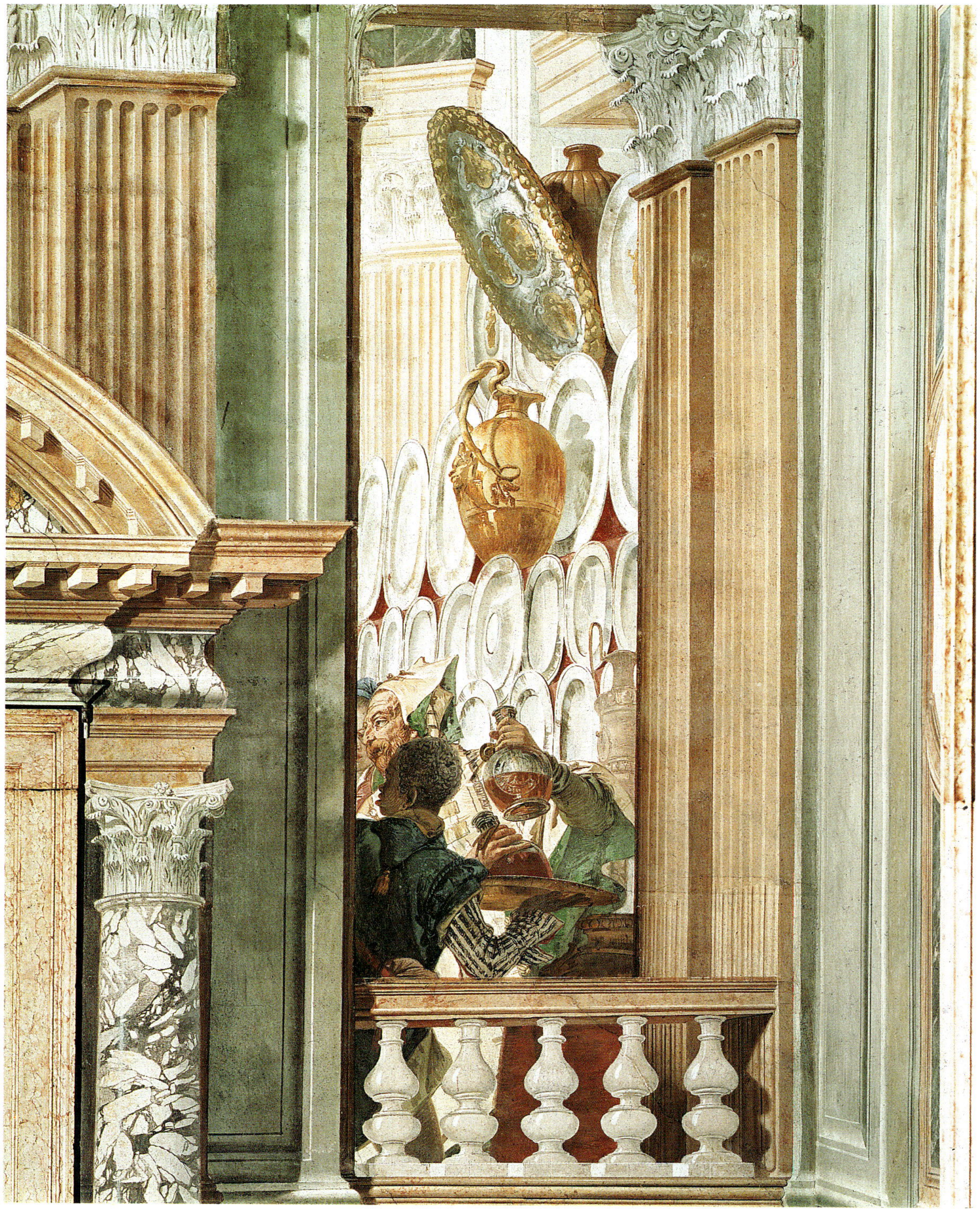

59 *Gefolge der Kleopatra* (Detail der Gesamtwand)
Fresko
Palazzo Labia, Venedig

Auch hier wird mit Hilfe der Scheinarchitektur und der zeitgenössischen Erscheinung der Diener mit den verschiedenen Realitätsebenen gespielt, so daß der Betrachter in das Geschehen eingebunden wird.

60 *Das Gastmahl der Kleopatra,* 1746–1747
Fresko, 650 × 300 cm
Palazzo Labia, Venedig

Vor einem Portikus, hinter dem noch die Segel der römischen Flotte sichtbar sind, ist die Tafel für das Gastmahl der Kleopatra aufgebaut. Die etwas statische Anordnung der Hauptfiguren wird aufgelockert durch die ironische Plazierung eines Hündchens und des Hofzwergs im Vordergrund, der sich die Treppen zur Tafel mühsam heraufschleppt. Kleopatras entblößtes Dekolleté ist als Hinweis auf die inzwischen fortgeschrittene Liebesbeziehung zu Antonius zu verstehen. Im Gegensatz zum Melbourner Bild (vgl. Abb. 47) steht hier weniger der festliche Rahmen als vielmehr die erotisch-witzige Auslegung des historischen Ereignisses im Vordergrund.

Im gleichen Jahr lieferte Tiepolo das monumentale Altarblatt mit dem *Martyrium des Hl. Johannes, Bischof von Bergamo* für den Dom von Bergamo. Das Werk war bereits zwei Jahre früher in Auftrag gegeben worden, konnte aber wegen der Fülle der Projekte, die Tiepolo parallel zu bewältigen hatte, erst später fertiggestellt werden.

Bei einigen der Nebenfiguren nimmt man an, daß sie von Tiepolos älterem, 1727 geborenen Sohn Giandomenico (gest. 1804) ausgeführt wurden. Giandomenico arbeitete in der Werkstatt des Vaters und gehörte ungefähr von 1745 an zu den engsten Mitarbeitern Giambattistas, den er auf allen Arbeitsreisen begleitete und unterstützte.

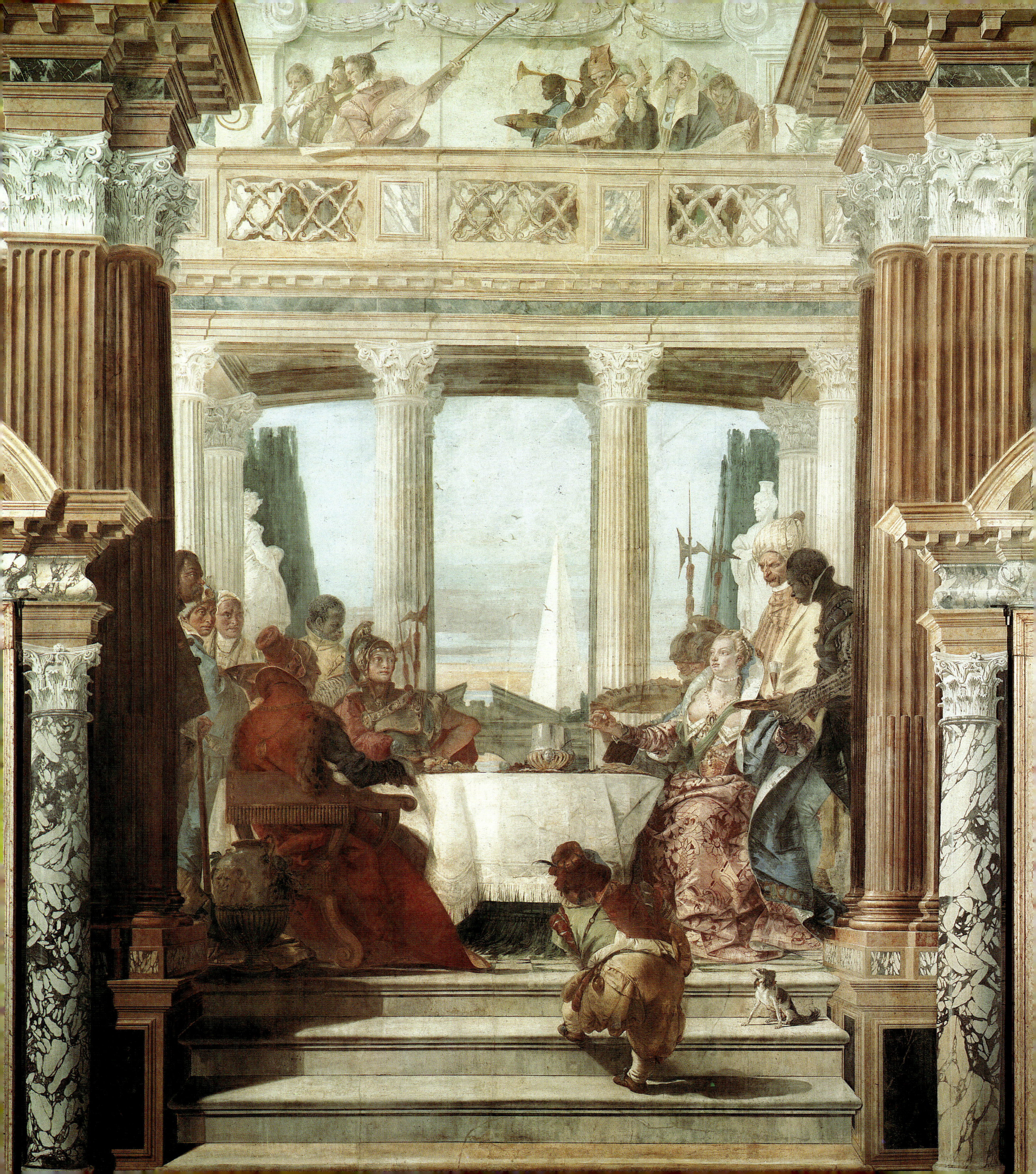

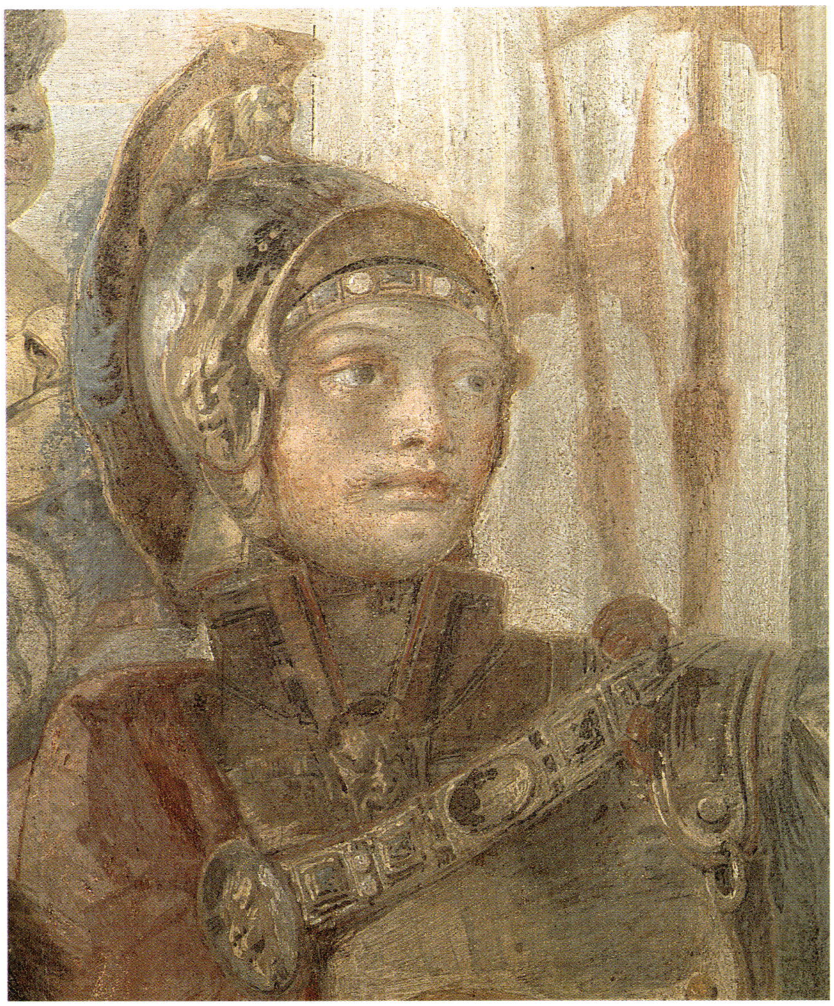

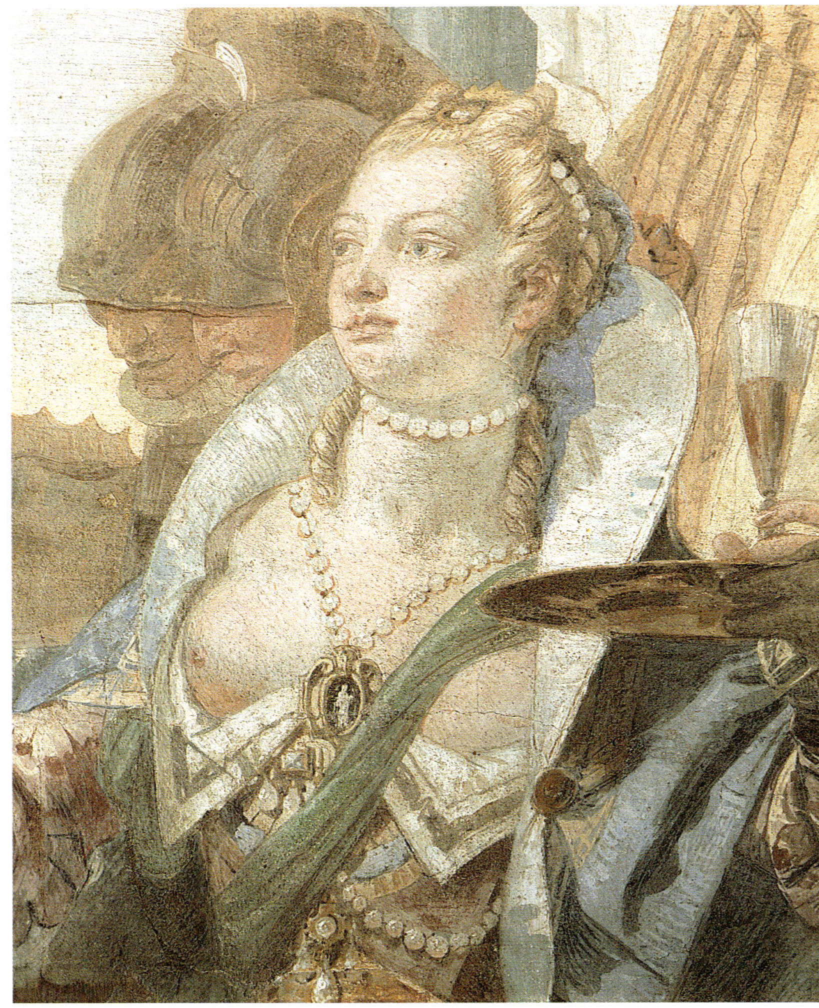

61 *Das Gastmahl der Kleopatra* (Detail Abb. 60)

Für das Gesicht des Antonius griff Tiepolo auf einen Darstellungstypus zurück, den er häufig auch in anderem Zusammenhang, z. B. für den Kriegsgott Mars, verwendete. Der ornamentale Schmuck der Rüstung und des Helmes sind in ihrer detailgetreuen Wiedergabe im Ausschnitt zu erkennen und machen den Stellenwert deutlich, den Tiepolo auch diesen scheinbar unwichtigen Dingen in der Ausführung beimaß.

62 *Das Gastmahl der Kleopatra* (Detail Abb. 60)

Dieser Ausschnitt aus dem Fresko läßt die Sorgfalt erkennen, mit der Tiepolo auch Details wie Schmuck, Kleidung und Geschirr ausarbeitete.

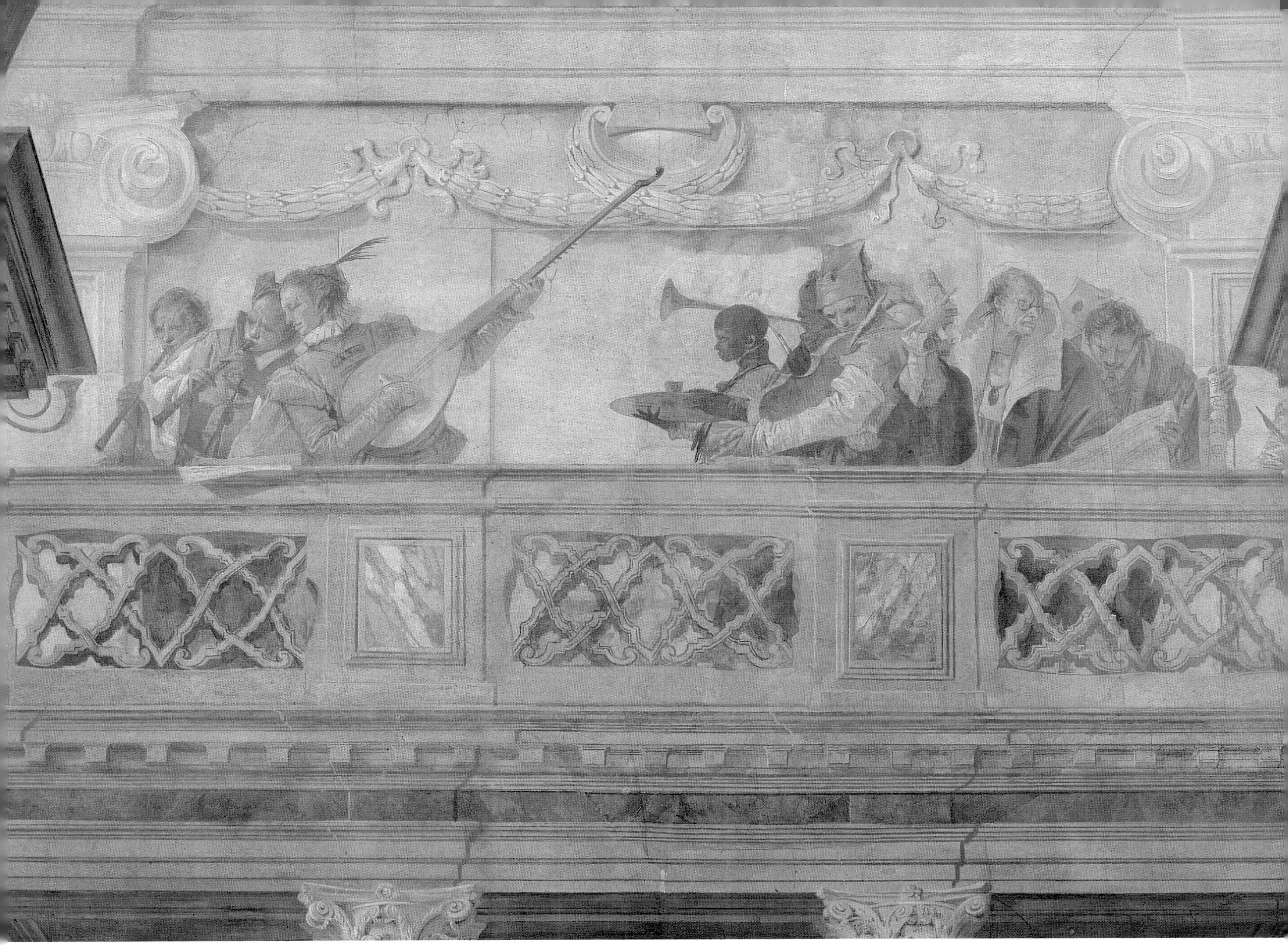

Einer der bedeutendsten Aufträge, die Tiepolo in den vierziger Jahren ausführte, war sicherlich die Ausstattung des Palazzo Labia in Venedig. Die Familie Labia war spanischen Ursprungs und gehörte erst seit kurzer Zeit dem venezianischen Patriziat an. Entsprechend groß war das Repräsentationsbedürfnis der Familie, das in der Palastausstattung Tiepolos seinen Ausdruck findet: Es ist die größte profane Dekoration, die er je in Venedig schuf. Der große, zweigeschossige Saal des Palastes ist vollständig mit einer Freskendekoration ausgestattet, die Tiepolo zusammen mit dem bereits erwähnten »Quadratur«-Maler Girolamo Mengozzi Colonna ausführte. Die Wände des Raumes sind durch eine illusionistische Scheinarchitektur geöffnet, in die die realen Öffnungen der Türen und Fenster integriert sind. Auf diese Weise entsteht ein vielschichtiges System aus fiktiven Innen- und Außenräumen, das durch ein massives architektonisches Gerüst aus gemaltem vielfarbigen Marmor gegliedert ist. Innerhalb dieser Scheinarchitektur spielen sich Tiepolos Szenen der *Begegnung von Antonius und Kleopatra* (Abb. 55–57) sowie des *Gastmahls der Kleopatra* (Abb. 60–63) ab, die durch den kulissenartigen Rahmen den Charakter von Theaterszenen erhalten. Tiepolos durch Witz und Ironie geprägte Darstellungsweise ist mit vielen erzählerischen Details angereichert. Diener, Soldaten, Musiker und andere Figuren auf Tribünen und Balkonen bevölkern den Raum mit einer Selbstverständlichkeit, die den Betrachter zweifeln läßt, ob sie zum Gefolge der Kleopatra oder zum realen Personal des Palastes gehören (Abb. 58–59, 63–66). Im zentralen Deckenfresko ist der Triumph des Bellorophon über die Zeit (Abb. 67–70) dargestellt, flankiert von vier mono-

63 *Das Gastmahl der Kleopatra* (Detail Abb. 60)

Die Musiker auf der Tribüne im Hintergrund erweitern einerseits die Gastmahlszene, könnten aber genauso wie die Scheinarchitektur Teil des höfischen Festgeschehens im Palazzo Labia sein. Sie gehören zu der Figurengruppe, mit der Tiepolo eine Verbindung zwischen den historischen Darstellungen und der realen Welt des Betrachters herstellt.

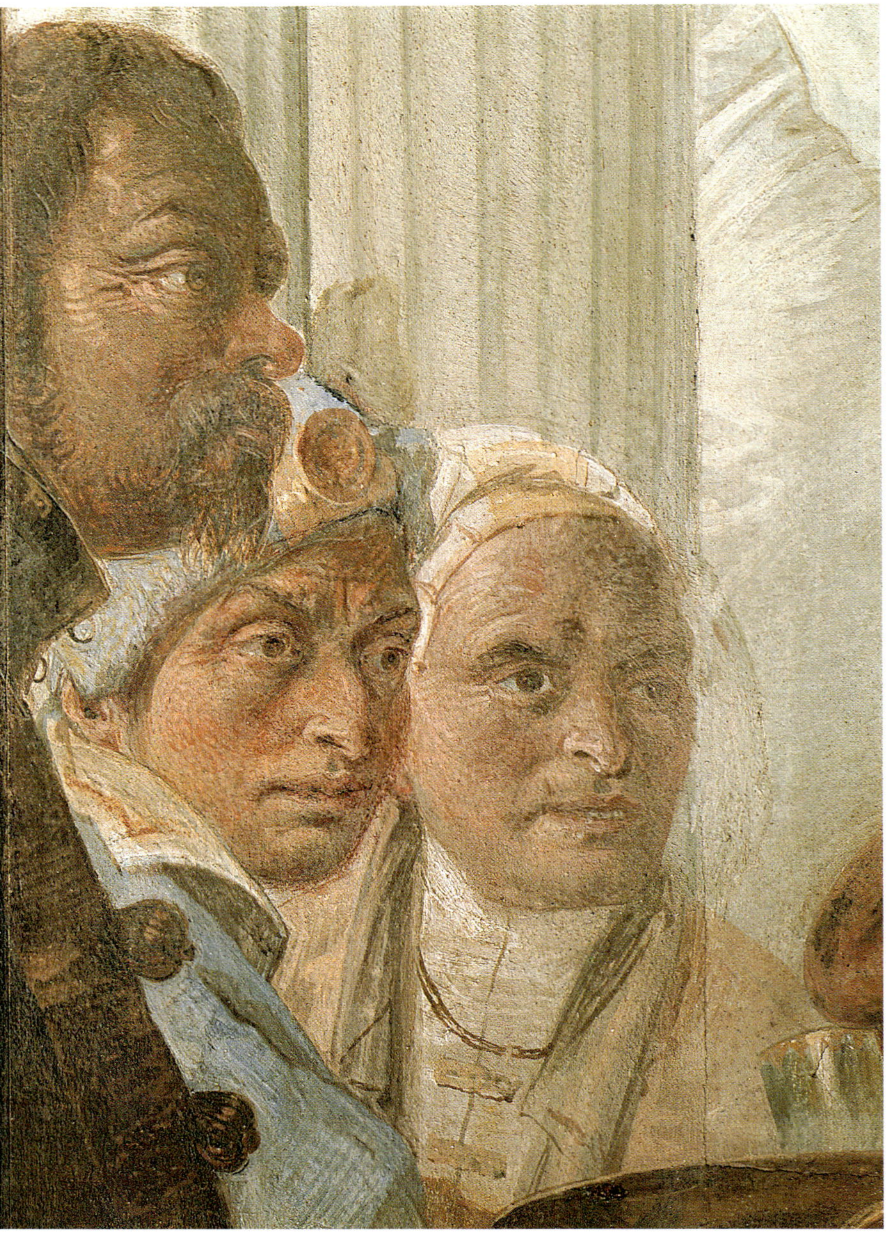

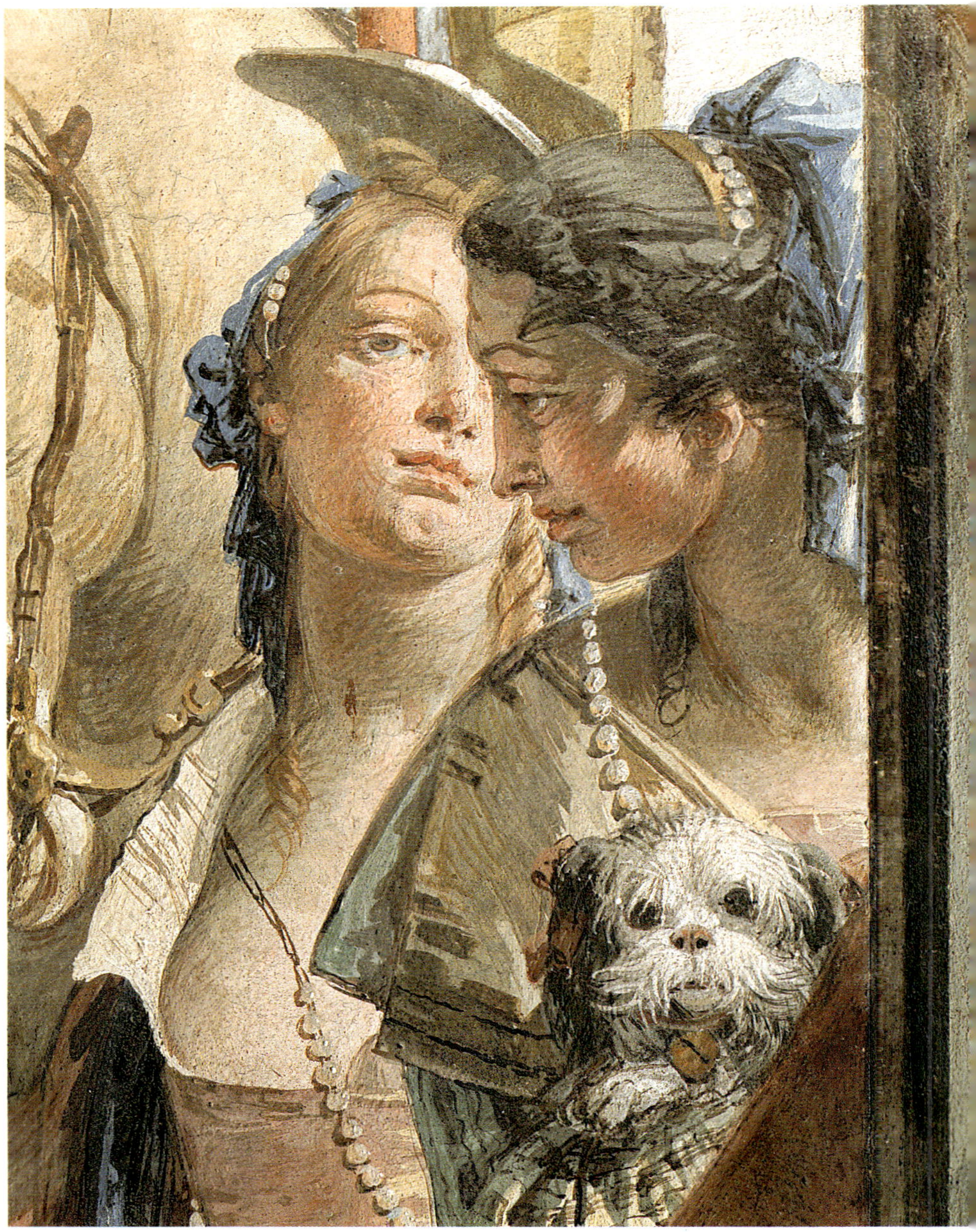

64 *Das Gastmahl der Kleopatra* (Detail Abb. 60)

Der Ausschnitt zeigt die Gesichter dreier Begleiter von Antonius und macht die sorgfältige Ausarbeitung der Physiognomien deutlich.

65 *Gefolge der Kleopatra* (Detail der Gesamtwand)
Fresko
Palazzo Labia, Venedig

Die beiden Dienerinnen mit Hund sind typische Assistenzfiguren, wie sie Tiepolo in zahlreichen Werken zur Anreicherung der Haupthandlung immer wieder verwendet hat. Hier beeindruckt die besondere Ausführung der Gesichter, von denen das vordere im Halbschatten und das hintere hell beleuchtet ist, was eine räumliche Abstufung erzeugt.

chromen Szenen mythologischen oder allegorischen Charakters (Abb. 71). Auch der angrenzende Spiegelsaal erhielt eine Freskendekoration: An der Decke erscheint der *Triumph von Zephir und Flora.*

Erst nach Abschluß der Arbeiten im Palazzo Labia konnte Tiepolo die Deckenausstattung im Kapitelsaal der Scuola Grande dei Carmini in Venedig fertigstellen, die er bereits 1743 begonnen hatte. Im Zentrum der Decke befindet sich das Leinwandbild *Die Madonna Maria überreicht dem Hl. Simon Stock das Skapulier* (Abb. 72). Das Bild zeigt das Geschenk des Skapuliers durch die Jungfrau Maria an Simon Stock, einen Engländer, der im 13. Jahrhundert den dritten Orden der Karmeliter ins Leben rief und Klöster in Cambridge, Oxford, Paris und Bologna gründete. Der perspektivische Aufbau des Bildes gibt die Figuren in Untersicht wieder und berücksichtigt die relativ niedrige Decke des Raumes. Um das zentrale Bild herum gruppierte Tiepolo kleinere Leinwandbilder unterschiedlichen Formats mit Darstellungen von Engeln mit Objekten des Skapuliers sowie von Tugenden. Die neun Bildfelder sind in eine weiß-goldene Stuckdekoration eingebettet.

Bei dem Altarblatt *Madonna mit den Heiligen Katharina, Rosa da Lima und Agnes von Montepulciano* (Abb. 73) für die Jesuitenkirche Santa Maria del Rosario in Venedig handelt es sich um die späte Vollendung eines bereits 1739 in Auftrag gegebenen Werkes, das erst 1748 am ersten Altar rechts vom Eingang der Kirche zur Aufstellung kam. Zum Gesamtprogramm der Kirche, das der Jungfrau Maria, dem Hl. Dominikus und dem Rosenkranzgebet gewidmet war, sollte Tiepolo mit einer Darstellung von drei weiblichen Heiligen des Dominikanerordens beitragen, die in ihren Visionen das Jesuskind in den Armen hielten. Auffallend bei diesem Werk sind die leuchtenden Farbakzente von Rot, Blau und Goldgelb in der Figur der Madonna, die kristallklare Wiedergabe der Gewänder sowie die besondere Schönheit der Heiligengesichter. Letzteres brachte Tiepolo später den Vorwurf ein, für religiöse Themen ungeeignet zu

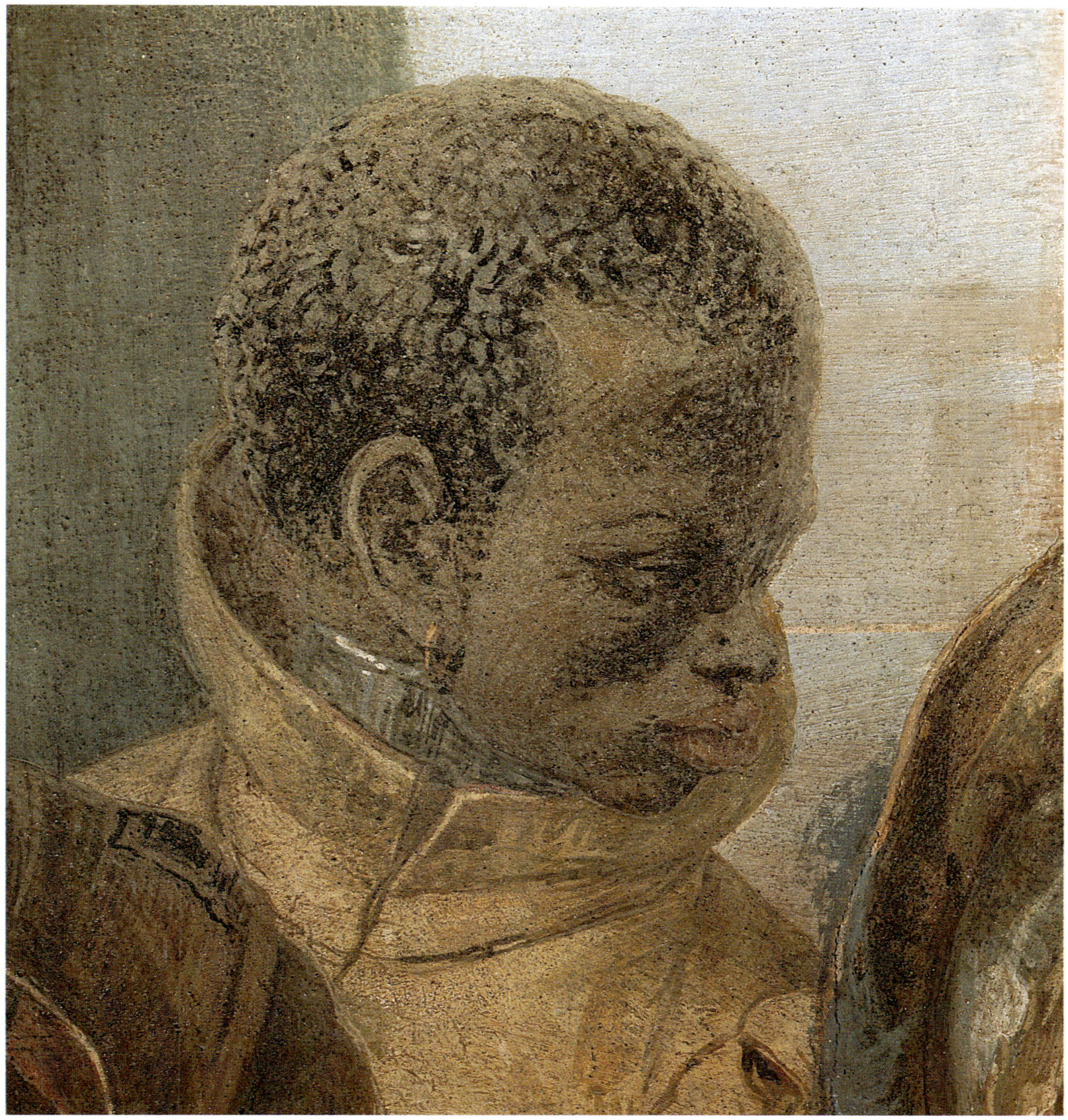

66 *Das Gastmahl der Kleopatra* (Detail Abb. 60)

Dienende Mohren gehörten schon bei Veronese zum typischen Personal für Gastmahlszenen und sind auch bei Tiepolo ein häufig verwendetes Bildmotiv.

sein und den Schwerpunkt seiner Darstellungen zu sehr auf weltliche Vorzüge gelegt zu haben.

Mit der leuchtenden Farbigkeit dieses Werks vergleichbar ist das ebenfalls in den Jahren 1747 und 1748 entstandene Altarbild *Die letzte Kommunion der Hl. Lucia* (Abb. 74), das Tiepolo für die Cornarokapelle der Apostelkirche in Venedig ausführte. Vor einer imposanten Hintergrundarchitektur zeigt das Gemälde die letzte Kommunion der Heiligen vor ihrem Martyrium. Ein blutiges Messer und ein Teller mit den entfernten Augen im Bildvordergrund verweisen bereits auf ihr grausames Schicksal.

Im Laufe des Jahres 1750, kurz vor Tiepolos Abreise nach Würzburg, entstanden noch einige erwähnenswerte Werke. Als Meisterwerk der Porträtkunst gilt das *Porträt eines Dolfin, Prokurator und Kapitän zur See* (Abb. 75), das sich heute in der Fondazione Querini Stampalia in Venedig befindet. Es handelt sich um eine posthume Darstellung des Daniele IV. Dolfin (1656–1729) und zeigt den Helden der venezianischen Flotte im Krieg gegen die Türken ehrfurchtgebietend weit oberhalb des Betrachterstandpunkts, reich gekleidet in roten Brokat und Pelz, was durch den neutralen dunklen Hintergrund noch betont wird.

Auch die Entstehung der Leinwandbilder Tiepolos für die Innenausstattung im Palazzo Barbaro in Venedig, zu der auch Werke Antonio Zanchis (1631–1722), Sebastiano Riccis und Giambattista Piazzettas gehörten, fällt in diese Zeitperiode. Neben dem großen Deckengemälde mit der *Apotheose der Familie Barbaro* (heute im Metropolitan Museum in New York) lieferte der Künstler vier Supraporten mit Darstellungen von Szenen aus dem Leben berühmter Frauen der Antike, die sich heute in den Städtischen Kunstsammlungen in Augsburg, in der Sammlung Necchi in Pavia, dem Royal Museum of Fine Arts in Kopenhagen und der National Gallery of Art in Washington befinden.

Für den spanischen Botschafter in London, Ricardo Wall, schuf Tiepolo das Bildnis des *Hl. Jakob von Compostella,* des Schutzpatrons von Spanien, das sich

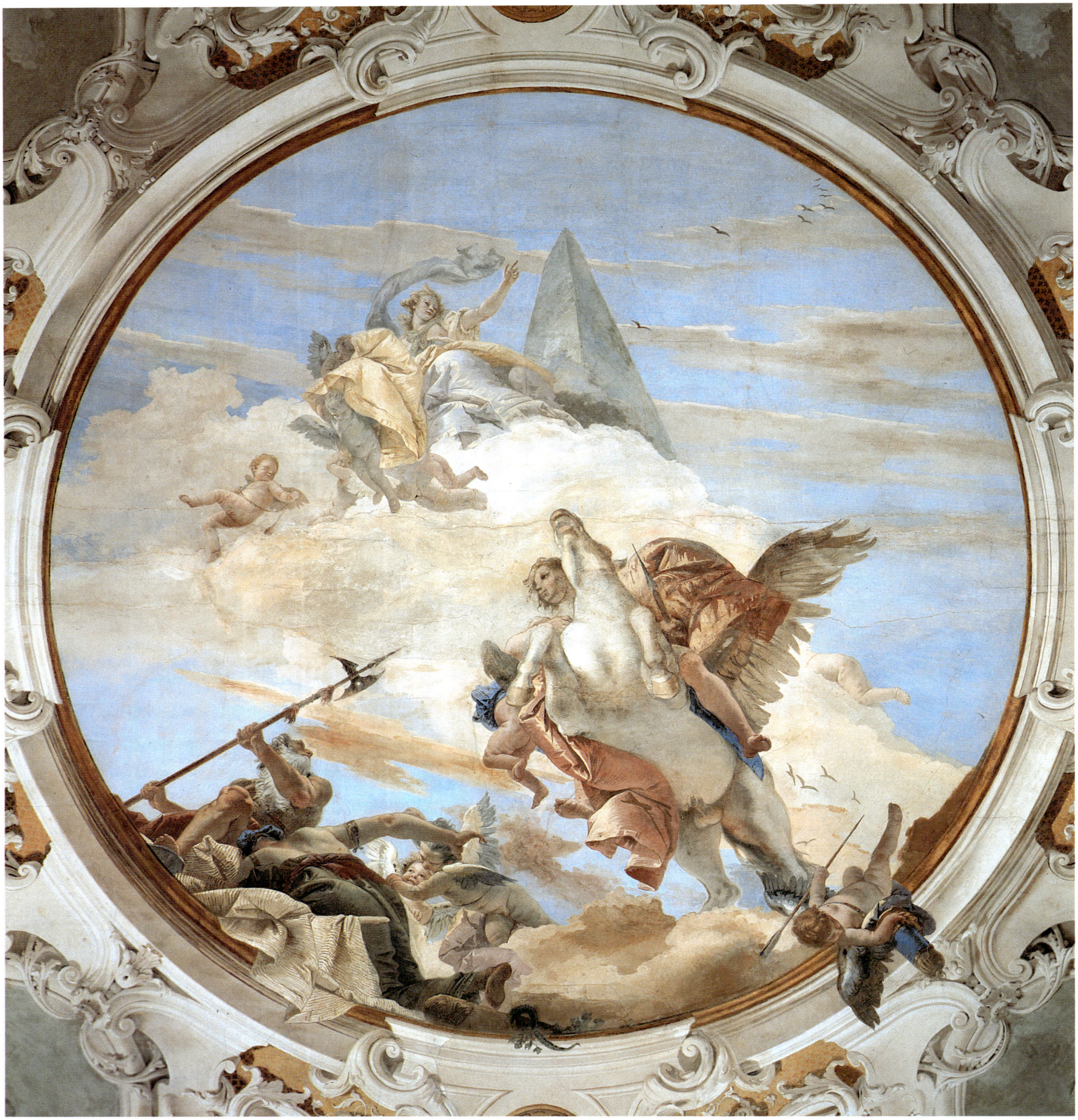

67 *Bellorophon auf Pegasus,* 1746–1747
Fresko, Durchmesser ca. 600 cm
Palazzo Labia, Venedig

Das Deckenfresko ist als illusionistischer Blick in den Himmel konzipiert. Bellorophon reitet dort auf dem weißen Flügelroß Pegasus zur Glorie empor, unbehelligt von dem Alten mit der Lanze am unteren Bildrand, der ihm nichts mehr anhaben kann. Die Glorie wird personifiziert durch eine weibliche Figur in goldgelbem Gewand, die neben einer Pyramide, dem traditionellen Symbol der Ewigkeit, auf einer Wolke schwebt.

68 *Die Winde*
Fresko
Palazzo Labia, Venedig

Der Ausschnitt zeigt zwei Windgötter, deren übertriebenes Blasemotiv und die vor Anstrengung verzerrten Gesichter Tiepolos Sinn für Übertreibungen und skurrile Darstellungsweise vorführen.

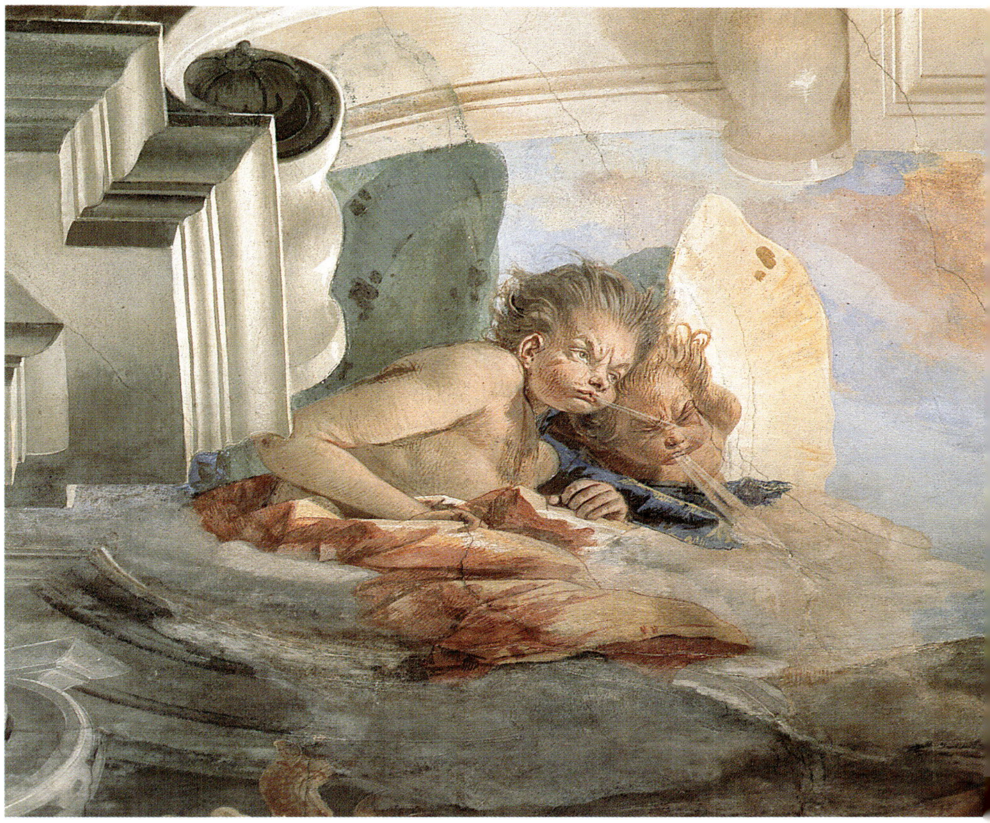

69 *Bellorophon auf Pegasus* (Detail Abb. 67)

Im Gegensatz zur bewegten Figurengruppe des Bellorophon auf Pegasus ist die Darstellung der von mehreren Putten begleiteten Glorie neben der Pyramide eher ein Ruhepol in der Gesamtkomposition, was auch inhaltlich mit ihrer Bedeutung der zeitlosen Ewigkeit übereinstimmt.

70 *Bellorophon auf Pegasus* (Detail Abb. 67)

Der Ausschnitt verdeutlicht die kühne Kompositionsstruktur und die extreme Untersicht, in der Pegasus und Bellorophon erscheinen. Das Bewegungsmotiv des Galoppierens wird dadurch noch verstärkt und zusätzlich betont durch den fast kopfüber aus dem Bild fallenden Amor am unteren Bildrand.

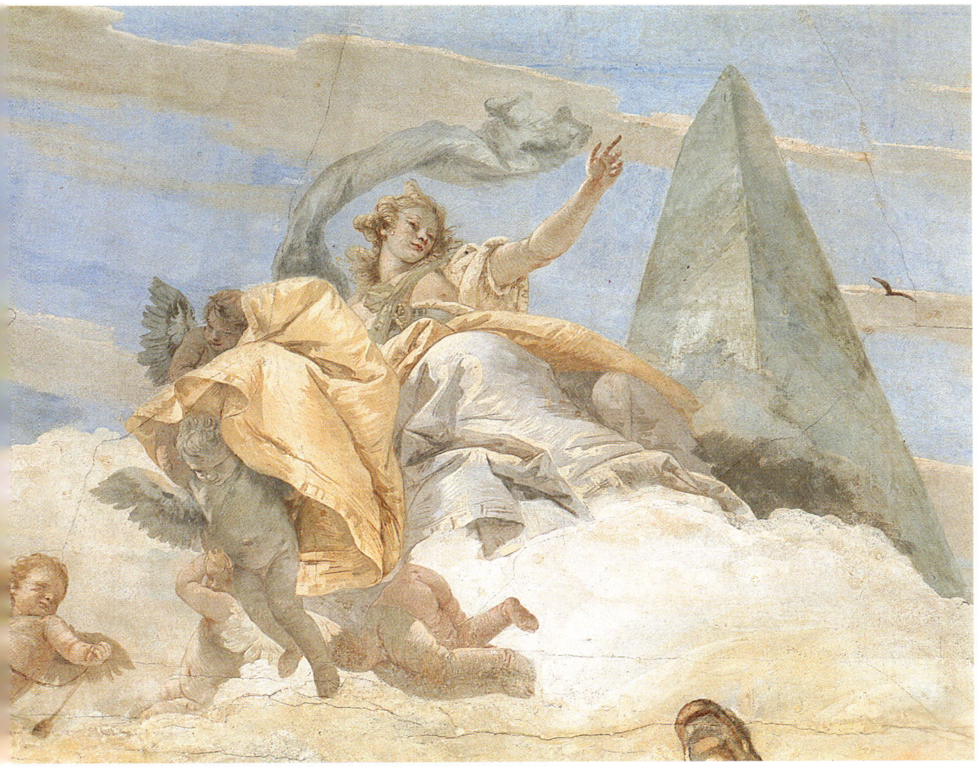

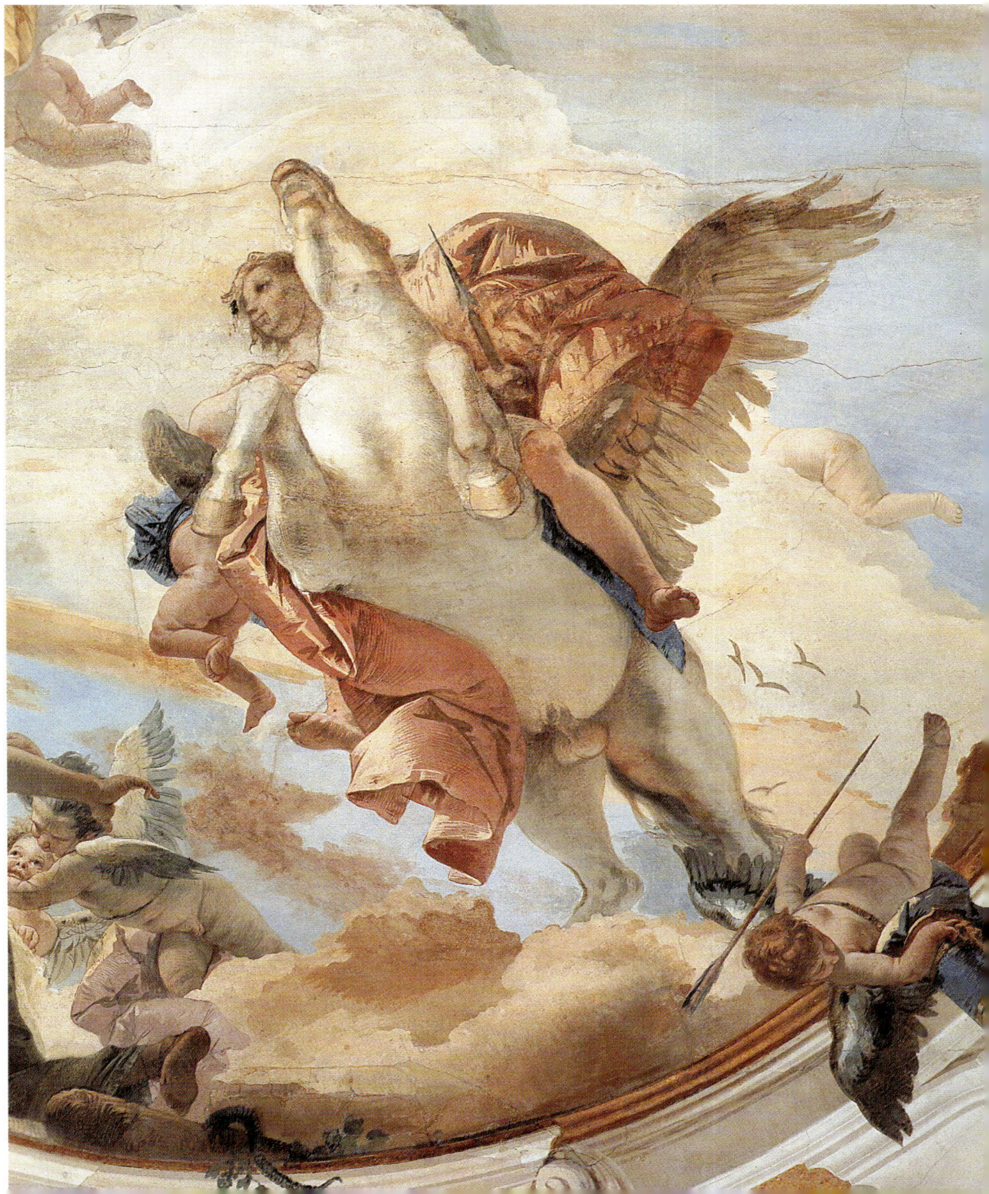

72 *Die Madonna Maria überreicht dem Hl. Simon Stock das Skapulier,* um 1748–1749
Öl auf Leinwand, 533 × 432 cm
Scuola Grande dei Carmini, Venedig

Das Bild zeigt die Schenkung eines Skapuliers an den Hl. Simon Stock. Der im Profil gezeigte Heilige kniet auf einem steinernen Sockel vor einer Erscheinung der von zahlreichen Engeln getragenen Jungfrau Maria, während er das Skapulier von einem Engel hinter sich empfängt. Unterhalb des Sockels ist in düsteren Farben ein Gräberfeld angedeutet. Der christlichen Überlieferung zufolge versprach das marianische Skapulier denen, die es trugen, eine kürzere Strafe im Fegefeuer. Der Kult des Skapuliers begann 1322 nach einer päpstlichen Bulle und errang große Popularität während der Gegenreformation.

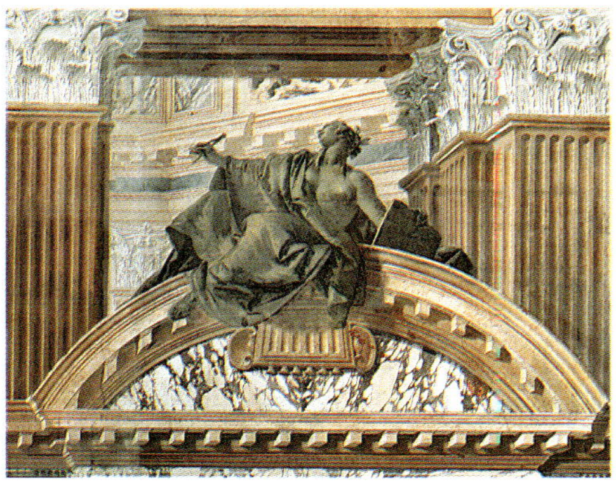

71 (oben) *Allegorie der Architektur,* 1746–1747
Fresko
Palazzo Labia, Venedig

Über dem Türgiebel erscheint die Personifikation der Architektur, erkennbar an der Steinplatte und dem Zirkel. Die Darstellung gehört zu den monochrom ausgeführten allegorischen oder mythologischen Figuren, die in die Scheinarchitektur integriert sind.

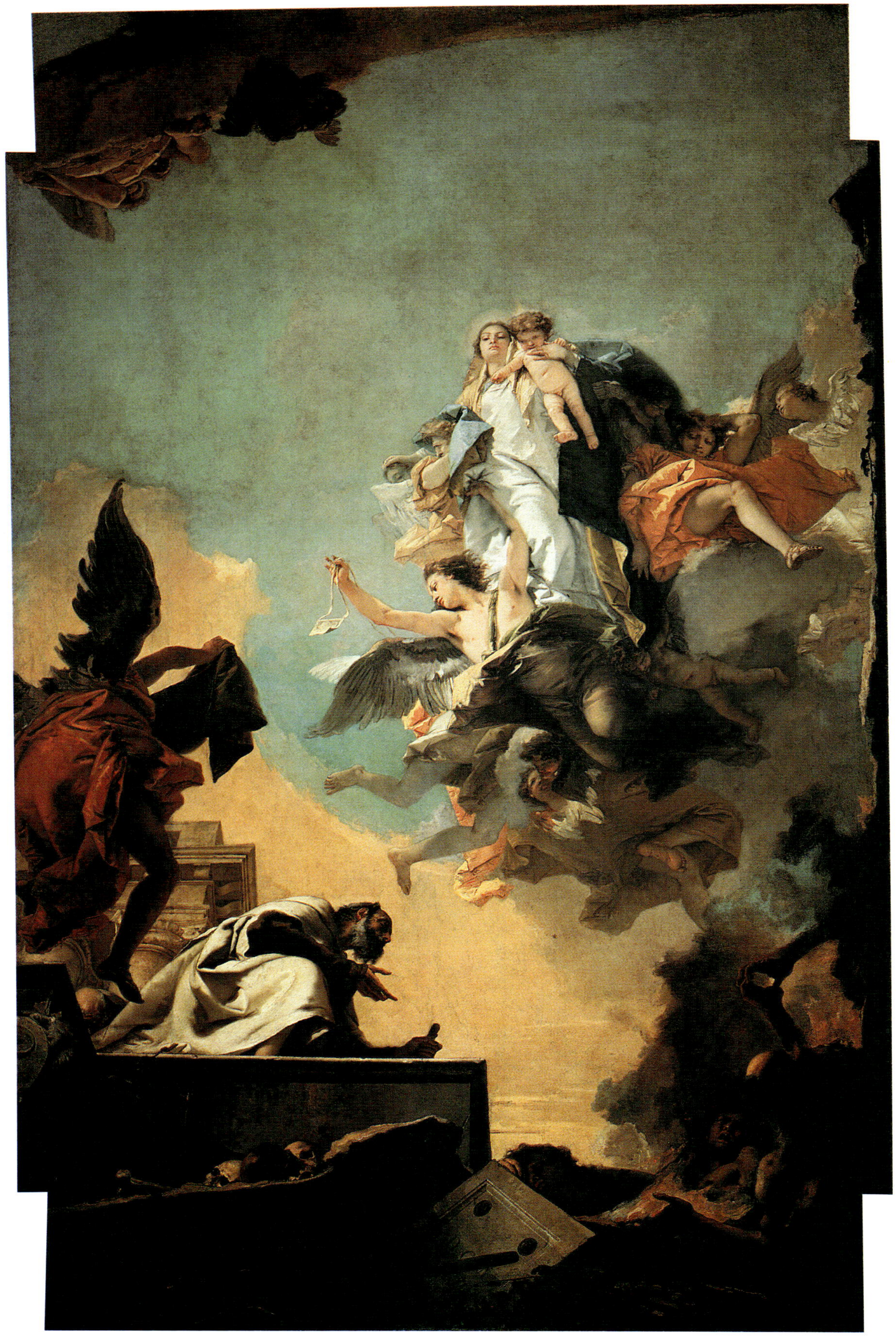

73 (rechte Seite) *Madonna mit den Heiligen Katharina, Rosa da Lima und Agnes von Montepulciano,* 1747–1748
Öl auf Leinwand, 340 × 168 cm
Santa Maria del Rosario (Gesuati), Venedig

Vor einer Renaissancearchitektur schwebt die in leuchtendes Rot und Blau gekleidete Madonna in Begleitung von Engeln auf einer thronähnlichen gold-gelben Wolke unter einem Baldachin. Im Vordergrund sind die drei Heiligen dargestellt, die alle dem Dominikanerorden angehörten. Agnes von Montepulciano (1274–1317) sitzt vorne und meditiert über einem kleinen Kruzifix, wobei ihr Gewand illusionistisch in den Betrachterraum ragt. Links von ihr stehen die Hl. Katharina von Siena (1347–1380) mit Dornenkrone und Kruzifix und die Hl. Rosa da Lima (1586–1617), die das Jesuskind in den Armen hält.

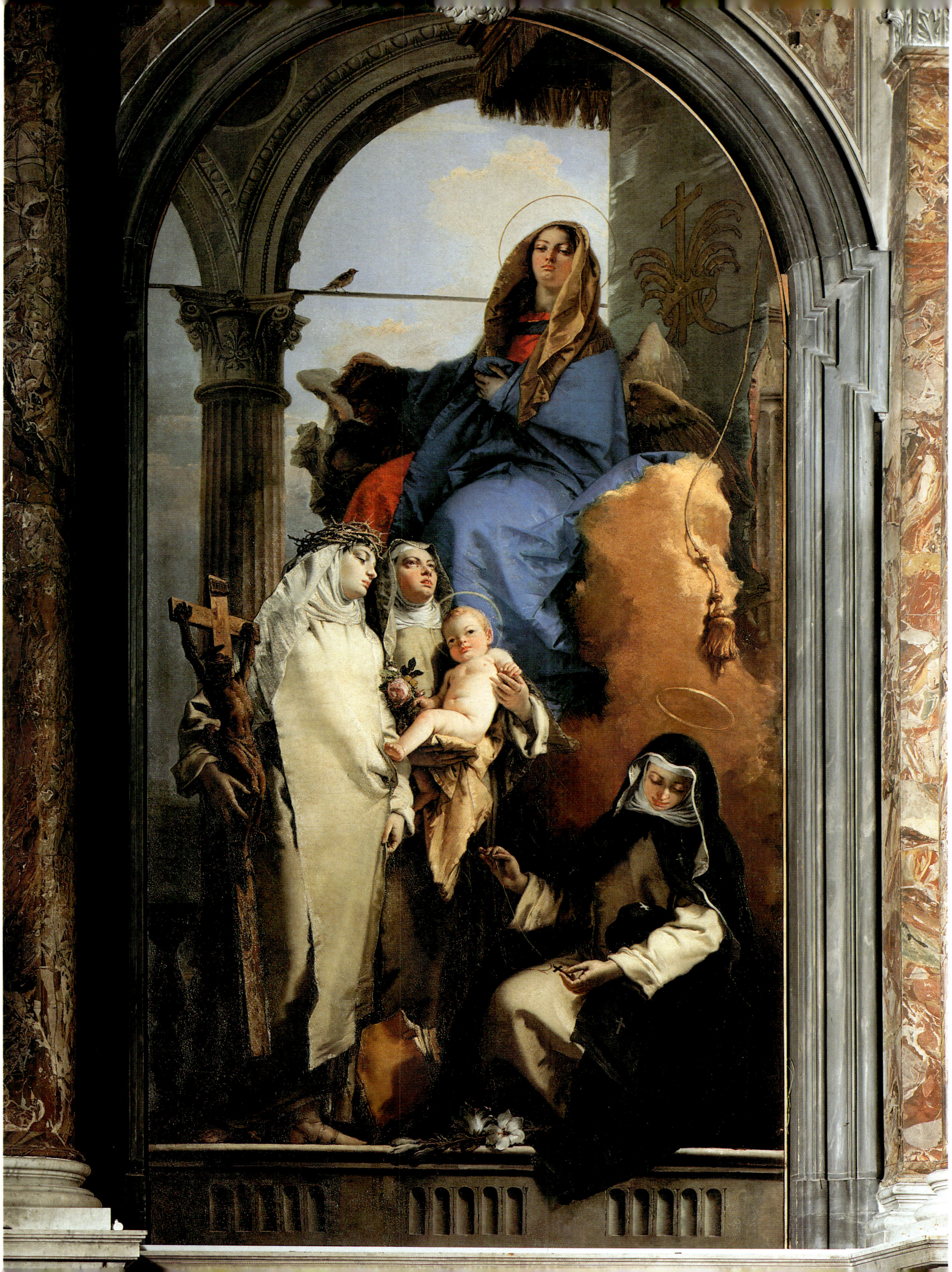

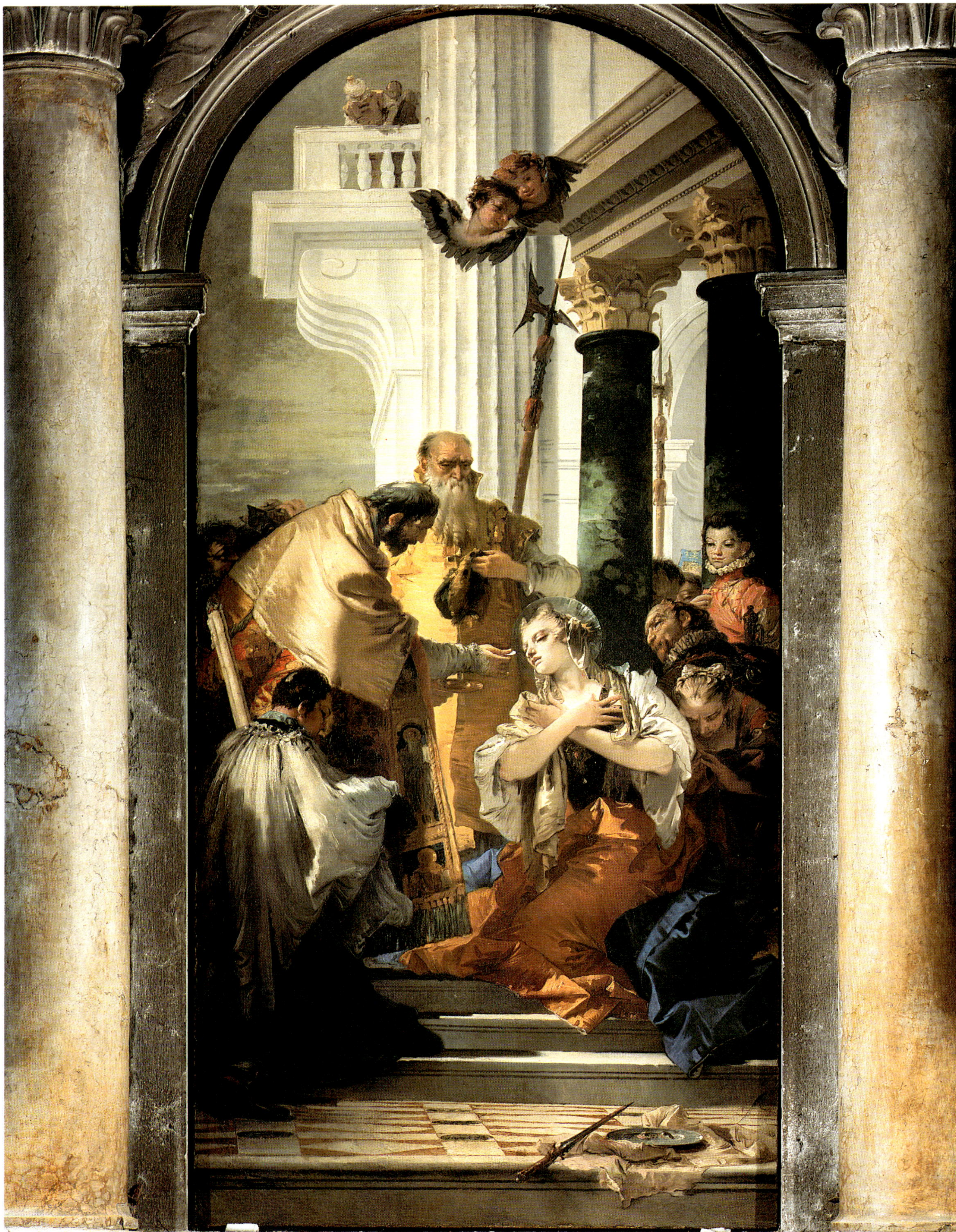

74 *Die letzte Kommunion der Hl. Lucia,* 1747–1748
Öl auf Leinwand, 222 × 101 cm
Santi Apostoli, Venedig

Mit verschränkten Armen kniet die Hl. Lucia vor einem Geistlichen, um die letzte Kommunion zu empfangen. Ihre halbgeschlossenen Augen und der elegische Gesichtsausdruck verweisen bereits auf ihr späteres Schicksal. Die sie umgebenden geistlichen und weltlichen Würdenträger tragen prachtvolle Gewänder, die in ihrer stofflichen Wiedergabe und der leuchtenden Farbigkeit von besonderer Intensität sind. Die Szene ereignet sich vor einer beeindruckenden Palastarchitektur, auf deren Balustrade Tiepolo wieder Zuschauer plaziert hat. Während das blutige Messer im Vordergrund und der Teller mit den ausgestochenen Augen sehr drastisch auf das bevorstehende Martyrium verweisen, kündigen die über der Heiligen schwebenden Engelsköpfe bereits den Eintritt in das Himmelreich an.

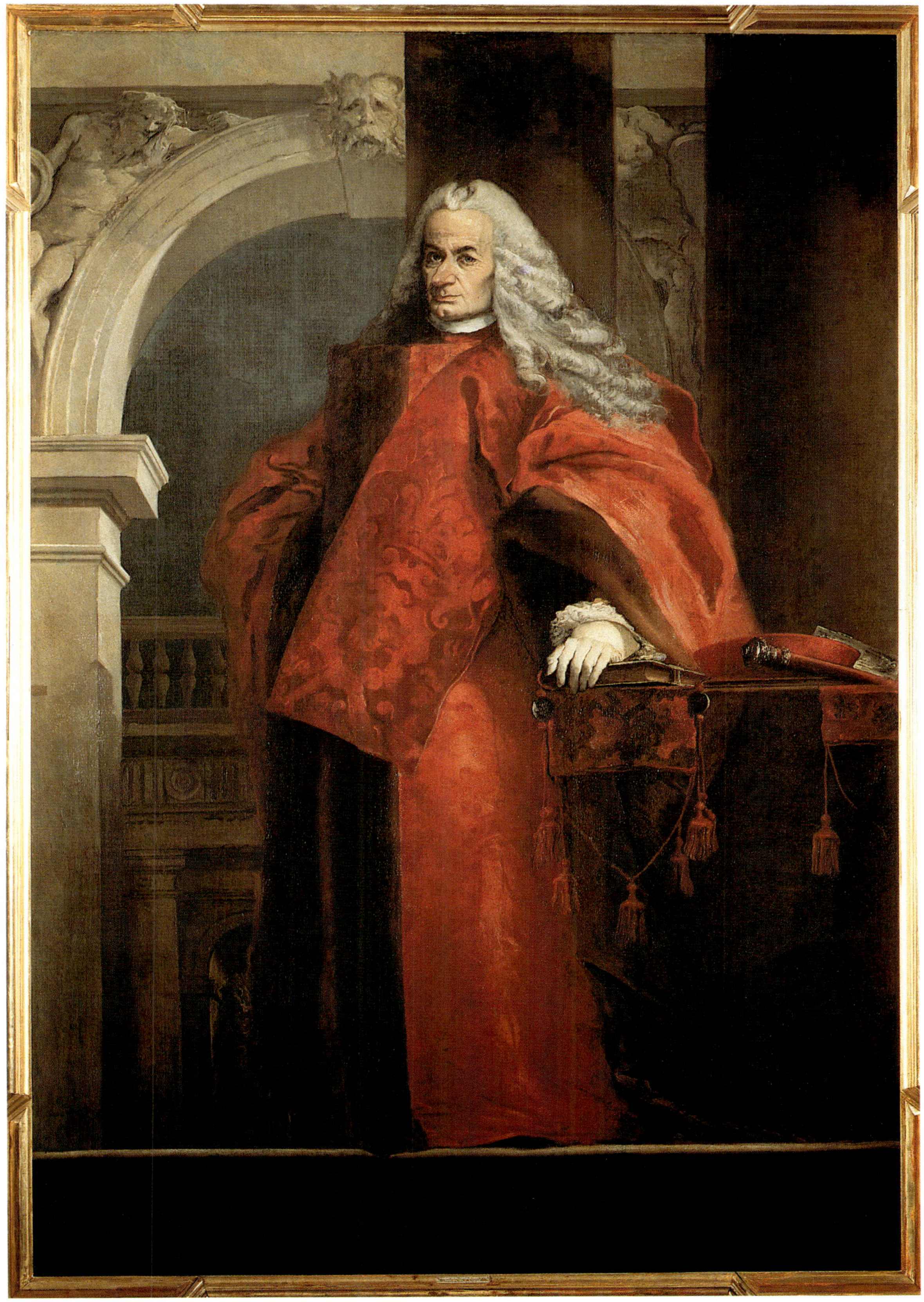

75 *Porträt eines Dolfin, Prokurator und Kapitän zur See,* 1749–1750
Öl auf Leinwand, 235 × 158 cm
Fondazione Querini Stampalia, Venedig

Das posthume Porträt zeigt den Kriegshelden der venezianischen Flotte aus dem 17. Jahrhundert als imposante Erscheinung in roter, pelzbesetzter Brokatseide und weißer Perücke. Die Hand auf ein Buch gestützt, präsentiert er die Insignien seines Amtes als Prokurator. Die dunkle, in matten Farben ausgeführte Hintergrundarchitektur setzt den Porträtierten besonders kontrastreich in Szene.

heute im Szépmüvésteti Múzeum in Budapest befindet. Diese schon durch die kontrastreiche Farbigkeit dramatisch wirkende Szene zeigt den Apostel weniger als Heiligenfigur, denn als siegreichen Krieger im Kampf gegen die Mauren, der eindrucksvoll auf seinem weißen Hengst dem Betrachter frontal gegenübersteht. Das Werk nimmt deutlich auf die Tradition der Reiterbildnisse des 16. Jahrhunderts Bezug. Zusammen mit dem monumentalen Leinwandgemälde *Die Schutzpatrone der Familie Crotta* (heute im Städelschen Kunstinstitut in Frankfurt) ist dies eines der letzten Werke Tiepolos vor seiner Abreise nach Würzburg.

Die Würzburger Jahre 1750–1753

76 *Apoll führt dem Genius Imperii Beatrix von Burgund zu* (Detail Abb. 77)

Die in kühner Untersicht gezeigten, wild galoppierenden Rosse Apolls ziehen mit Macht den Sonnenwagen empor. Vorne auf dem Wagen sitzt die in weißer Seide gekleidete Braut Beatrix von Burgund, begleitet von Putten und einer weiblichen Figur. Hinter ihr ragt Apoll empor, der sich mit ausgebreiteten Armen nach oben wendet, während hinter ihm die aufgehende Sonne erstrahlt.

77 (nachfolgende Seiten) *Apoll führt dem Genius Imperii Beatrix von Burgund zu*
Fresko, 900 × 1800 cm
Kaisersaal der Residenz, Würzburg

Die Personifikation Burgunds in Gestalt der Prinzessin Beatrix, auf der rechten Seite, wird vom Sonnengott Apoll dem Genius Imperii (Genius des Reiches) zugeführt, der als jugendliche Idealgestalt links auf einem hohen Steinsockel thront. Über ihm schwebt die Ruhmesgöttin Fama, während rechts ein geflügelter Putto ihm das fränkische Schwert überbringt. Am Fuß des Throns erscheint die Personifikation der Religion und links kniet der Genius Frankens mit der rot-weißen fränkischen Fahne über dem Flußgott Main und einer Nymphe. Auf die Verbindung der beiden Hauptpersonen wird auch durch die Gestalt des Hochzeitsgottes Hymen angespielt, der mit einer Fackel in der Hand über den Pferden des Sonnenwagens schwebt.

Im Dezember 1750 kam Tiepolo in Begleitung seiner Söhne Giandomenico und Lorenzo (1736–1776) in Würzburg an, wohin er auf Einladung des Fürstbischofs Carl Philipp von Greiffenclau gerufen wurde. Dort sollte er in der nach Plänen des Architekten Balthasar Neumann (1687–1753) gerade fertiggestellten Residenz der Fürstbischöfe den großen Speisesaal, gen. »Kaisersaal«, mit Fresken ausstatten. An der Dekoration des Raumes arbeiteten sowohl einheimische als auch italienische Künstler, darunter der lombardische Stukkateur Antonio Bossi (gest. 1764), der für die weiß-goldene Stuckdekoration der Decke verantwortlich war. Ursprünglich hatte der Fürstbischof von Greiffenclau den Schwaben Johann Zick (1702–1762) für die Freskendekoration vorgesehen, beauftragte dann jedoch den Mailänder Giuseppe Visconti. Dieser begann im Oktober 1749 das Fresko der Hochzeit von Kaiser Friedrich I. Barbarossa mit Beatrix von Burgund, dessen Ausführung dem Fürstbischof jedoch so sehr mißfiel, daß er sich bald nach einem anderen Künstler umsah. Dank der Vermittlung des Kaufmanns Lorenz Jacob Mehling, der lange in Venedig ansässig war, gelang es dem Fürstbischof schließlich, Tiepolo für den Auftrag zu gewinnen. Noch in Venedig erhielt der Künstler einen Plan des Raumes und das bereits 1735 von den Jesuiten Seyfried und Gilbert ausgearbeitete Dekorationsprogramm sowie die Zusicherung eines stattlichen Gehalts, dreimal soviel, wie er für das Deckengemälde der Kirche Santa Maria di Nazareth (Scalzi) in Venedig erhalten hatte.

Das Ausstattungsprogramm des Kaisersaals umfaßte als zentrales Deckenfresko die allegorische Darstellung des Genius Imperii, dem Apoll die burgundische Braut zuführt (Abb. 76, 77), sowie die historischen Szenen der *Hochzeit Kaiser Friedrich I. Barbarossas mit Beatrix von Burgund* (Abb. 81) und die *Belehnung des Würzburger Bischofs Herold mit dem Herzogtum Franken* durch Kaiser Friedrich I. Barbarossa auf dem Reichstag zu Würzburg 1168 (Abb. 82) an den seitlichen Enden des Raumes. Darstellungen von Landsknechten und Höflingen unter den Fenstern, monochrome allegorische Szenen in den Stichkappen und die von Tiepolos Sohn Giandomenico ausgeführten Supraporten vervollständigten die Dekoration des Saals. Gleich nach seiner Ankunft in Würzburg hatte Tiepolo mit den Vorzeichnungen begonnen, im Frühjahr 1751 folgte die Ausführung des Deckenfreskos und im darauffolgenden Jahr die beiden seitlichen Wandfresken, die 1752 vollendet waren.

Der Kaisersaal ist mit seiner prachtvollen Dekoration der Höhepunkt der zeremoniellen Folge von Repräsentationsräumen der Residenz. Der hohe, weite und durch große Fenster von drei Seiten gut beleuchtete Raum liegt in der Mittelachse der Residenz und ist zum Garten hin gelegen. Er erhebt sich über dem Grundriß eines gestreckten Achtecks und ist mit einer imposanten Ovalkuppel mit zehn größtenteils durchfensterten Stichkappen überwölbt. Nachdem der Besucher den von Antonio Bossi mit einer neutralen weißen Stuckdekoration ausgestatteten Weißen Saal durchschritten hat, betritt er den Kaisersaal von der Längsseite her und ist zunächst überwältigt von der polychromen Vielfalt seiner Dekoration: der durch Halbsäulen aus rötlichem Stuckmarmor gegliederten Saalwände, der weiß-goldenen Stuckdekoration im Gewölbe, der Roccaillefelder, der Skulpturen und nicht zuletzt der Fresken Tiepolos. Architektur, ornamentale Gliederung und malerische Ausstattung bilden im Kaisersaal eine unvergleichliche Einheit und lassen so einen der schönsten profanen Räume des Barock entstehen (Abb. 80).

Auch Tiepolos Fresken nehmen in ihrer Ausrichtung auf den eintretenden Betrachter Bezug. Im zentralen Deckenbild sollten die Themen der beiden Wandfresken zusammengebracht und in allgemein allegorischer Form veranschaulicht werden. Auf der rechten Seite des illusionistisch als Blick in den Himmel gestalteten Bildes fährt Apoll zusammen mit der burgundischen Braut im Sonnenwagen heran und führt sie zur Personifikation des Heiligen Römischen Reiches Deutscher Nation, die auf der linken Seite auf einem Sockel thront. Die seitlich des Sockels vor einem Schild kniende Symbolgestalt Frankens ist als Hinweis auf die beiden Wandfresken zu verstehen und interpretiert die Verleihung der Herzogswürde als Folge der Hochzeit mit Beatrix von Burgund und der daraus resultierenden Wiedereingliederung Burgunds in das Reich. Die dynamische Wirkung des Freskos ist nicht nur auf die Dar-

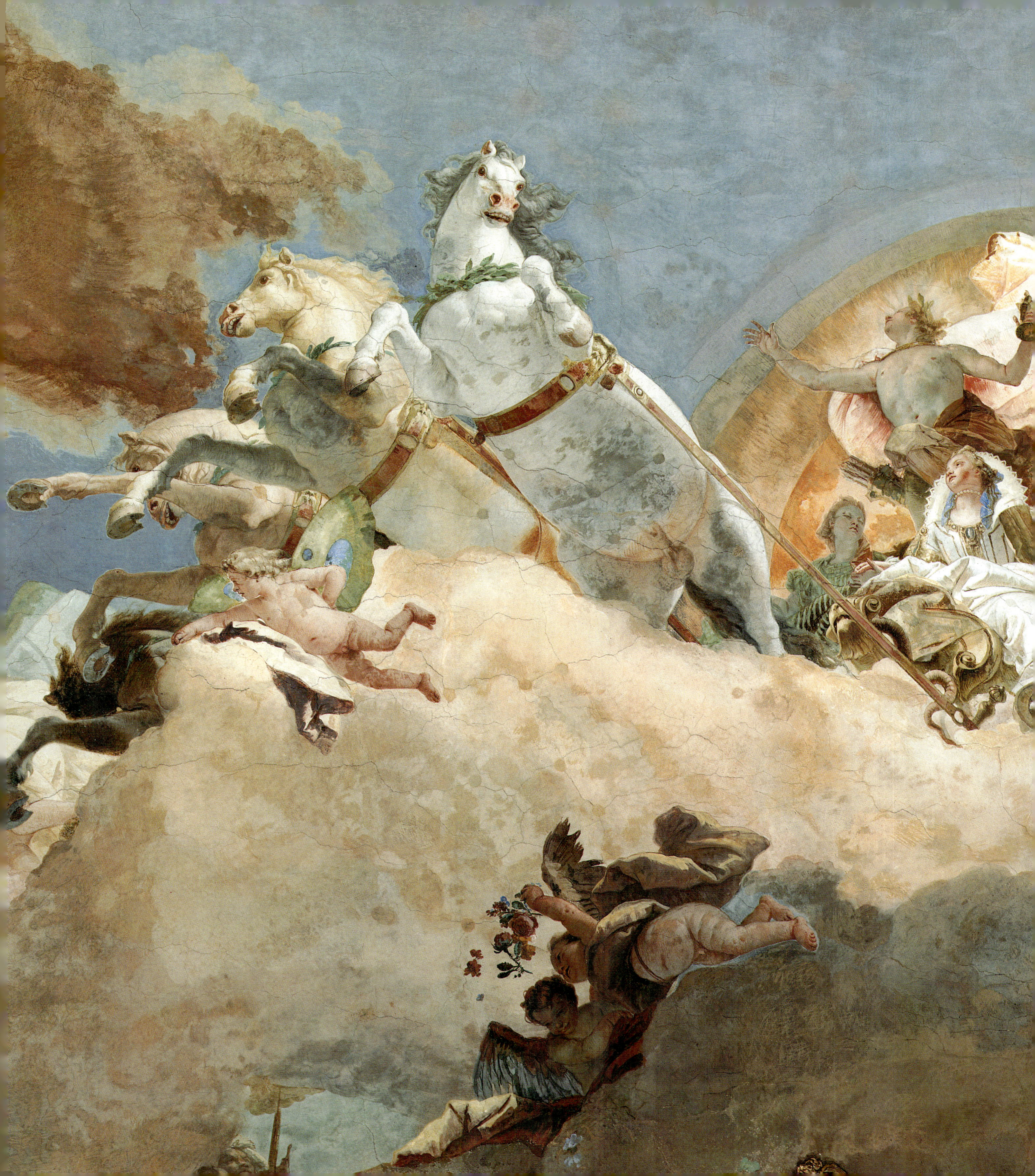

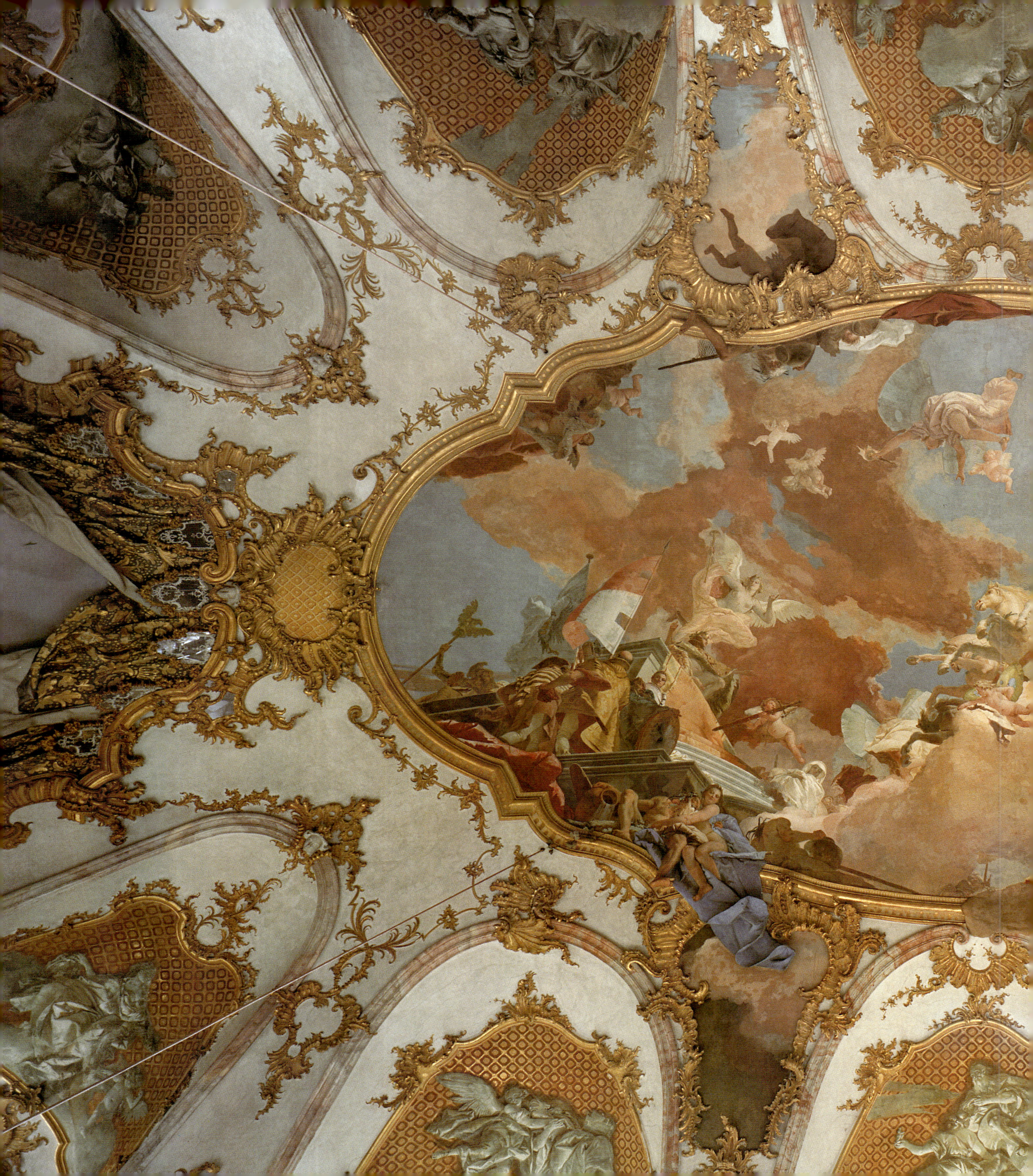

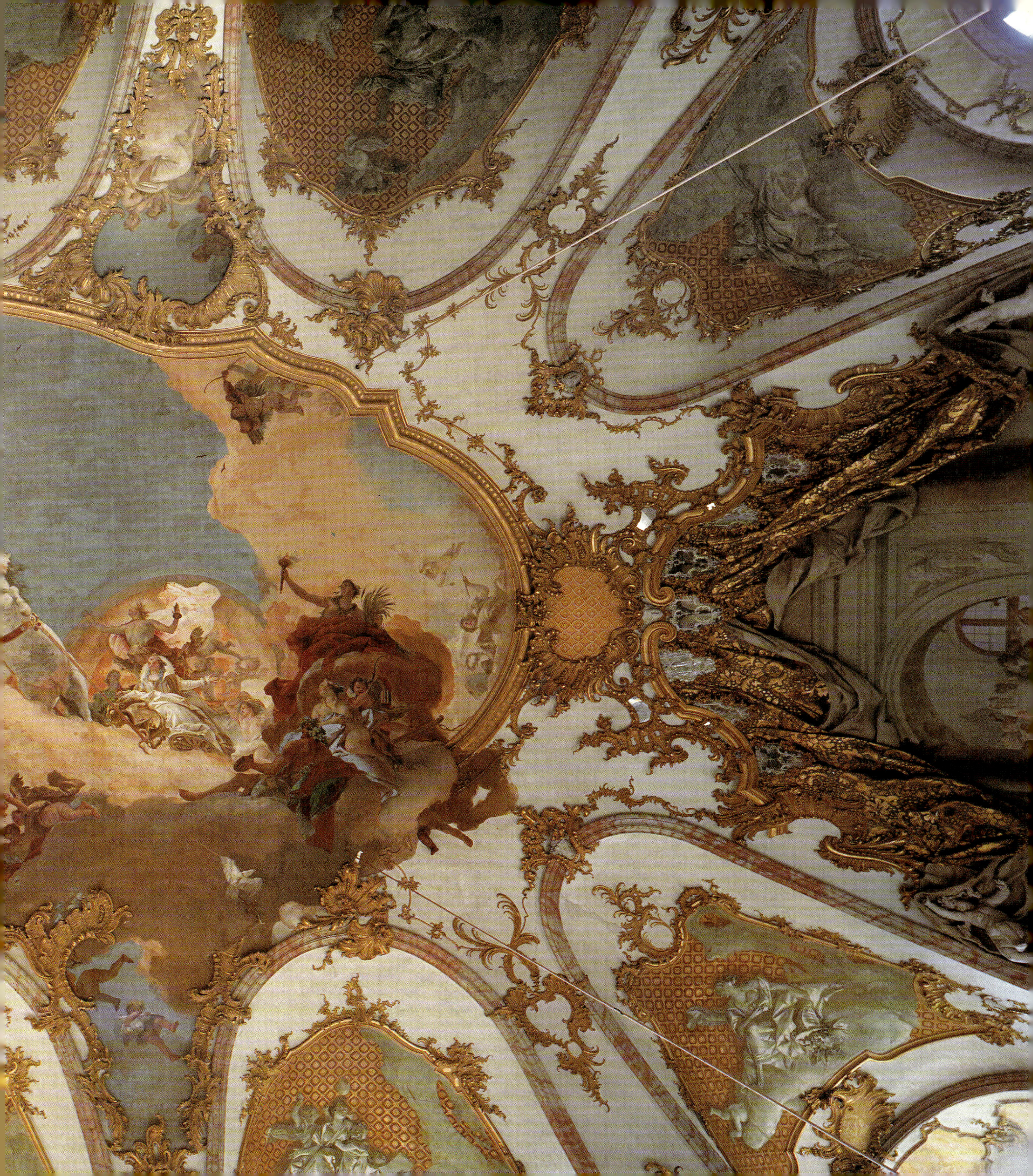

78 Gesamtansicht der Fassade, Baubeginn 1720
Residenz, Würzburg

Die imposante Ehrenhoffassade überwältigt den sich nähernden Besucher mit ihren zahlreichen Fenstern, der reichen Pilaster- und Säulengliederung und der Ornamentierung der Giebelfelder. Der etwas zurückgesetzte Mittelbau ist durch seinen bauplastischen Schmuck besonders hervorgehoben, da dort die Repräsentationsräume liegen.

Den Grundstein zu dem bedeutendsten Bauwerk des sog. mainfränkischen Barock legte 1720 Fürstbischof Johann Philipp Franz von Schönborn (1673–1724). Er hatte gleich nach seinem Amtsantritt beschlossen, seinen Amtssitz von der Festung Marienberg in eine neue, zeitgemäße Residenz innerhalb der barocken Stadtmauern von Würzburg zu verlegen. Das Bauvorhaben wurde begünstigt durch den Gewinn eines Prozesses, aus dem ihm 600 000 Gulden unterschlagener Gelder erstattet wurden. Bei den Planungen unterstützte ihn sein Onkel Lothar Franz von Schönborn (1655–1729), der Kurfürst und Erzbischof von Mainz und zugleich Erzkanzler des Reiches und Fürstbischof von Bamberg war. Durch ihn wurden die Architekten Maximilian von Welsch (1671–1745) und Johann Dientzenhofer (gest. 1726) an den Planungen beteiligt. Der Bruder von Lothar Franz, Friedrich Karl (1674–1746), lieferte aus Wien Entwürfe des berühmten Wiener Architekten Lukas von Hildebrandt (1668–1745), der gemeinsam mit Dientzenhofer bereits Schloß Pommersfelden entworfen hatte.

Die hervorragenden politischen Verbindungen der Schönborns ermöglichten den Einsatz erstklassiger Architekten. In Würzburg selbst berief Johann Philipp Franz von Schönborn den jungen Architekten Balthasar Neumann, der zunächst an der Seite des bereits betagten Dientzenhofer arbeitete, sich dann aber als Bauleiter und Architekt durchsetzte. Der Fürstbischof konnte die Fertigstellung des Bauwerks allerdings nicht mehr erleben. Er starb plötzlich 1724, als gerade die Hälfte des nördlichen Seitentraktes stand. Sein Nachfolger Christoph Franz von Hutten beschränkte sich aus Sparsamkeit nur auf die Bedachung der bereits bestehenden Gebäudeteile, starb jedoch auch bereits fünf Jahre später.

Mit Friedrich Carl von Schönborn als neuem Fürstbischof wurden die Arbeiten an dem Bauwerk wieder energisch vorangetrieben, dessen Größe und Anspruch alle Dimensionen sprengte. Als symmetrisches Gegenstück zu dem bereits bestehenden Bau entstand zunächst der Südblock, erst dann wurde der Mittelbau mit den wichtigsten Sälen, dem Haupttreppenhaus und der Gartenfassade in Angriff genommen. 1744 war der Rohbau vollendet, dessen homogenes Erscheinungsbild – trotz der verschiedenen Planungsphasen – das Werk Balthasar Neumanns war. Er hatte Anregungen seiner älteren Kollegen Welsch, Dientzenhofer und Hildebrandt verarbeitet und sich auf einer Studienreise nach Paris durch Robert de Cotte (1656–1735) und Germain Boffrand (1667–1754) inspirieren lassen. In der Zwischenzeit war sein Talent gereift, und er hatte sich

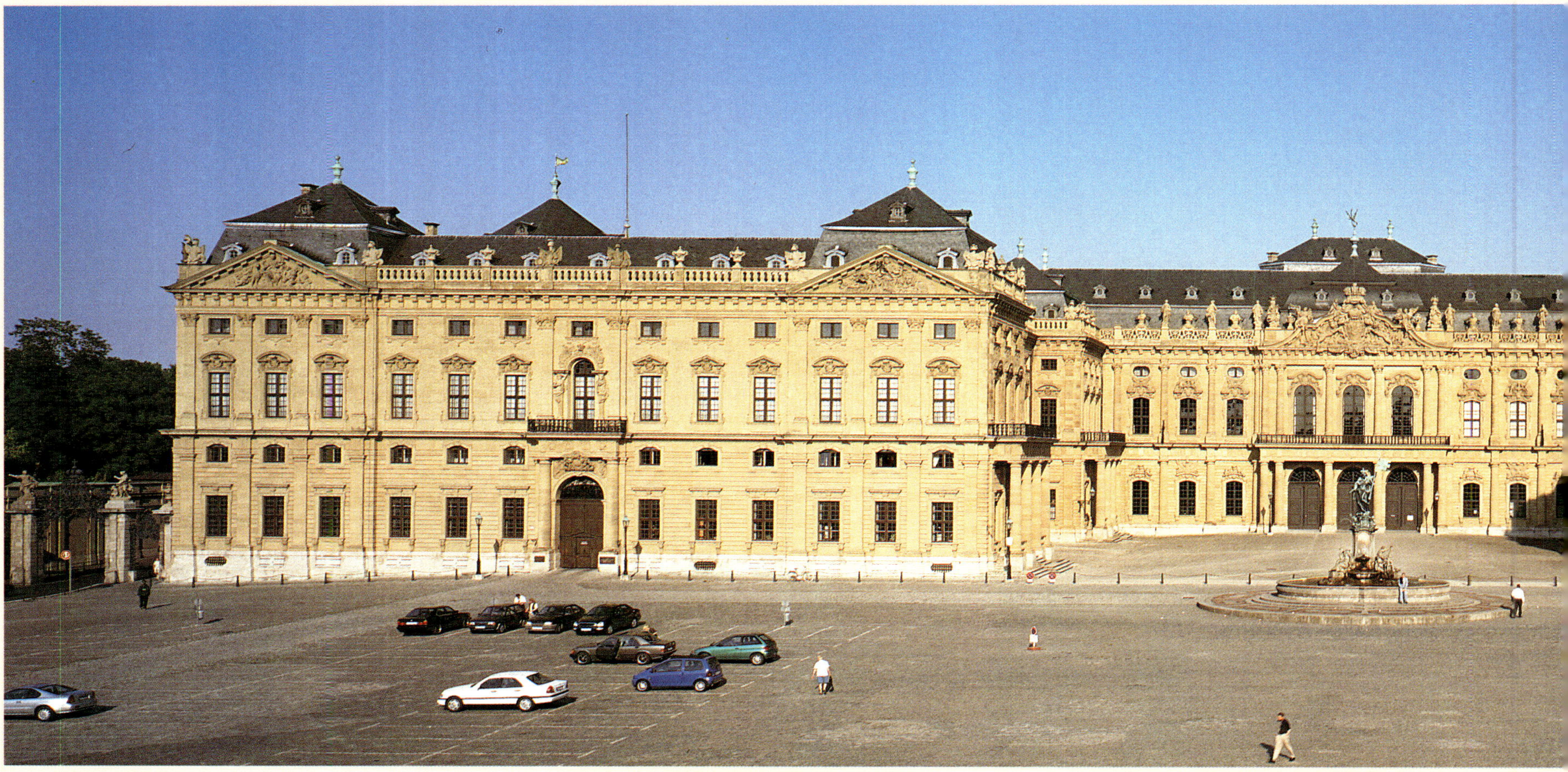

durch die Planungen der Schlösser in Würzburg, Bruchsal, Werneck und Brühl sowie der Kirchen Vierzehnheiligen und Neresheim einen Namen als bedeutender zeitgenössischer Architekt erworben.

Die Würzburger Residenz errichtete er auf rechteckigem Grundriß als einen aus drei Trakten bestehenden, allseits symmetrischen Baukomplex, der im Westen einen tiefen Ehrenhof einschließt (Abb. 79). Die durch Pilaster, Dreiecksgiebel und Mansarddach betonten Eckpavillons rahmen eine von Säulen flankierte Portalachse. Klassische Elemente werden im Ehrenhof von barocker Säulenarchitektur abgelöst, während schwungvolles Rokoko das Giebelfeld bestimmt (Abb. 78). Der Fürstbischof Friedrich Carl starb 1746, als der Innenausbau noch in vollem Gange war. Da sein Nachfolger kein Interesse an der Fertigstellung hatte und sogar Balthasar Neumann als Baudirektor entließ, ruhten die Arbeiten erneut. Erst nach seinem Tod 1749, mit der Wahl Carl Philipp von Greiffenclaus, wurde Neumann wieder eingesetzt und die Ausbauarbeiten fortgeführt. Ihm ist auch die Entscheidung zu verdanken, die Innenausstattung an Tiepolo zu vergeben und damit eine der glücklichsten Schöpfungen zu ermöglichen, die aus dem kongenialen Zusammenwirken von Architektur und Malerei das Gesamtkunstwerk Würzburger Residenz schuf.

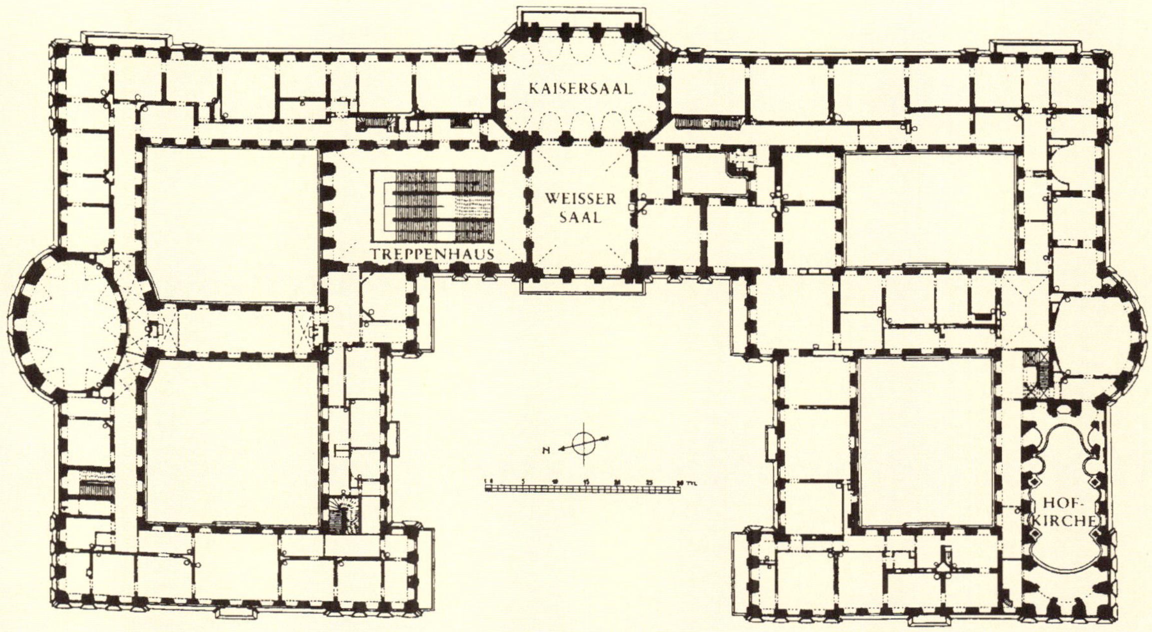

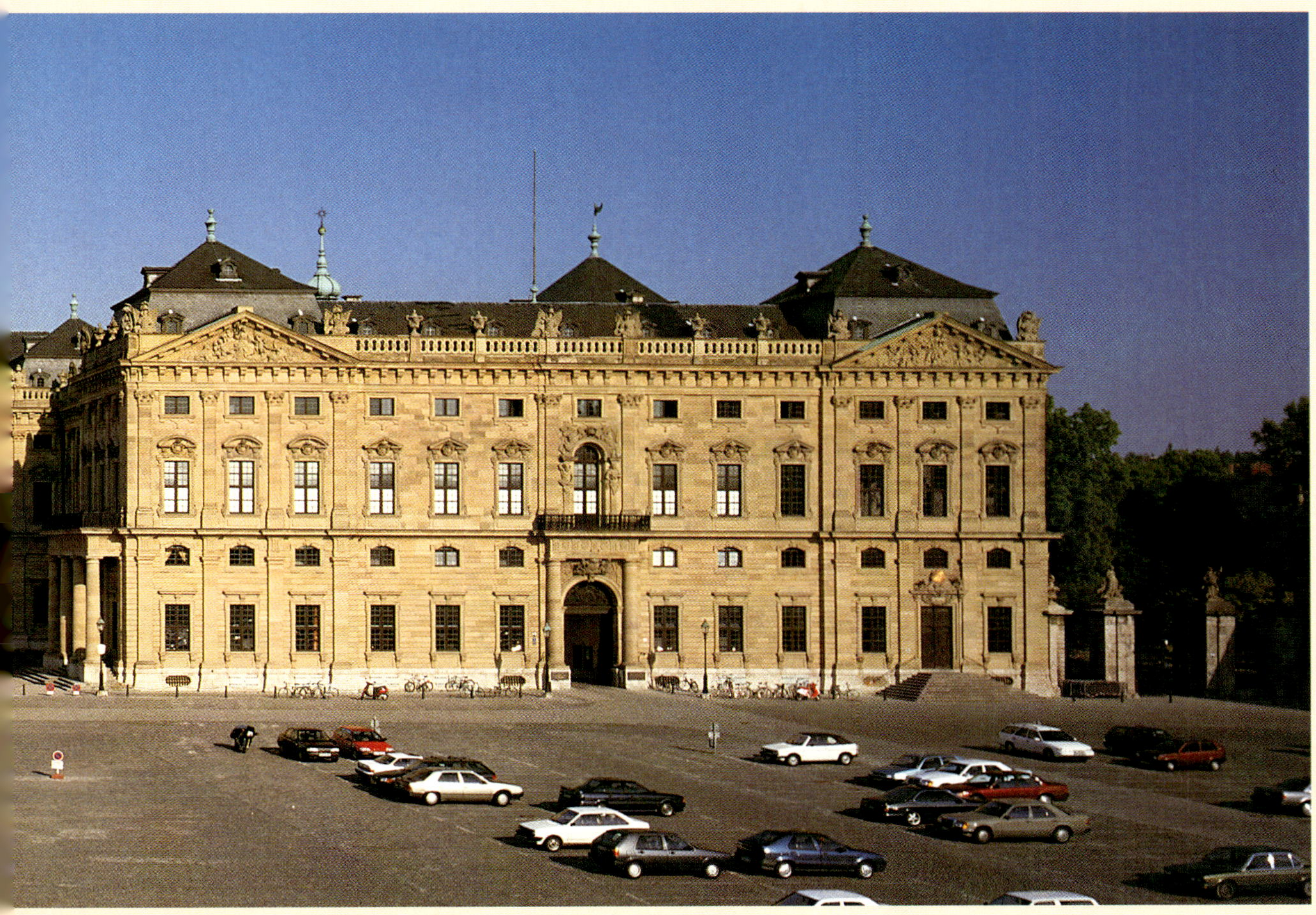

79 Grundriß des ersten Stocks
Residenz, Würzburg

Der Grundriß verdeutlicht den Zeremonialweg des Besuchers, der die große Treppenanlage links vom Vestibül kommend emporsteigt und über den Weißen Saal in den Kaisersaal gelangt.

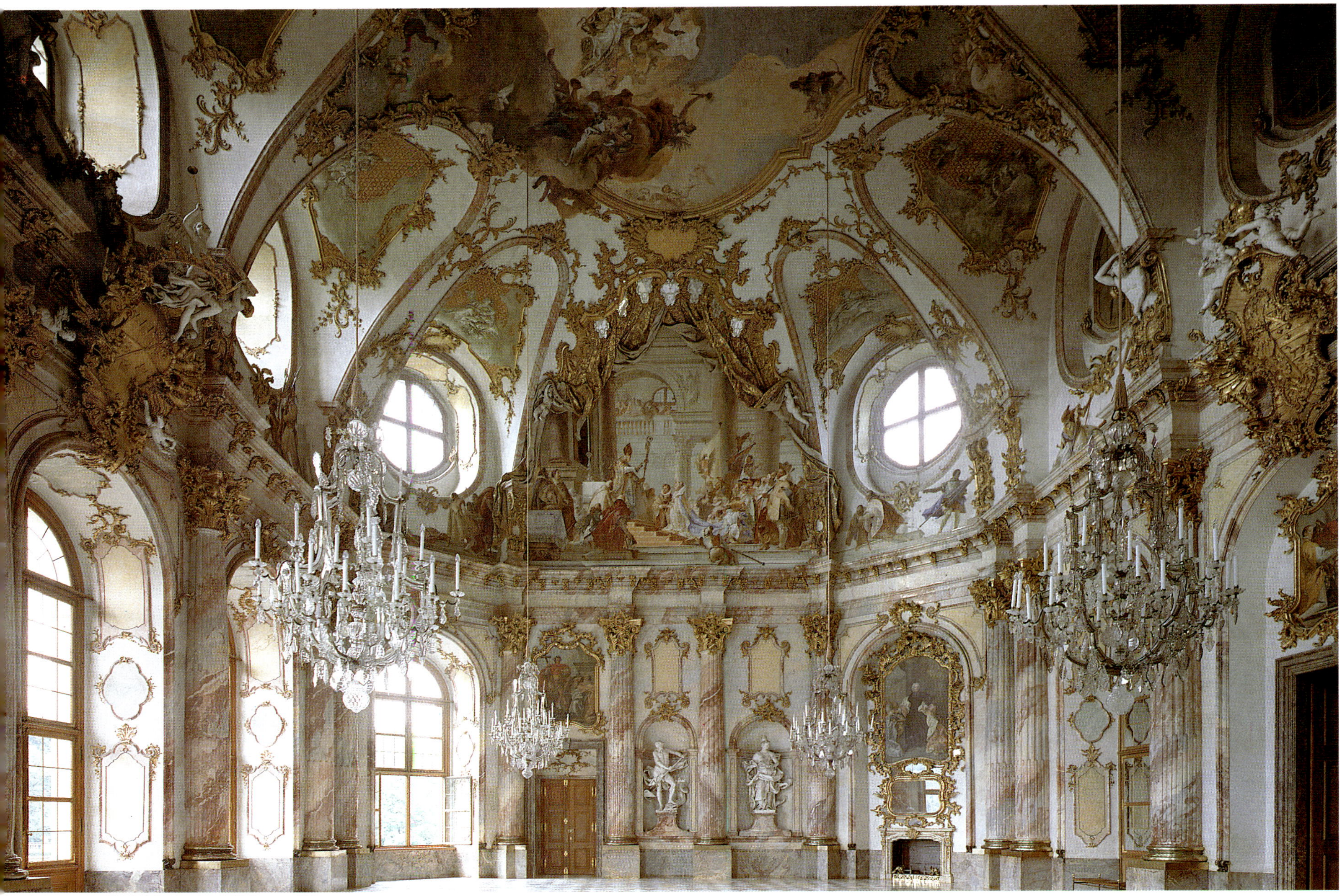

80 Blick in den Kaisersaal
Residenz, Würzburg

Die Abbildung zeigt den Blick in das südliche Ende des Kaisersaals auf die Darstellung der Hochzeit von Barbarossa und Beatrix von Burgund und macht die Einbindung des Freskos in die opulente Gesamtdekoration deutlich.

stellung der dramatischen Bewegung der vorwärtsstürmenden Pferde des Sonnengottes zurückzuführen, sondern liegt hauptsächlich in seiner Gesamtkomposition begründet. Tiepolo kontrastiert figurenreiche Partien am unteren Bildrand mit weitgehend leeren Himmelsflächen im oberen Teil und schafft durch verschiedenfarbige, hellerleuchtete und dramatisch abgedunkelte Wolkenformationen einen spannungsreichen Bildaufbau.

Das Wandfresko der *Hochzeit Kaiser Friedrich I. Barbarossas mit Beatrix von Burgund* (Abb. 81) illustriert das historische Ereignis der in Würzburg 1156 vollzogenen Eheschließung und nimmt dabei auf das besondere Verhältnis der Fürstbischöfe zum Reich Bezug. Darüber hinaus ist die Darstellung des vor dem Bischof knienden Kaisers ein deutliches Symbol kirchlicher Machtansprüche, denen zufolge sich der Kaiser in geistlichen Fragen der Kirche unterzuordnen hatte. Ähnlich wie schon bei den Darstellungen im Palazzo Labia in Venedig gelingt es Tiepolo, durch Hinzufügung alltäglicher Motive aus dem höfischen Leben, wie beispielsweise die mit Musikern bevölkerte Tribüne in der Hintergrundarchitektur oder dem Hofzwerg im Vordergrund, dessen Zeremonienstab illusionistisch in den Betrachterraum ragt, eine Verbindung zwischen dem historischen Bildthema und der Welt des Betrachters herzustellen und das Historienbild von dem ihm sonst eigenen pathetischen Ernst zu befreien.

Auf der gegenüberliegenden Wand des Saals ist ungeachtet der tatsächlichen historischen Abfolge der Ereignisse die Darstellung der Belehnung des Würzburger Bischofs Herold (1156) mit der eigentlich erst 1168 stattfindenden Bestätigung aller zuvor den Würzburger Bischöfen verliehenden Privilegien durch Friedrich I. Barbarossa vereint (Abb. 82), die diesmal den Kaiser als oberste Instanz weltlicher Macht präsentiert. Die Tatsache, daß der kniende Bischof die

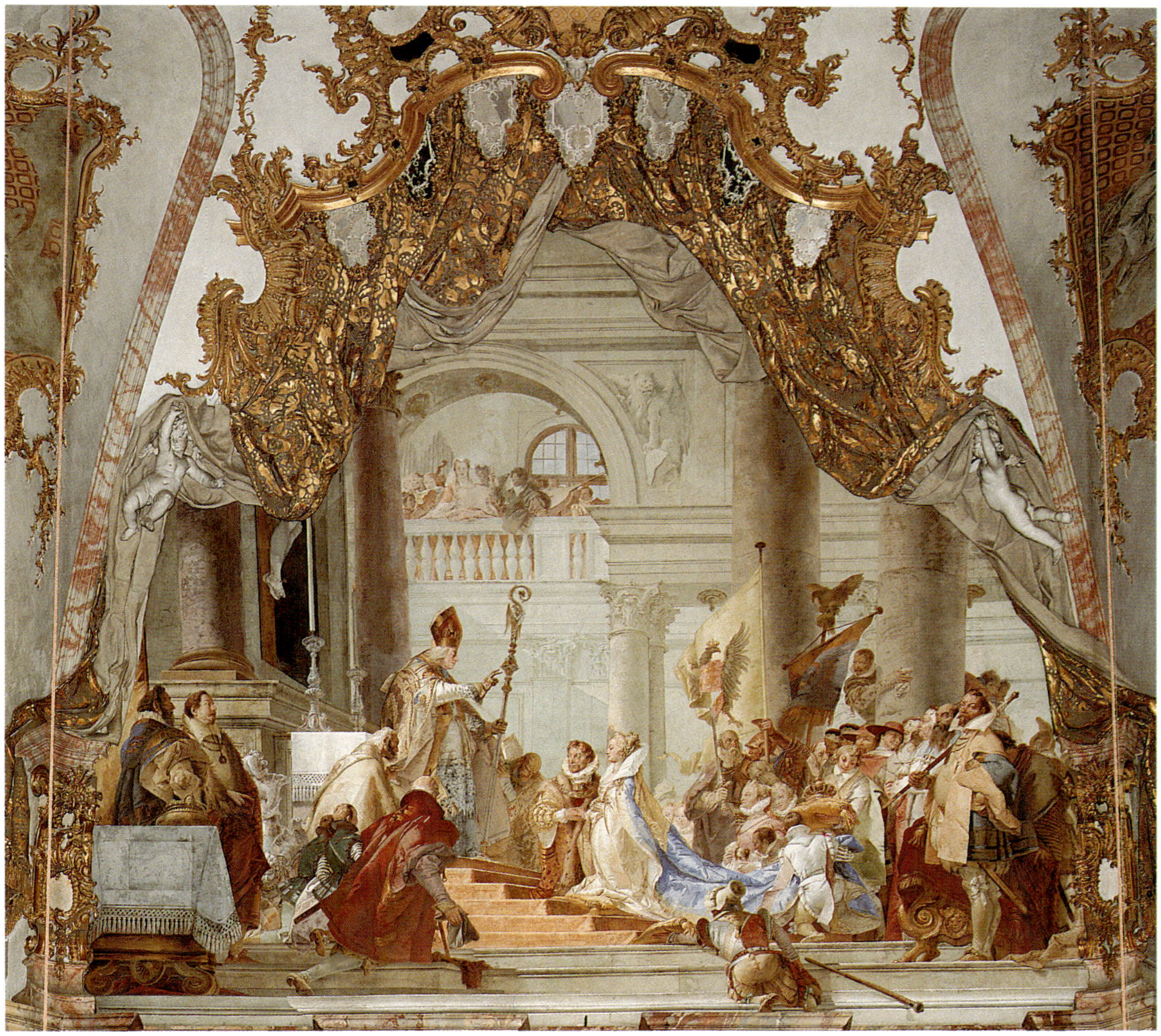

81 *Hochzeit Kaiser Friedrich I. Barbarossas mit Beatrix von Burgund,* 1751
Fresko, 400 × 500 cm
Kaisersaal der Residenz, Würzburg

Kaiser Friedrich I. Barbarossa und seine Braut Beatrix knien vor dem Würzburger Bischof Gebhard. Am rechten Bildrand sind der Hofstaat und die Würdenträger des Reiches versammelt, während links vom Altar der Vater der Braut, Graf Rainald von Burgund, in Begleitung zweier Pagen auf den Stufen kniet. An prominenter Stelle, ganz im Vordergrund am Fuß der Altarstufen, ist als Rückenfigur der Hofnarr dargestellt, ein Beispiel der Vorliebe Tiepolos für witzige und unernste Einfälle innerhalb festgelegter Bildthemen. Die ins Bild führenden Altarstufen und die kolossale Hintergrundarchitektur erzeugen eine enorme Raumtiefe. Die Musikanten auf der Tribüne im Hintergrund sind ein beliebtes Motiv Tiepolos, mit dem er zur Aktualisierung historischer Bildthemen beiträgt.

Gesichtszüge des Auftraggebers, des Fürstbischofs von Greiffenclau, trägt, aktualisiert das historische Ereignis. In Abweichung von den Forderungen des strengen Hofzeremoniells hat Tiepolo die Szene ins Freie vor eine Architekturkulisse verlegt und die Figuren in lockerer Ordnung plaziert. Typisch für seinen Ausstattungsstil ist wieder die Hinzufügung von Nebenfiguren, Schwertträgern und Pagen, die von der Haupthandlung ablenken, oder die ironische Plazierung eines Hundes im Vordergrund, der fast real auf dem Gebälk zu sitzen scheint.

Insgesamt hat die reich gegliederte Stuckausstattung des Kaisersaales die für Tiepolos Dekorationskunst zur Verfügung stehende Fläche stark eingeschränkt. Die ständige Überschreitung der Bildgrenzen durch illusionistisch in den Betrachterraum hineinragende Figuren sowie die Darstellung der Landsknechte und Höflinge, die auf den Gesimsen unter den Fenstern zu lagern scheinen, zeigen das Bemühen des Künstlers, aus dem strengen Korsett der Rahmung auszubrechen. Auch die seitlichen Wandfresken täuschen eine Öffnung der tatsächlichen Raumverhältnisse vor und sind so konzipiert, als würden die Szenen hinter dem von Engeln aufgezogenen Vorhang stattfinden.

Der Fürstbischof war mit der gelungenen Ausstattung des Kaisersaals so zufrieden, daß er 1752 Tiepolo außerdem mit der Freskierung der Decke des Treppenhauses beauftragte. Im April des gleichen Jahres legte Tiepolo dem Fürstbischof eine Ölskizze vor, die sich heute im Metropolitan Museum of Art in New York befindet. Auf der Skizze war bereits das Thema der später ausgeführten Ausstattung, die damals vier bekannten Erdteile (Europa, Asien, Afrika und Amerika) an den Bildrändern sowie Apoll und der olympische Götterhimmel im Zentrum des Bildes als Darstellung des Sonnenaufgangs über der Welt, in seinen Grundzügen präsentiert. Dennoch unterscheidet sich die ausgeführte Version in wesentlichen Punkten von der Skizze und zeigt, in welchem Maße der Künstler seinen Entwurf den örtlichen Gegebenheiten

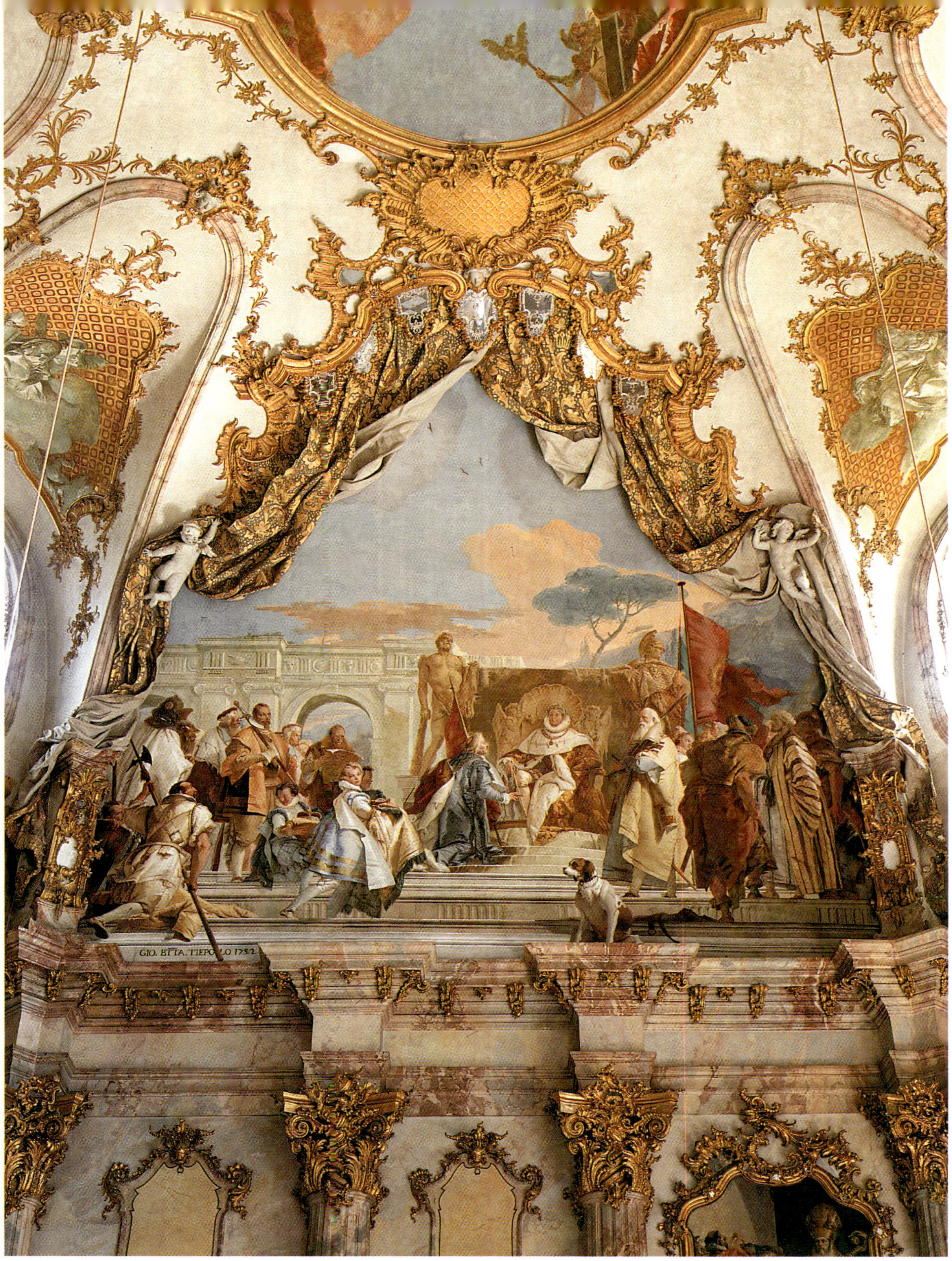

82 *Die Belehnung des Würzburger Bischofs Herold mit dem Herzogtum Franken,* 1751
Fresko, 400 × 500 cm
Kaisersaal der Residenz, Würzburg

Auf einem goldenen Thron, der von den Statuen des Herkules und der Minerva flankiert wird, sitzt der Kaiser und hält sein Zepter dem Bischof Herold zum Schwur entgegen, der es mit seinen Fingern berührt. Rechts und links des Thrones sind die weltlichen und kirchlichen Würdenträger in festlichen Gewändern dargestellt, unter ihnen der Reichskanzler, der die Belehnungsurkunde verliest und der Reichsmarschall, der sein blankes Schwert emporhält. Die Hintergrundarchitektur entspricht einem von Veronese inspirierten und von Tiepolo häufig verwendeten Bildmotiv, das der Szene einen festlichen Rahmen geben soll.

anzupassen und entsprechend den Vorgaben seiner Auftraggeber zu modifizieren verstand (Abb. 83, 84). Die Änderungen betrafen einerseits das Repertoire der Figuren, andererseits die Gesamtkomposition selbst. Die gesamte Himmelspartie wurde um 180 Grad gedreht und außerdem über der Darstellung Europas ein Medaillon mit dem Porträt des Fürstbischofs Greiffenclau eingefügt, das in den Himmel getragen wird. Neben einer zusätzlichen Huldigung an den Auftraggeber ist diese Maßnahme vor allem aus kompositorischen Gründen wichtig, da neben Apoll nun ein zweites Zentrum im Himmel geschaffen und die Dramatik der Szene dadurch gesteigert wird. Die Veränderungen nehmen hauptsächlich auf die Wahrnehmungsmöglichkeiten des Betrachters Rücksicht, der beim Hochschreiten der Treppe mehrmals seine Richtung ändert und das Fresko nicht mit einem Blick erfassen kann.

Die prunkvolle Treppenanlage selbst ist ein architektonisches Meisterwerk des Architekten Balthasar Neumann, mit dem der zeremoniale Weg des Besuchers vom Eingang der Residenz bis in den Kaisersaal im ersten Stock kunstvoll inszeniert wurde. Von einem nur gering beleuchteten und durch die niedrige Wölbung etwas schwer wirkenden Vestibül gelangt der Besucher zum Treppenanfang und erblickt bereits die hellere Zone des darüberliegenden oberen Treppenhausgeschosses. Über den mittleren Lauf der Treppe

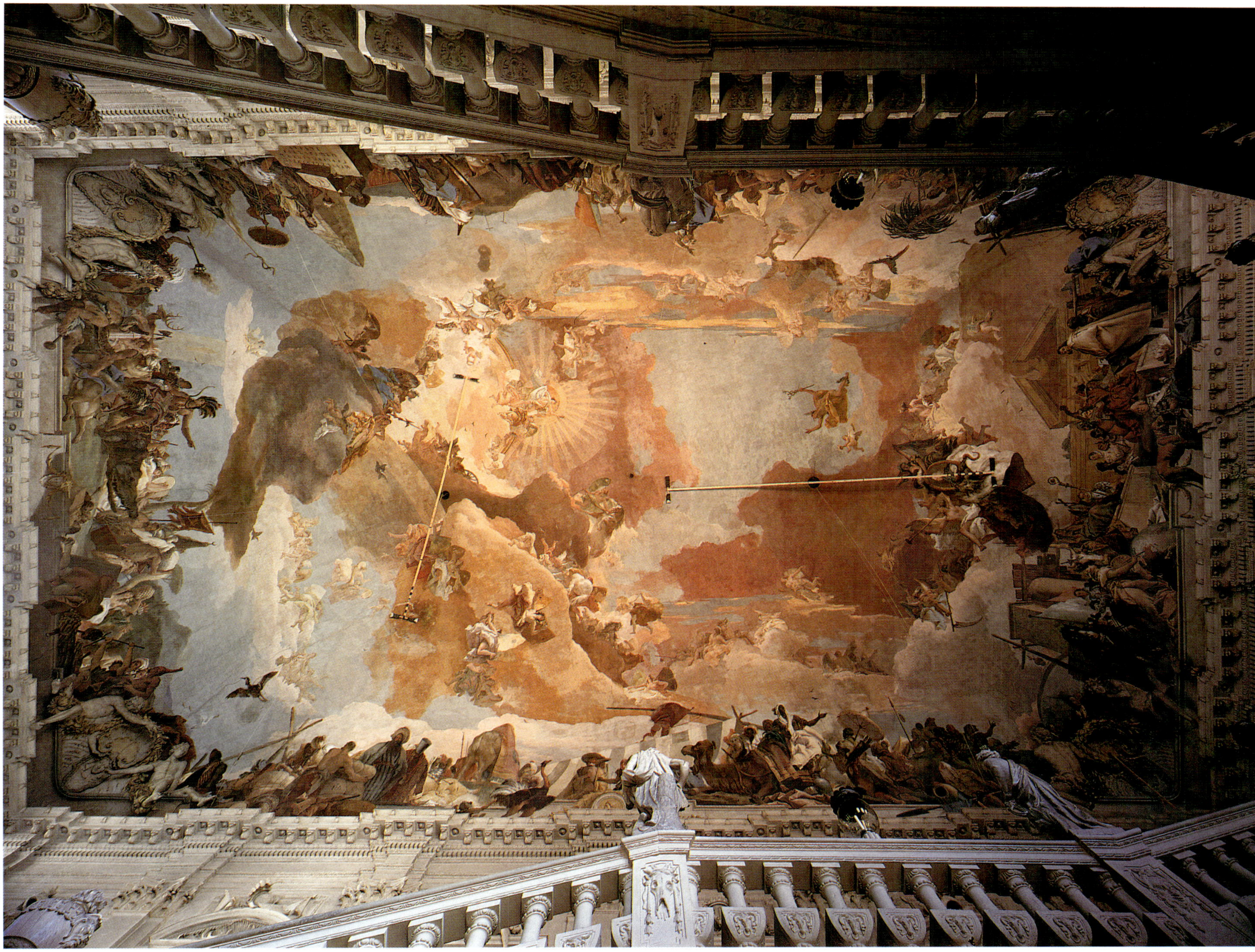

kommt er zu einem Zwischenpodest, wo er seine Richtung ändern und entweder rechts oder links über einen der beiden seitlichen Treppenläufe emporsteigen muß. Dort angekommen ist er überwältigt von der enormen Weite eines großen Saalraumes, der von einem riesigen, ohne weitere Stützen auskommenden Muldengewölbe überspannt wird. Das Treppenhaus ist eine technische Meisterleistung der damaligen Zeit, dessen große, ungegliederte Fläche schließlich für Tiepolos Fresko zur Verfügung stand (Abb. 85).

Tiepolos Leistung bei der Komposition bestand darin, die ausschnittsweise Erfassung des Freskos durch den emporsteigenden Betrachter zu berücksichtigen und in sich geschlossene Partien zu präsentieren, die sich dennoch zu einem harmonischen Ganzen zusammenfügen. Vom Fuß der Treppe erblickt der Betrachter zunächst den Erdteil Amerika, dessen Personifikation mit ausgestrecktem Arm auf eine Fahne mit einem Greif als Fabelwesen deutet, als ersten Hinweis auf den Auftraggeber (Abb. 86, 87). Nach Betreten des Treppenhauses ergibt sich ein erweitertes Bild durch den Blick in den durch dramatische Wolkenformationen geöffneten Himmel mit der in hellem Licht erstrahlenden Figur des Apoll. Auf dem ersten Zwischenpodest erlebt man die Szene vor allem an den Längsseiten erweitert durch die seitlichen Figurengruppen Afrikas rechts (Abb. 88, 89) und Asiens links (Abb. 90, 91), die den Besucher fast wie eine Hof-

83 *Apoll und die Kontinente,* 1752–1753
Fresko, 1900 × 3050 cm
Treppenhaus der Residenz, Würzburg

Anhand der am Rand perspektivisch verzerrten Gesamtansicht des Deckenfreskos wird deutlich, daß dieser Blickwinkel für den Betrachter nicht vorgesehen war, denn der Betrachter sollte im Verlauf seines Aufgangs das Fresko erschließen. Im Mittelpunkt des Himmels ist Apoll dargestellt, darunter ruhen Venus und Mars auf einer Wolke, während auf einem Bogen hinter ihnen die Monate des Tierkreises und links die vier Jahreszeiten erscheinen. Die Horen sind an ihren Schmetterlingsflügeln zu erkennen. Der obere Teil des Freskos ist für die umgekehrte Ansicht konzipiert und zeigt Merkur sowie etwas unterhalb die Götter Diana, Jupiter und Saturn.

84 *Apoll und die Kontinente* (Detail Abb. 83)

Apoll hat seinen Palast verlassen und schwebt, begleitet von zwei Horen, langsam herab, während hinter ihm die aufgehende Sonne erstrahlt. Es handelt sich um eine mythologische Darstellung des Sonnenaufgangs über der Welt, wie sie durch die umgebenden Erdteile symbolisiert wird. Die Sonne erscheint als lebenspendende Kraft, die den Ablauf der Tage, Monate und Jahre bestimmt.

gesellschaft erwarten. Nach dem ersten Treppenlauf muß der Betrachter seine Richtung ändern und erblickt nun erstmals die Darstellung Europas an der gegenüberliegenden Schmalseite (Abb. 92). Hier sind die blühenden Künste symbolisiert, die zum Teil durch die am Bau der Residenz beteiligten Künstler personifiziert werden (Abb. 93). Darüber schwebt das von Genien und allegorischen Figuren getragene Medaillon mit dem Porträt des Fürstbischofs in den Himmel und läßt ähnlich wie Apoll (der von hier aus nicht zu sehen ist) sein Licht über den Erdkreis erstrahlen (Abb. 94). Die im Vergleich zu den übrigen Erdteilen eher statische Konzeption und frontale Anordnung der Figuren im Teil des Europafreskos bewirkt ein Innehalten des Betrachters und bildet so einen vorläufigen Höhepunkt auf dem Weg in den Kaisersaal. Das Fresko war also von vornherein nicht auf eine Gesamtansicht angelegt, und die später häufig geäußerte Kritik an den weitgehend leeren Himmelsflächen im Bildzentrum verliert dadurch ihre Grundlage. Stattdessen besticht die harmonische Perfektion, mit der sowohl Architektur als auch malerische Ausgestaltung dem gleichen Ziel dienen: der prachtvollen Inszenierung des zeremonialen Weges durch die Residenz. Davon abgesehen finden sich auch hier die für Tiepolo üblichen Gestaltungsmittel: das Einfügen von Nebenfiguren und ironischen Episoden in die Haupthandlung sowie das lockere Spiel mit den Grenzen von Bild und Realität durch das Überschneiden der Bildränder. Dies wird noch gesteigert durch die illusionistische Gestaltung der Figuren, die auf dem Gesims lagern und in den Betrachterraum hineinragen. Die Würzburger Fresken gelten nicht umsonst als der Höhepunkt seiner gesamten Schaffenszeit. Dies ist auf die besonders glücklichen Umstände vor Ort zurückzuführen, die genialen architektonischen Vorgaben, die gelungene Zusammenarbeit der verschiedenen Künstler und vor allem die große Freiheit, die der Auftraggeber den phantasievollen Schöpfungen Tiepolos einräumte und die dieser, unabhängig von den traditionellen Bindungen in der Heimat, hier realisieren konnte.

Die Ausstattung der Residenz war jedoch nicht das einzige, was Tiepolo während seines Aufenthaltes in Würzburg schuf. Vor allem während der Wintermonate, als die Arbeit an den Fresken wegen der Witterung ruhte, entstanden zahlreiche Gemälde von herausragender Qualität für den Hof und verschiedene andere Auftraggeber, die zu Unrecht im Schatten der Fresken stehen. Für die Hofkirche in Würzburg lieferte Tiepolo im Winter 1751/52 die beiden Altarbilder *Himmelfahrt Mariä* und *Engelssturz.* 1753 vollendete er die heute in der Alten Pinakothek in München befindliche *Anbetung der Könige* (Abb. 96) für die ehemalige Abteikirche in Münsterschwarzach. Mit der dichtgedrängten und flächig angelegten Komposition bot Tiepolo eine eigenwillige und höchst effektvolle Inszenierung dieses Themas. Die verschiedenen Bildmotive erscheinen unvermittelt, zum Teil angeschnitten und nehmen requisitenartige Qualität an, die Figuren werden in prächtigen Kostümen präsentiert, als verkörperten sie verschiedene Bühnenrollen. Der Schwerpunkt liegt hier weniger auf der tatsächlichen Handlung als vielmehr auf der Epiphanie, der Erscheinung Christi, die durch die besondere Lichtregie der hellerleuchteten Maria mit dem Kind besonders betont wird.

Neben religiösen Aufträgen entstanden auch Werke profanen Inhalts. Für den damaligen Hofkammerpräsidenten Adam Friedrich von Seinsheim schuf Tiepolo zwei Ölgemälde nach Tassos »Gerusalemme liberata« und griff damit auf ein literarisches Thema zurück, das er zehn Jahre vorher schon einmal behandelt hatte. *Rinaldo im Zauberbann Armidas* und *Rinaldos Trennung von Armida* gehören zu den bedeutendsten Gemälden der Würzburger Zeit. In ihrer Farbigkeit sind sie kräftiger und etwas dunkler gehalten als die venezianische Version dieses Themas, die arkadisch-bukolischen Momente des Epos stehen aber auch hier im Vordergrund. Zwei weitere kleinformatige Bilder mit Darstellungen von *Rinaldos Abschied von Armida* und *Rinaldo und Armida im Zaubergarten, von Carlo und Ubaldo belauscht* in der Berliner Gemäldegalerie werden mit den beiden Würzburger Bildern in Zusammenhang gebracht und einerseits für Skizzen, andererseits für »Ricordi« oder eigenständige Werke gehalten.

Mit dem Würzburger Tasso-Zyklus stilistisch vergleichbar ist das im Auftrag des Grafen Bückeburg in den Jahren 1752–53 ausgeführte mythologische Ölgemälde *Der Tod des Hyazinth* (Abb. 95). Das Bild schildert die Klage Apolls um seinen Freund Hyazinth, den er – nach den »Metamorphosen« Ovids – beim Diskusspiel getötet hat, wobei das Diskusspiel hier durch ein Ballspiel ersetzt wurde, basierend auf einer italienischen Ovidübersetzung aus dem 16. Jahrhundert. Die vordergründige Tragik der Szene in den ausladenden Gesten Apolls und den betroffenen Gesichtern der Zuschauer wird konterkariert durch die direkt hinter Apoll aufragende Statue eines grinsenden Pan und durch einen Papagei – ein traditionelles Symbol für Laszivität, als versteckter Hinweis auf die unrechtmäßige Verbindung von Apoll und Hyazinth.

Vier Historienbilder mit Darstellungen aus der römischen Geschichte (*Mucius Scaevola vor Porsenna* und *Coriolan vor den Mauern Roms,* vermutlich im Auftrag Balthasar Neumanns) und aus dem Alten Testament (*Esther vor Ahasveros* sowie *David und Abigail*) bilden den Abschluß der Würzburger Schaffenszeit.

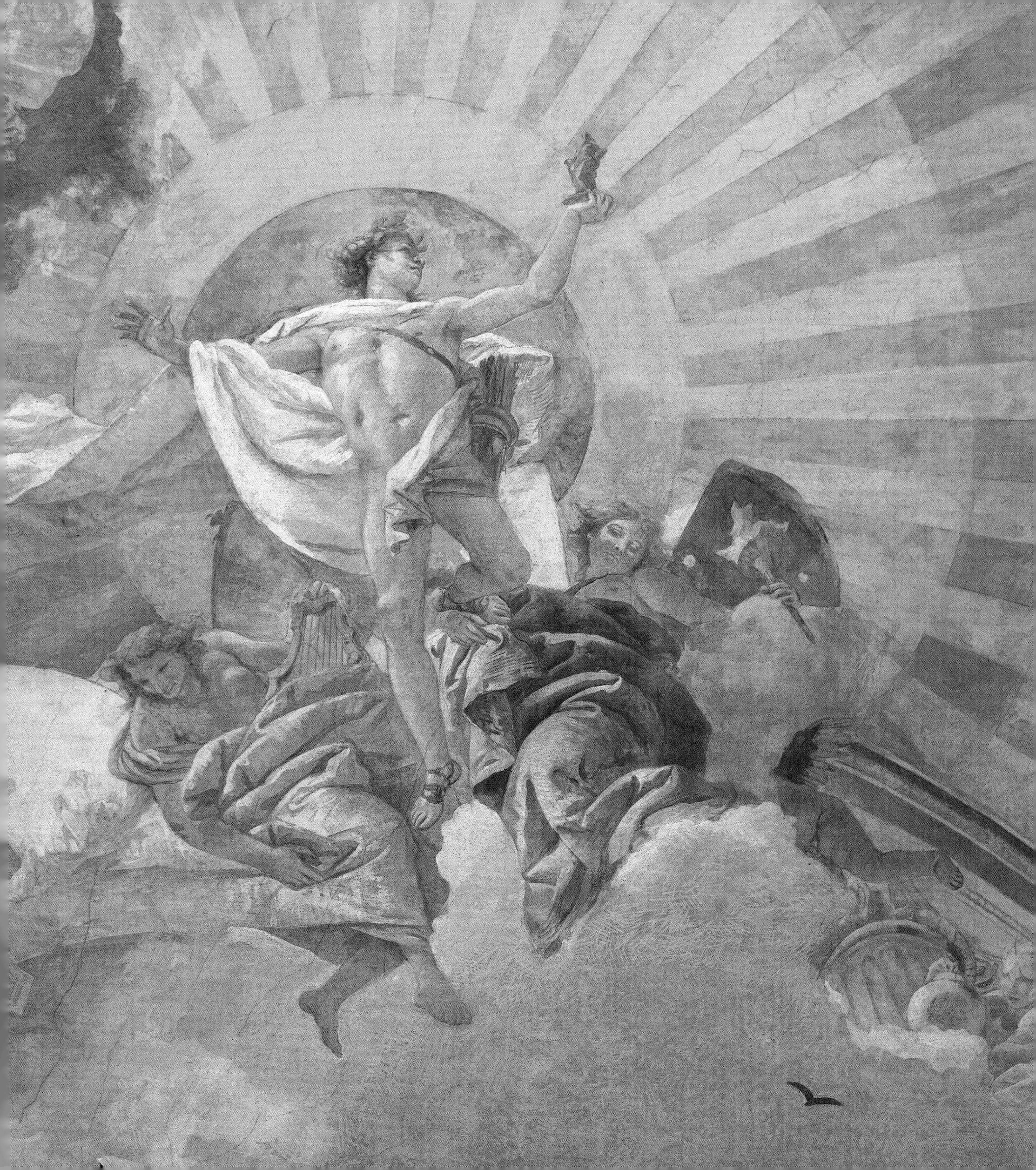

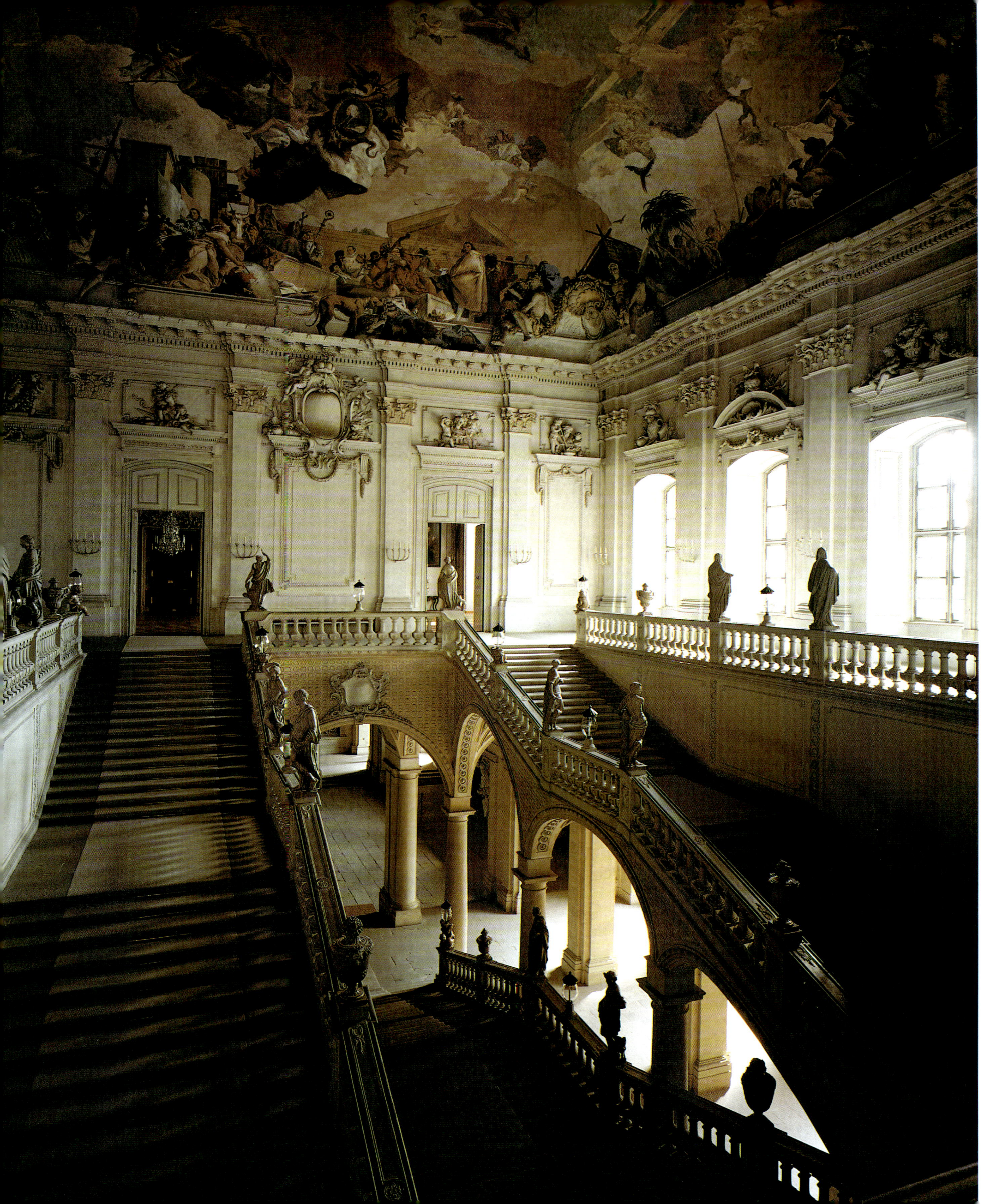

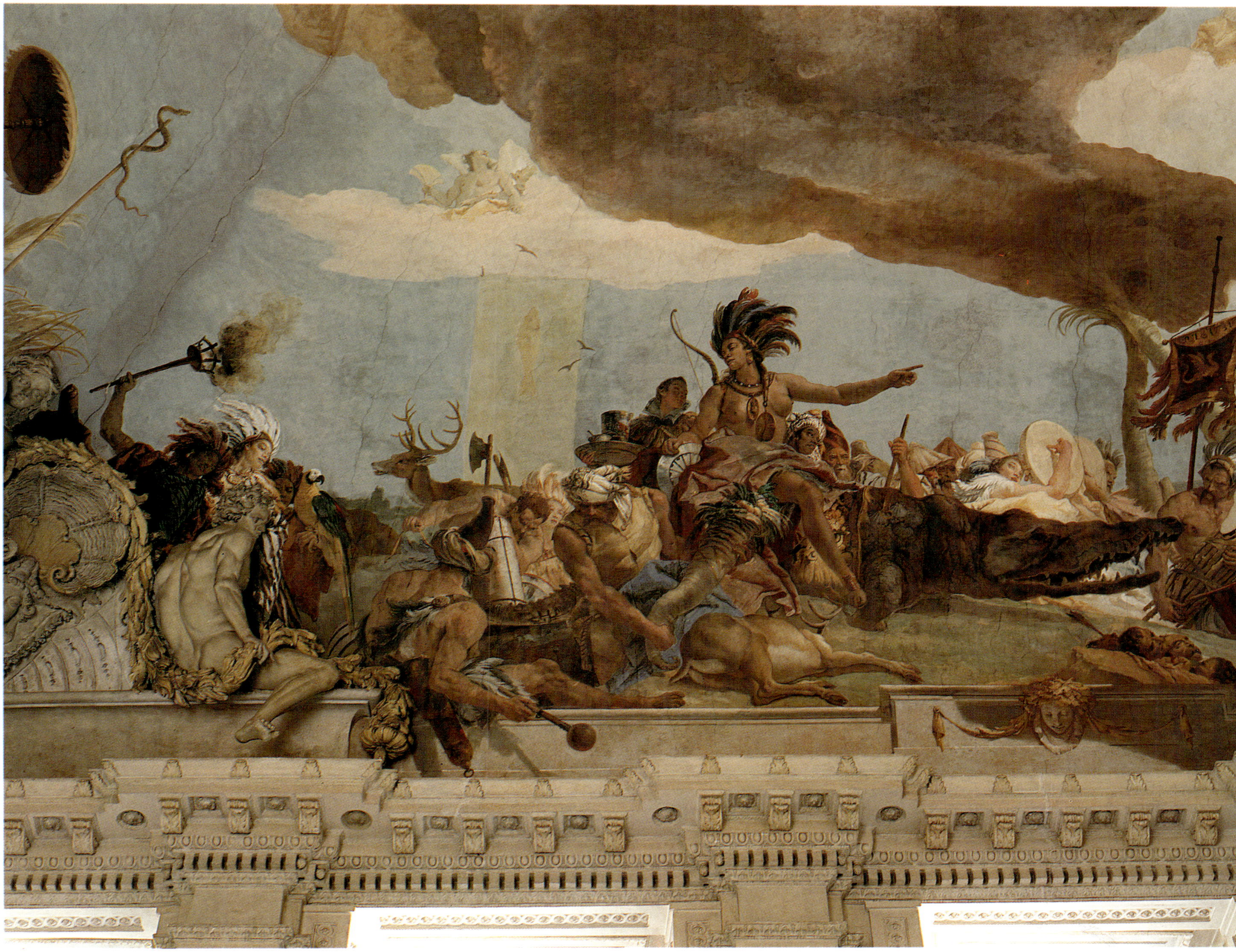

85 Treppenhaus von der Galerie nach Südosten gesehen
Residenz, Würzburg

Das Foto zeigt den Treppenaufgang vom Vestibül im Erdgeschoß hinauf in den hell erleuchteten, weiten Saalraum des Treppenhauses. Die enormen Dimensionen der Treppenanlage und die harmonische Verbindung mit Tiepolos Deckenfresko lassen sich hier ablesen.

86 *Apoll und die Kontinente* (Detail Abb. 83)

Die Personifikation des Erdteils Amerika reitet auf einem riesigen Krokodil und präsentiert mit Federschmuck und nacktem Oberkörper die unzivilisierte Welt. Sie ist umgeben von Menschen, die als wilde Wesen charakterisiert sind und mit Pfeil und Bogen jagen. Die unter ihr lagernde Figur hält ein Füllhorn als Symbol für den Reichtum und die Fruchtbarkeit dieses Landes, was für die Europäer von größtem Interesse war.

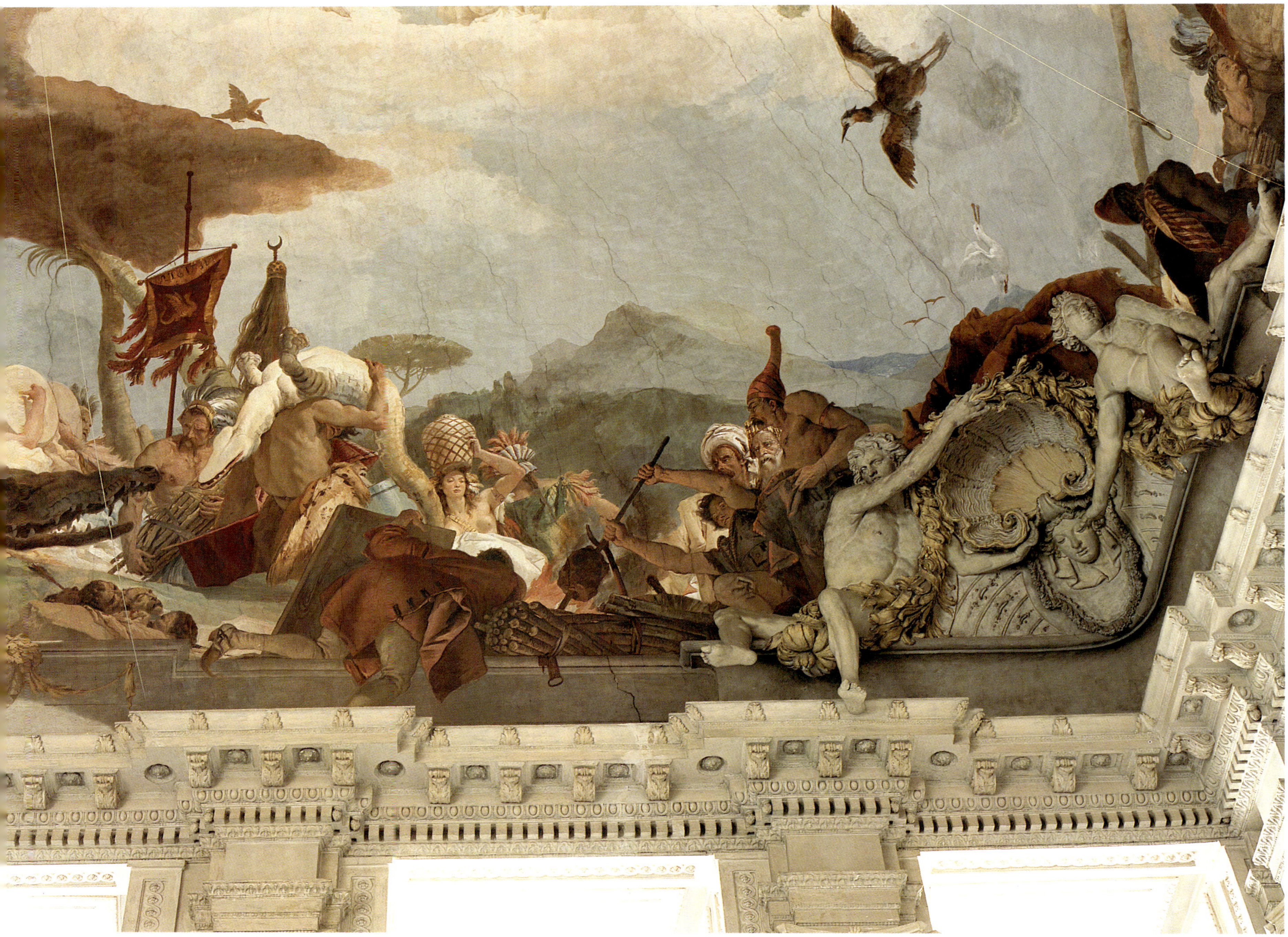

87 *Apoll und die Kontinente* (Detail Abb. 83)

Die entsprechend der Vorstellung von Tiepolos europäischen Zeitgenossen niedrige Zivilisationsstufe der Bewohner Amerikas wird symbolisiert durch Menschen, die ihre Nahrung in der Natur suchen und ihre Mahlzeiten unter freiem Himmel einnehmen. Man ging davon aus, daß in diesem Kontinent der Kannibalismus existierte, worauf die herumliegenden Köpfe im Vordergrund verweisen. Als »Capriccio« hat Tiepolo im Vordergrund der Darstellung einen Europäer plaziert, der sich hinter einer Platte versteckt und den Kontinent heimlich beobachtet.

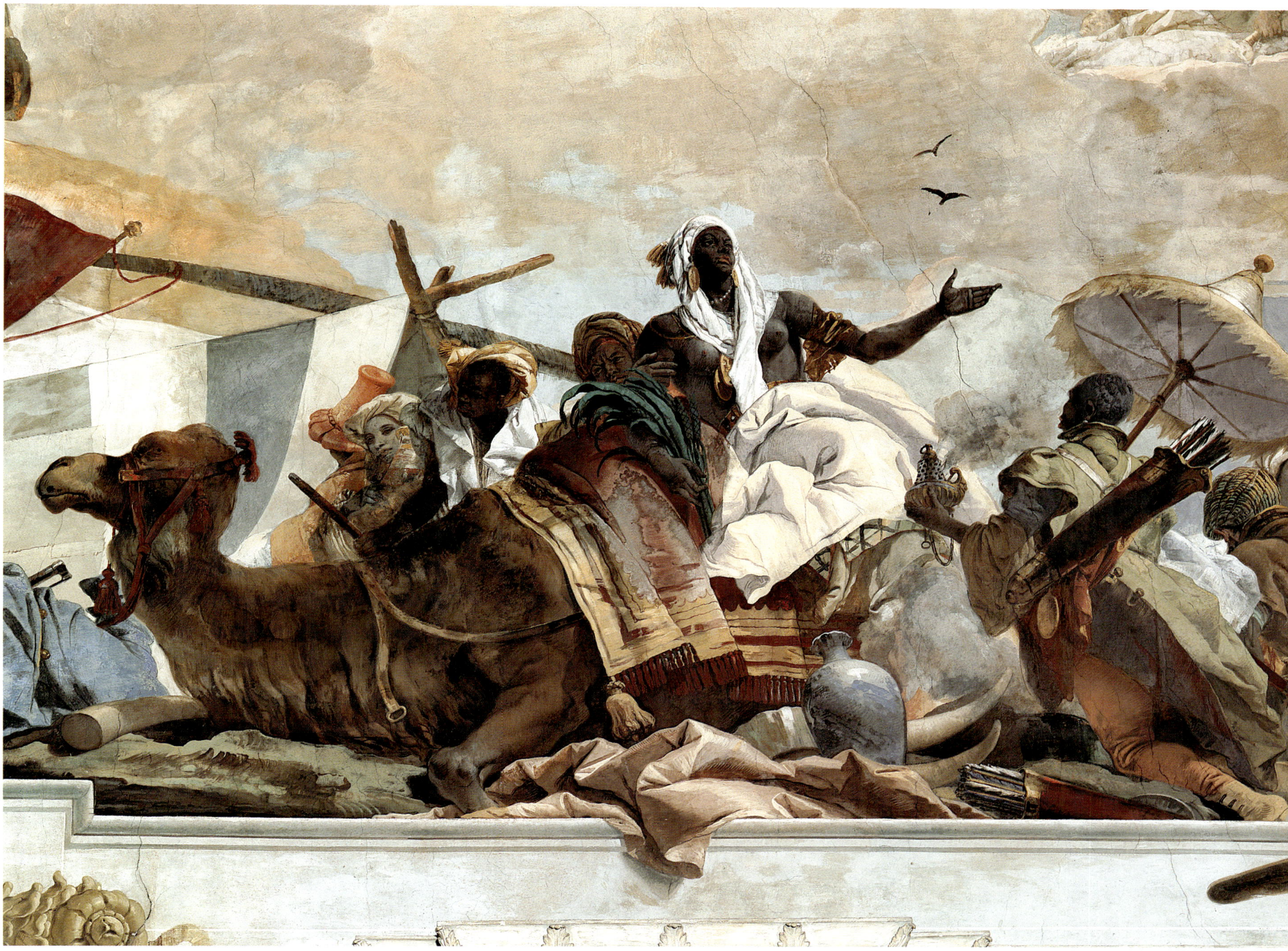

88 *Apoll und die Kontinente* (Detail Abb. 83)

Auf dem Rücken eines Dromedars sitzt die Personifikation Afrikas inmitten eines Marktreibens, umgeben von Schwarzen, Orientalen und Europäern. Das ihr dargebotene Weihrauchgefäß sowie andere Gefäße auf prachtvollen Tüchern und die Elfenbeinzähne symbolisieren die von den Europäern so begehrten Waren und den Reichtum des Kontinents, dessen Zivilisationsgrad deutlich über dem Amerikas angesiedelt wurde.

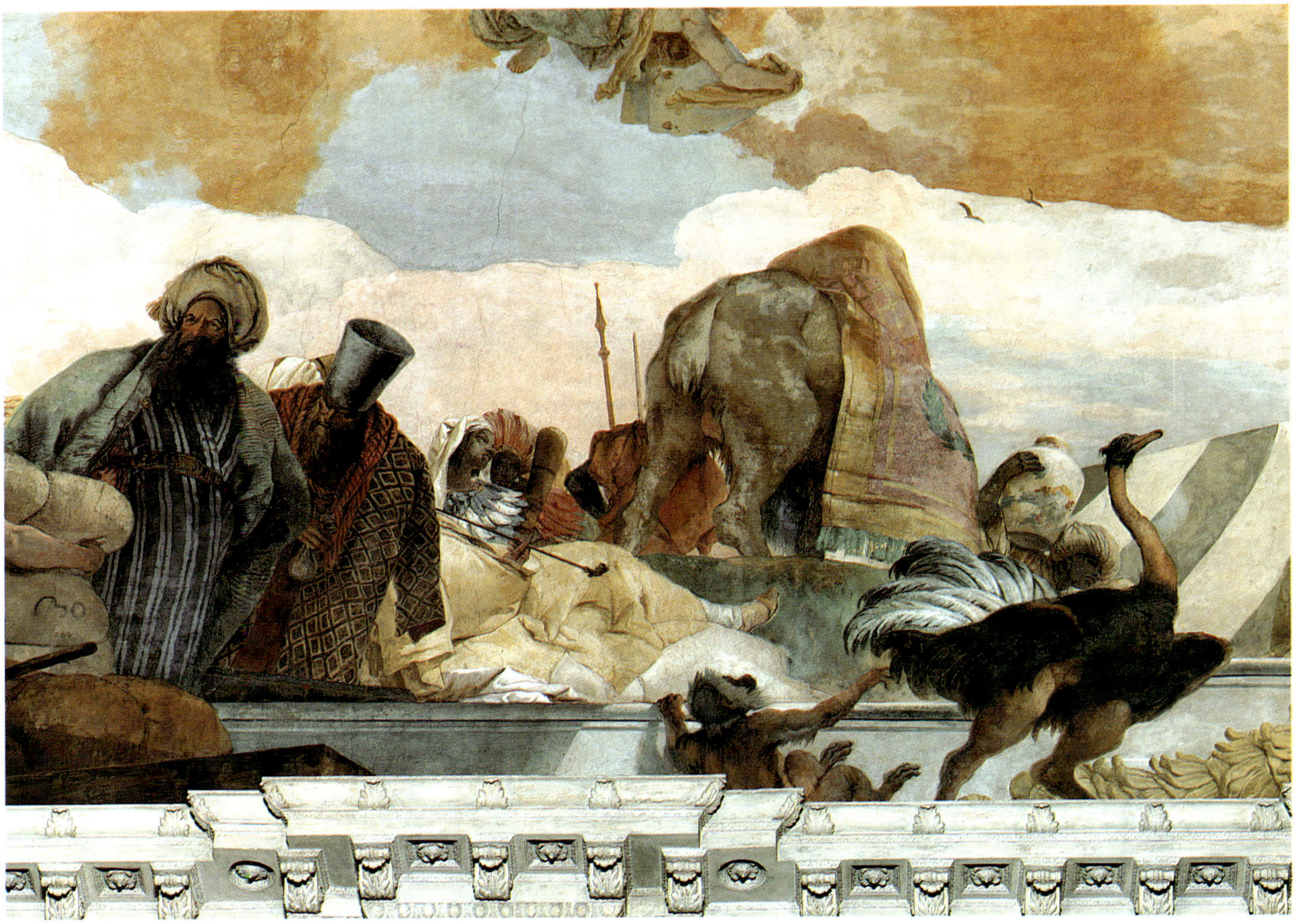

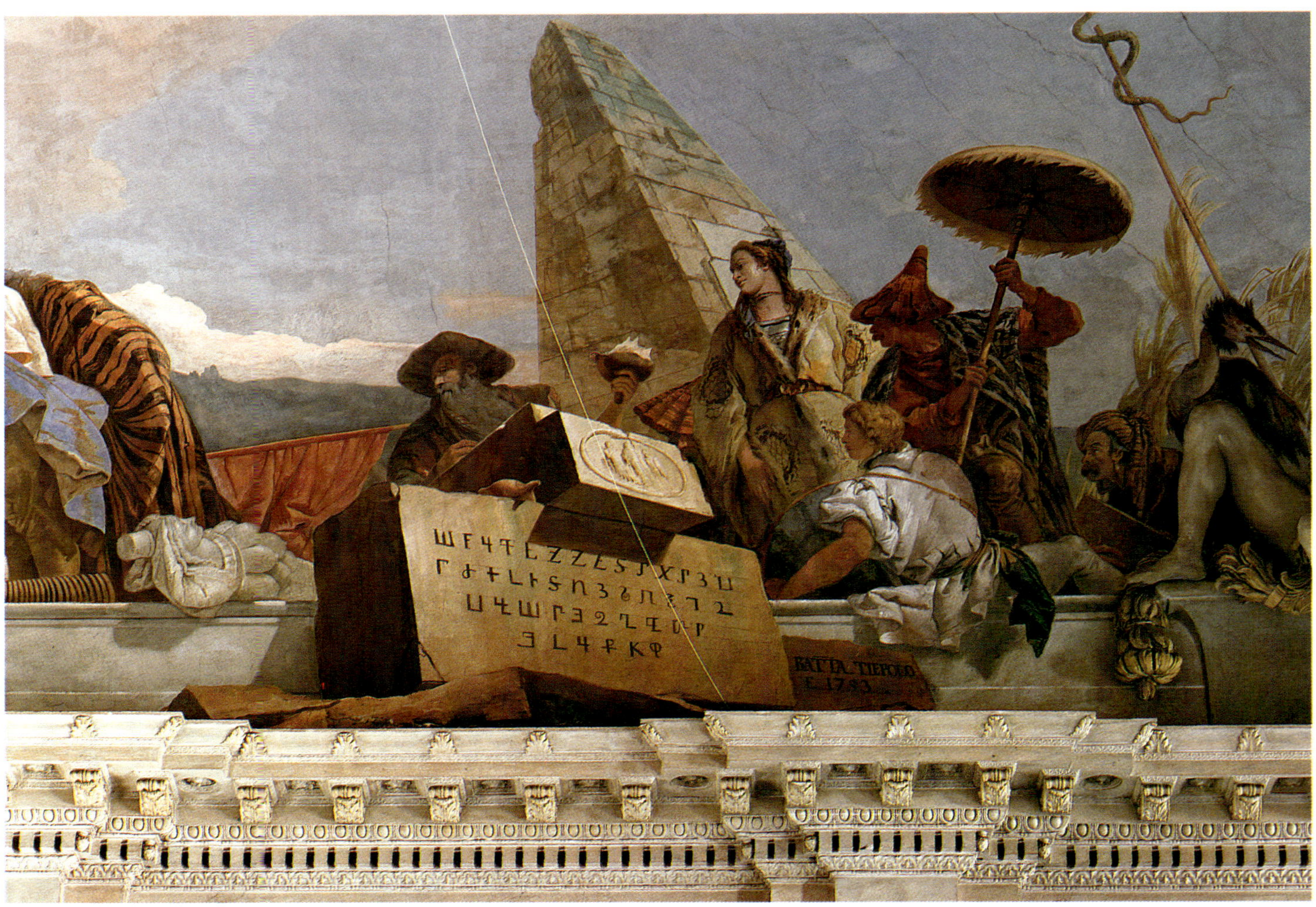
BATTA. TIEPOLO

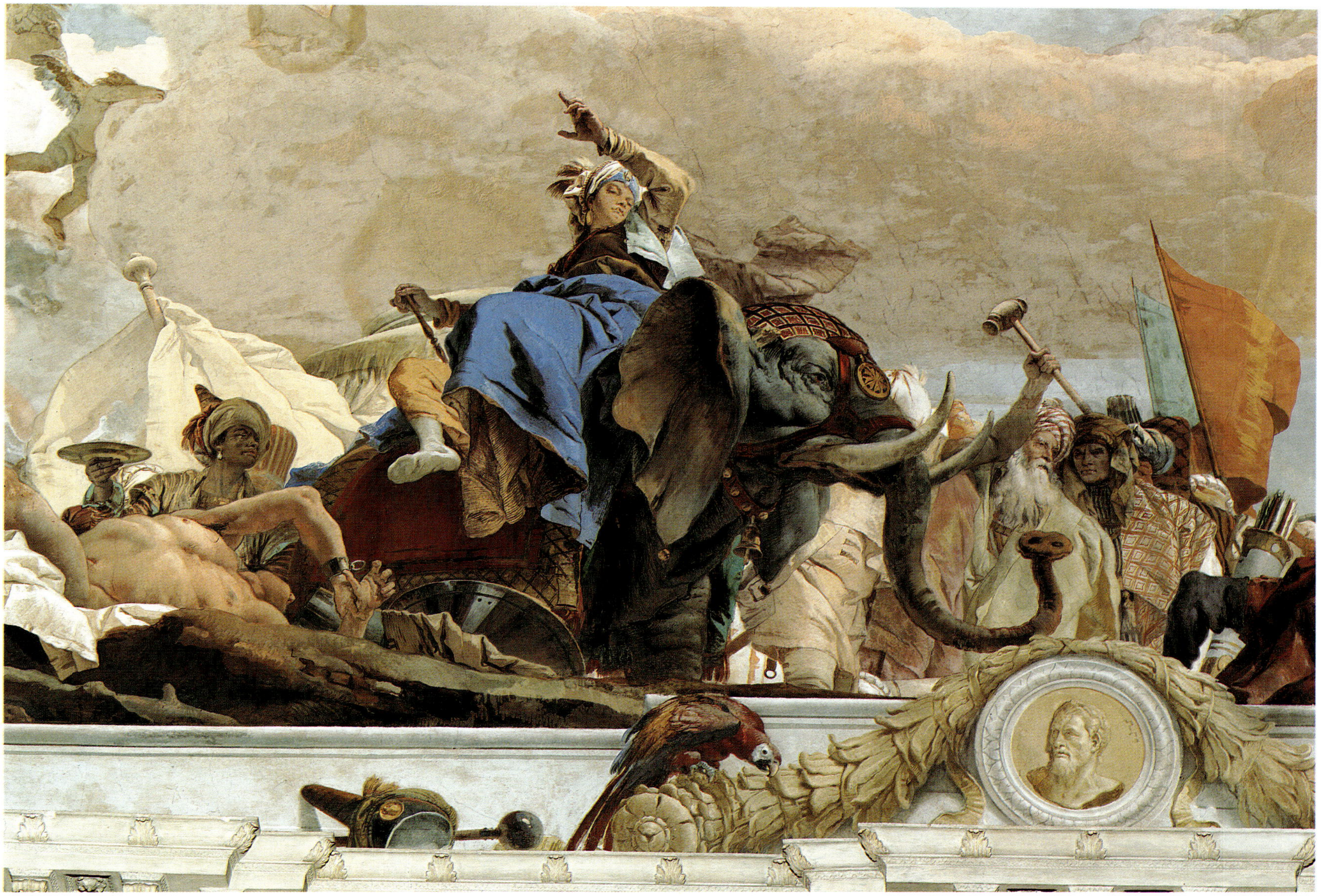

89 *Apoll und die Kontinente* (Detail Abb. 83)

Auch hier steht der blühende Handel Afrikas im Zentrum der Darstellung, in der sich wohlbeleibte Kaufleute mit ihrer in großen Ballen und in Fässern befindlichen Ware befassen. Der Affe und der Straußenvogel im Vordergrund galten neben dem Dromedar als charakteristische Tiere für Afrika, die hier allerdings eher spielerisch in die Darstellung eingefügt wurden.

90 *Apoll und die Kontinente* (Detail Abb. 83)

Die Bedeutung der verschiedenen Einzelfiguren der sog. »Obeliskengruppe«, hinter denen sich eine aufwendige Symbolsprache verbirgt, ist bis heute nicht hinreichend geklärt. Die Frauengestalt im gelben Mantel vor der Pyramide wird häufig als Personifikation des Fürstentums gedeutet, während der Alte mit Hut hinter den steinernen Hieroglyphen als Weiser erscheint. Das Symbol der sich um einen Stab ringelnden Schlange erinnert an den Äskulap-Stab und verweist auf die Medizin. In ihrer Komposition erinnert die Szene sehr stark an Tiepolos Graphikserien der »Capricci« aus dem Jahr 1743 oder der »Scherzi di fantasia«, die wenige Jahre darauf folgten.

91 *Apoll und die Kontinente* (Detail Abb. 83)

Die festlich gekleidete Personifikation Asiens reitet auf einem prächtig geschmückten Elefanten inmitten von Szenen, die den Kontinent als Geburtsland der Schrift, der Wissenschaft und des Königtums charakterisieren sollen. Die am Boden liegenden Gefangenen sowie das Heeresgefolge hinter ihnen spielen auf die militärische Bedeutung des Kontinents an, der Papagei steht für die charakteristische Tierwelt.

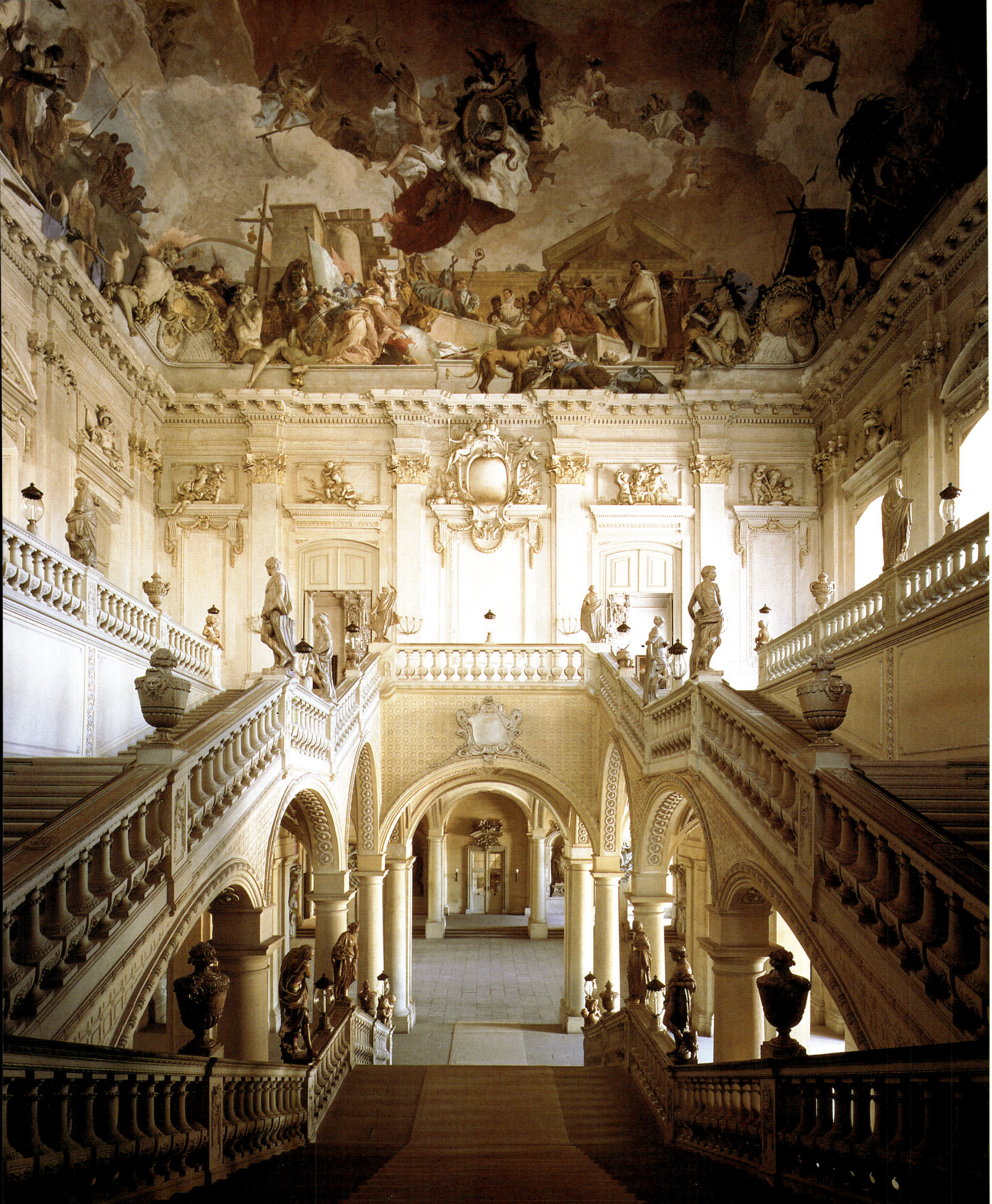

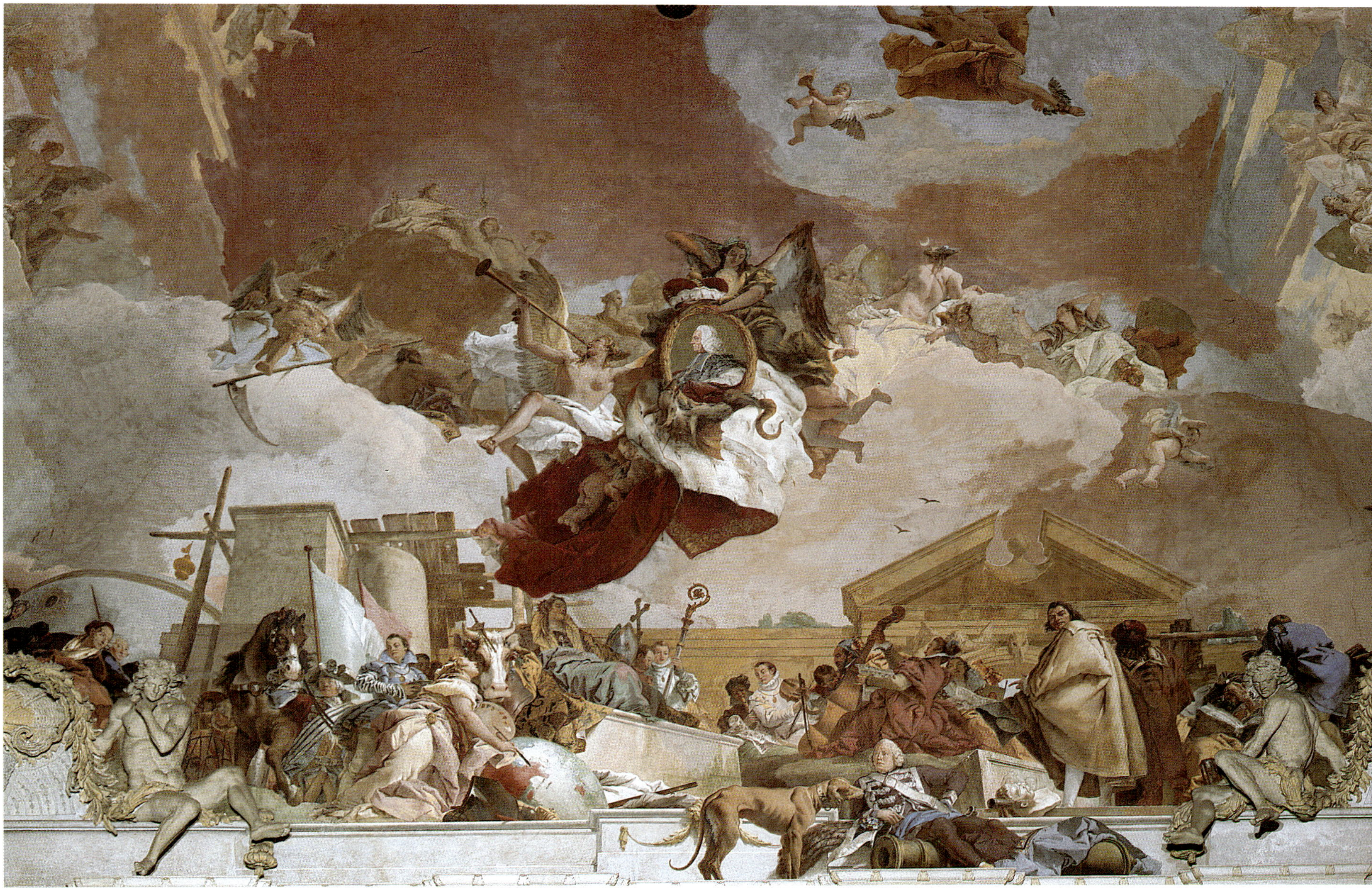

92 Blick in das Treppenhaus
Residenz, Würzburg

Von diesem Standpunkt aus sieht der Betrachter erstmals die Darstellung der Personifikation Europas, während die übrigen Erdteile und auch das Zentrum des Himmels nicht zu sehen sind. Auch die tatsächliche Dimension des Saalraumes wird erst weiter oben wahrgenommen.

93 *Apoll und die Kontinente* (Detail Abb. 83)

Die auf einem steinernen Sockel thronende und an einen Stier gelehnte Personifikation Europas wird umgeben von Figuren, die auf die Bedeutung der Religion und der bildenden Künste dieses Kontinents hinweisen sollen. Im Vordergrund links kniet die Symbolgestalt der Malerei mit Palette und Pinsel in der Hand über einem Globus. Ein Musizierender auf der rechten Seite symbolisiert die Musik, während der dem Betrachter zugewandte und mit den Attributen der Bildhauerei umgebene Mann, dem Tiepolo die Gesichtszüge des Stukkateurs Antonio Bossi verliehen hat, die Skulptur repräsentiert. Die im Vordergrund lagernde Figur ist ein Porträt Balthasar Neumanns, des Architekten der Residenz, dessen Uniform auf seinen Rang als Oberst der Artillerie verweist. Ganz links schließlich porträtierte Tiepolo sich selbst, zusammen mit seinem Sohn Giandomenico und dem Maler Franz Ignaz Roth.

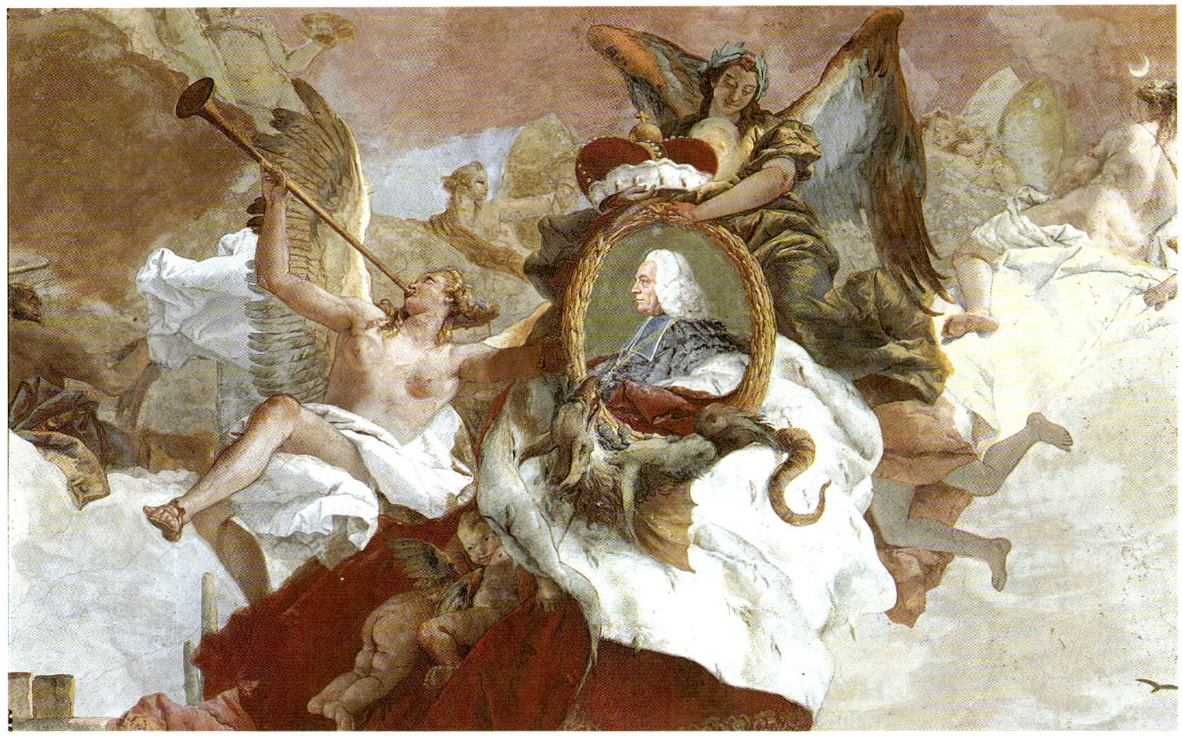

94 *Apoll und die Kontinente* (Detail Abb. 83)

Über der Personifikation Europas wird das Medaillon mit dem Porträt von Carl Philipp von Greiffenclau emporgetragen. Die Ruhmesgöttin Fama auf der linken Seite bläst ihre Trompete und trägt das Bildnis, das links von der geflügelten Personifikation der Tugend gekrönt wird. Ein Greif, das Wappentier der Familie Greiffenclau ist am unteren Rand des Medaillons zu sehen. Der flatternde rote, mit Hermelin gefütterte Fürstenmantel betont das Emporschweben und die Glorie des Fürstbischofs, der zu den im Hintergrund sichtbaren olympischen Göttern aufsteigt.

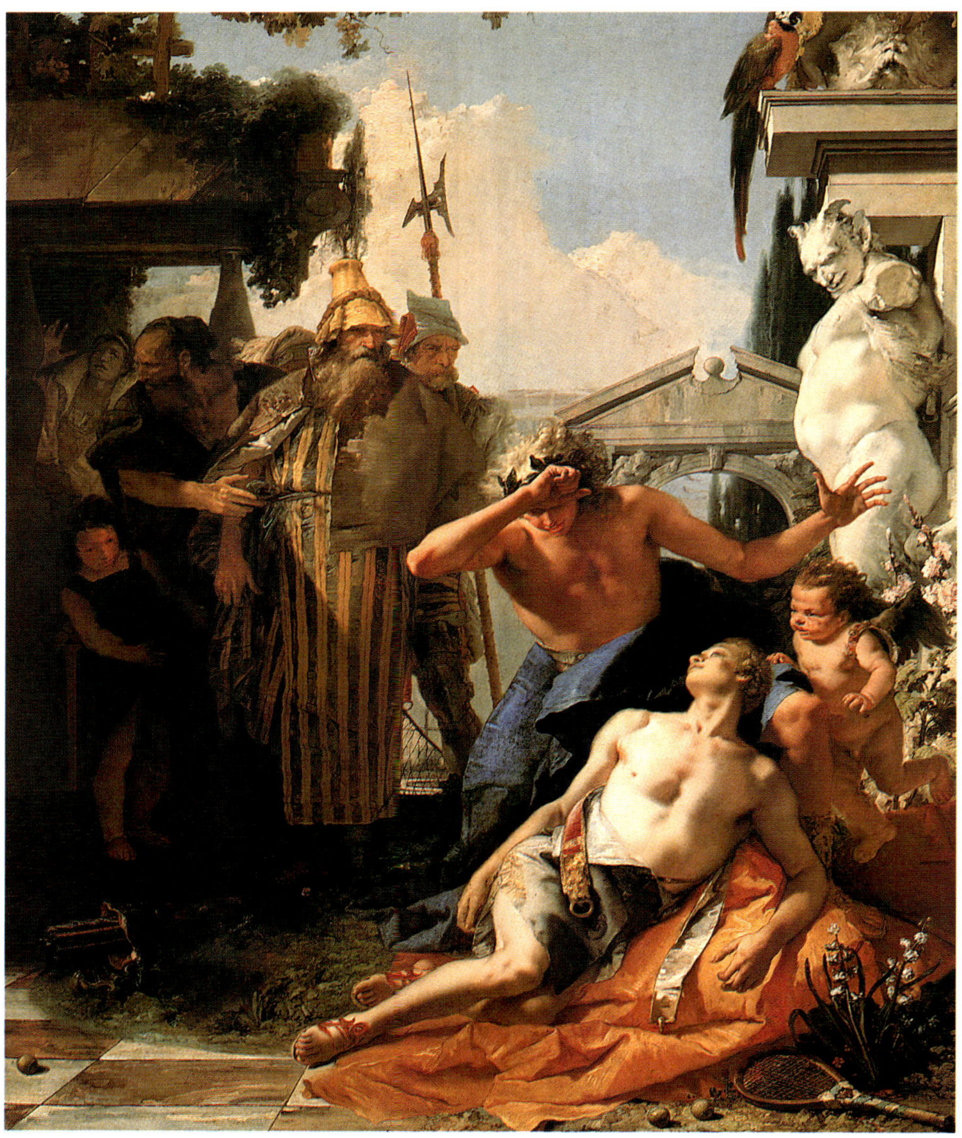

95 *Der Tod des Hyazinth*, um 1752–1753
Öl auf Leinwand, 287 × 235 cm
Museo Thyssen-Bornemisza, Madrid

Im Vordergrund trauert Apoll in Begleitung eines Puttos mit ausladenden Gesten um den auf einem roten Tuch eindrucksvoll gelagerten Leichnam des Hyazinth, den er versehentlich beim Ballspiel getötet hat. Links dahinter, etwas abgerückt erscheint die Gruppe der Zuschauer als Staffagefiguren, während als drittes kompositorisches Zentrum eine Statue des grinsenden Pan mit dem Papagei rechts zu sehen ist, dessen Anwesenheit die Tragik der Szene ins Ironische wendet.

96 *Anbetung der Könige*, 1753
Öl auf Leinwand, 405 × 211 cm
Alte Pinakothek, Bayerische Staatsgemäldesammlungen, München

Im Zentrum des Bildes fällt als Kontrast zur dunkler gestalteten Umgebung die hell erleuchtete Figurengruppe der Maria mit dem Kind und dem ältesten der drei Könige ins Auge, der sich mit einer innigen Geste der Anbetung dem Kind nähert. Ungewöhnlich ist die versatzstückhafte Komposition des Bildes, die Kombination architektonischer Elemente wie der Treppe mit der hölzernen Hütte dahinter, die beiden angeschnittenen Rückenfiguren des Mohrenkönigs und des Pagen sowie die im Vordergrund scheinbar wahllos verstreuten Gegenstände.

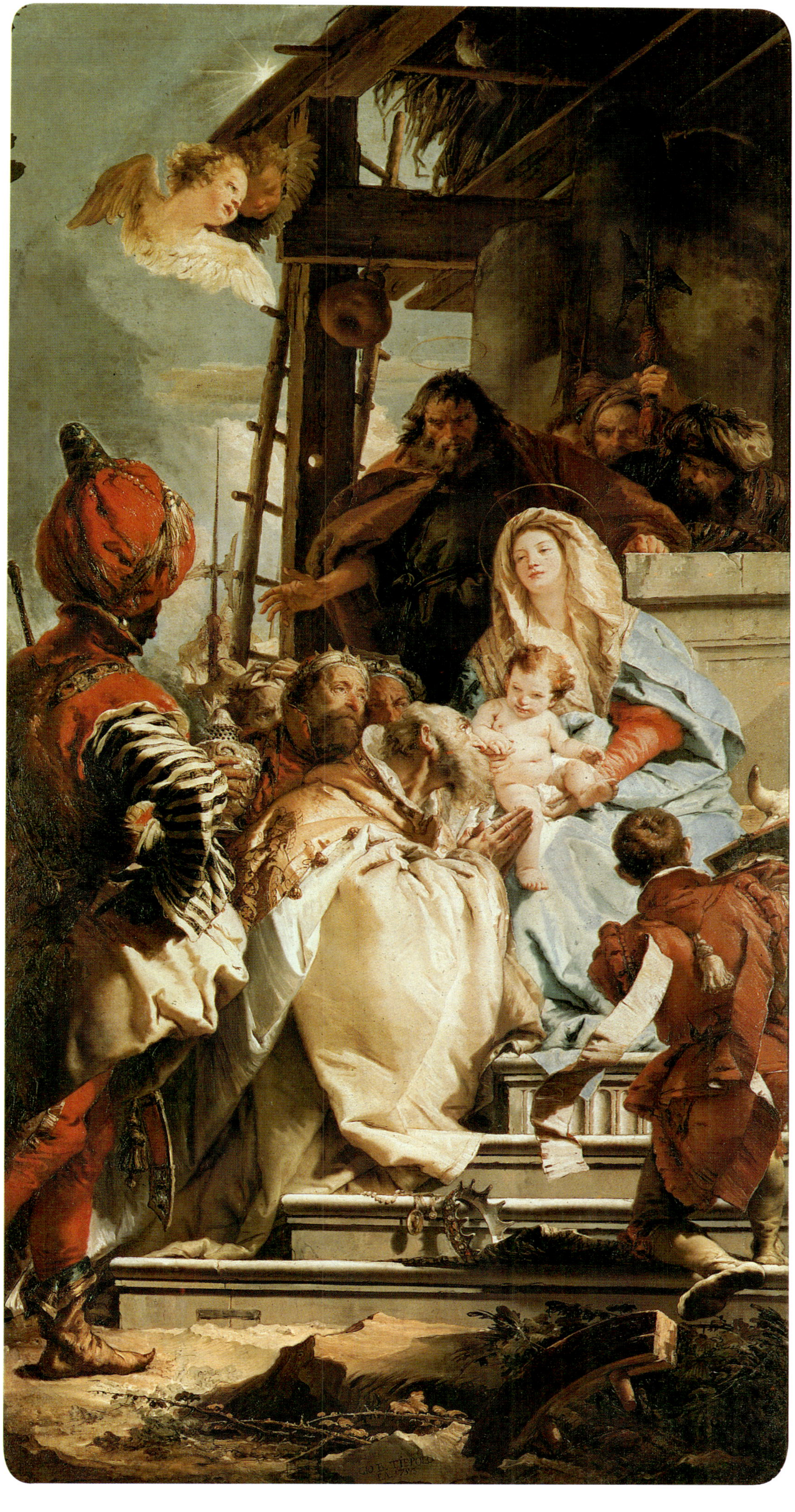

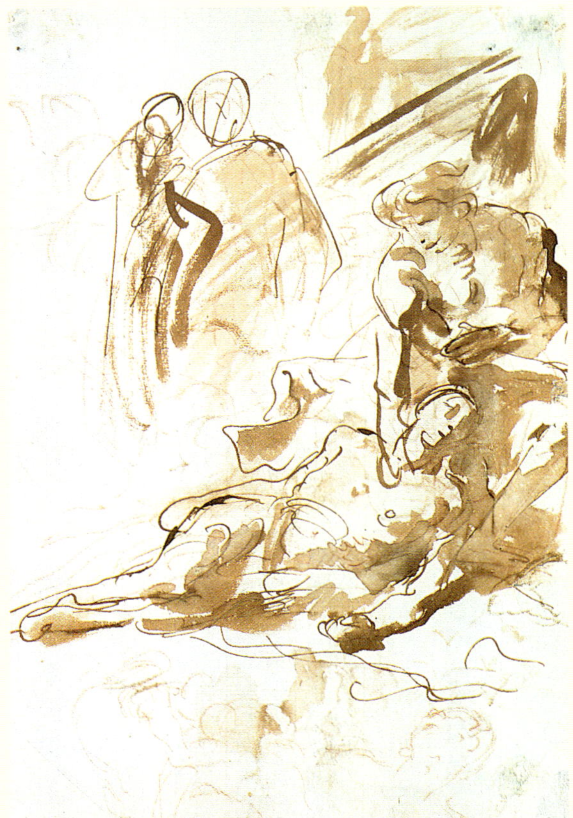

97 *Skizzen zu Apoll und Hyazinth,* um 1752–1753
Bister über Rötelvorzeichnung auf Hadernpapier,
32,4 × 22,2 cm
Victoria and Albert Museum, London

Die Zeichnungen auf der Vorder- und Rückseite des Blattes machen die Kompositionsfindung Tiepolos deutlich. Während auf der Rectoseite Hyazinth im oberen Teil der Zeichnung noch halb aufrecht sitzend dargestellt ist, gibt die kleinere Skizze im unteren Teil bereits das Lagerungsmotiv wieder. Diese wurde dann auf der (hier nicht sichtbaren) Rückseite des Blattes seitenverkehrt ausgeführt und präsentiert bereits die Grundzüge der Endfassung.

Tiepolos malerisches Talent, der vielgerühmte Eindruck der Virtuosität und Leichtigkeit seiner Werke, war in Wirklichkeit das Resultat seines zeichnerischen Könnens und seiner gründlichen Vorarbeiten. Die Zeichnungen entstanden überwiegend als Studien für große oder auch kleinere Aufträge, einige wurden jedoch auch für Sammlerzwecke ausgeführt und hatten einen eigenständigen Kunstwert. Nur einige der frühen Zeichnungen waren Studien nach lebenden Modellen. Dabei verwendete Tiepolo eine Vielzahl unterschiedlicher Zeichentechniken. Die meisten waren lavierte Bleistift- oder Federzeichnungen auf weißem Papier, andere wiederum auf blauem bzw. weißem Papier ausgeführte Zeichnungen in roter oder schwarzer Kreide mit Weißhöhungen (Abb. 97–99). Mit Lavierungen erzeugte er Raumtiefe und die körperliche Erscheinung der Figuren sowie die Schattierungen der Gegenstände.

Abgesehen von einem Frühstil läßt sich innerhalb seiner über dreitausend erhaltenen Zeichnungen, die er nie datiert hat, nur schwer eine Chronologie ermitteln. In den vierziger Jahren hatte er begonnen, einen eher skizzenhaften Zeichenstil zu entwickeln, dem er bis in die sechziger Jahre treu blieb. Dabei verwendete er gleichzeitig verschiedene Zeichenstilarten und Techniken nebeneinander, griff auf früheres zurück, machte stilistische Sprünge und variierte je nach Technik, so daß eine Datierung kaum möglich erscheint. Die Zeichnungen belegen auch seine ökonomische Arbeitsweise und präsentieren einen homogenen Formenkanon, Entwürfe von Figuren und Motiven, die er immer wieder auch in anderem Zusammenhang verwendete.

Seine großen Dekorationsprojekte, wie z. B. die Ausstattung der Würzburger Residenz, bereitete er durch eine beeindruckend große Zahl von Entwürfen und Studien vor, die einen erstaunlichen Werkprozeß dokumentieren. Die zum Teil sehr verschiedenen Kompositionsstudien enthielten oft unterschiedliche Alternativen zu ein und derselben Szene. Sie sind ein Beispiel für den Ideenreichtum und die Spontaneität, mit der Tiepolo sich einer Dekorationsaufgabe näherte.

Als Graphiker war der Künstler ebenfalls sehr versiert, obwohl er in diesem Medium nur selten gearbeitet hatte. Neben zwei frühen Einzelblättern und seinem Meisterwerk der *Anbetung der Könige* sind vor allem seine beiden Hauptwerke, die Zyklen der »Vari Capricci« und der »Scherzi di fantasia« von Bedeutung. Ihre Entstehungszeit ist umstritten, die Folge der »Capricci« erschien zuerst 1749 als Anhang von »Chiaroscuro«-Schnitten Antonio Maria Zanettis (1680–1757) und umfaßte zehn Radierungen. Eine eigenständige Publikation, in der die Serie ihren Titel erhielt, entstand erst 1785, nach Tiepolos Tod 1785 (Abb. 100). Die Serie von dreiundzwanzig Radierungen der »Scherzi di fantasia« entstand in den vierziger Jahren und wurde als abgeschlossener Zyklus 1773 von Giandomenico herausgegeben (Abb. 101, 102). Da die beiden Serien ohne Auftrag entstanden und Tiepolo selbst auch keinen großen Wert auf ihre Verbreitung legte, nahm man an, es handele sich dabei um Spielereien, bedeutungslose Übungen, die er zu seinem eigenen Vergnügen geschaffen habe.

In beiden Zyklen ist eine von hellem Licht erfüllte arkadische Welt gezeigt, in der nach dem Prinzip der Variation ein bestimmtes Repertoire von Figuren und gegenständlichen Motiven in immer neuer Form zusammengestellt ist. Doch weder der Ort des Geschehens noch die Identität der Figuren oder die Symbolik der Gegenstände, die oft an das Thema der Vergänglichkeit erinnern, lassen sich genau bestimmen. Stattdessen fordert die Zusammenstellung der ungewöhnlichen und widersprüchlichen Gegenstände den Betrachter heraus, der vergeblich nach einem Sinnzusammenhang sucht. Die Unverständlichkeit der Szenen ist ein Verstoß gegen geltende Regeln der Bildkonvention und wurde deshalb als freies Spiel der Phantasie, als »Capriccio« gewertet, dem der Künstler im Medium der Graphik ohne Kritik freien Lauf lassen konnte. Betrachtet man allerdings seine Auftragswerke wie z. B. die »Obeliskengruppe« im Asienfresko der Würzburger Residenz, so fällt auf, daß das gleiche Prinzip des »Capriccio« auch die Bildauffassung seiner monumentalen Freskenzyklen bestimmte und dort ebenfalls seine verwirrende, das Bildthema auflösende Wirkung entfalten konnte, was die programmatische Bedeutung dieser beiden graphischen Serien für das Gesamtwerk deutlich macht.

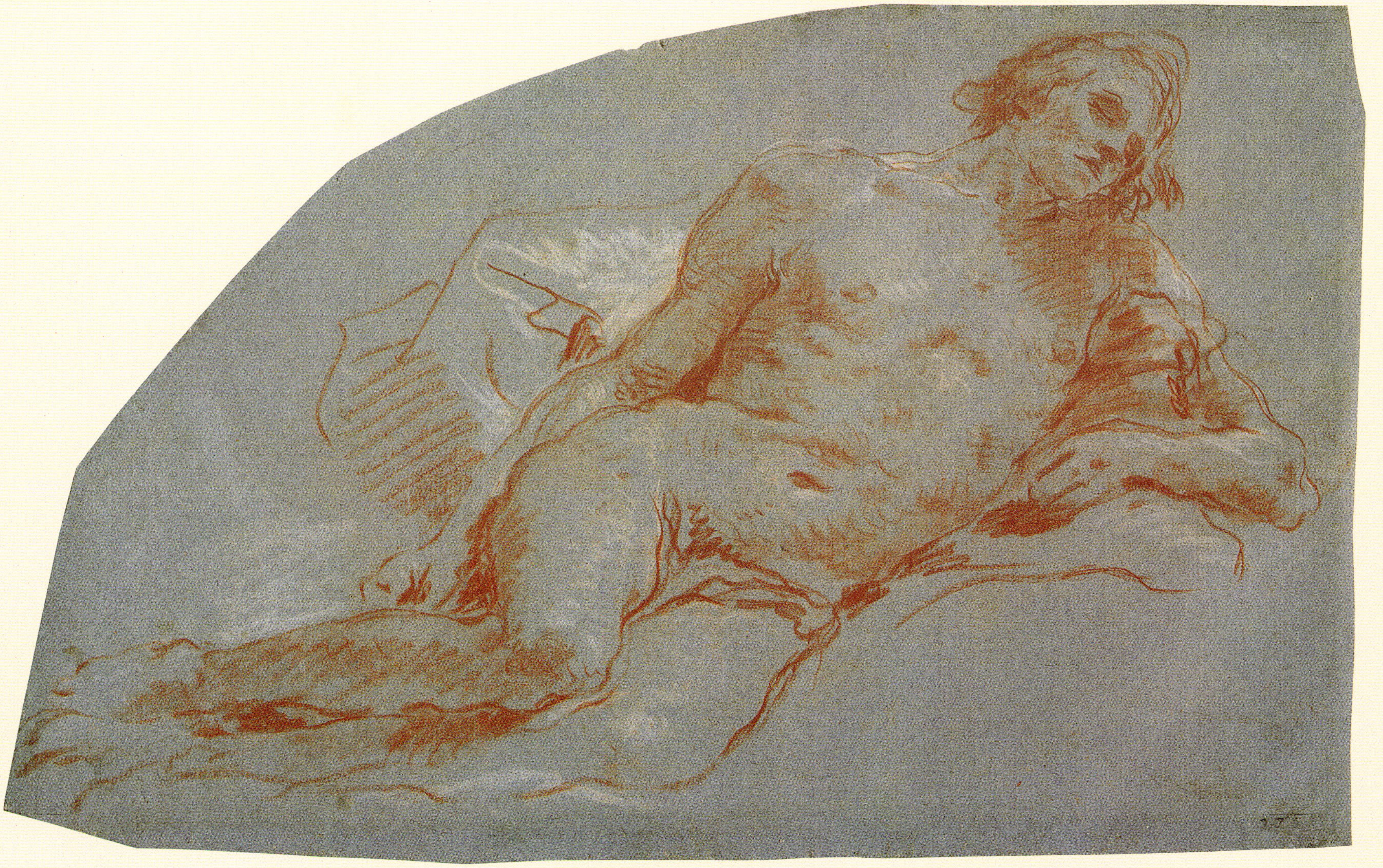

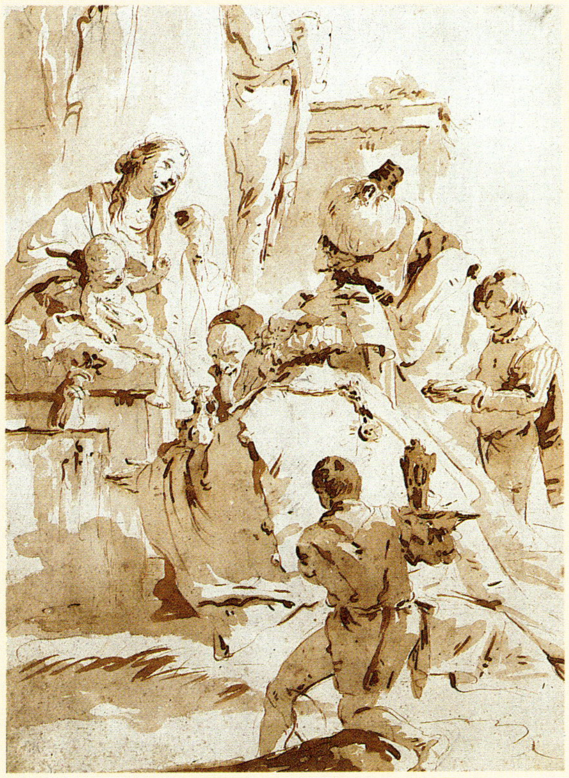

99 (links) *Anbetung der Könige,* um 1753
Feder und Pinsel in Braun, braun laviert, über Vorzeichnung in schwarzem Stift, 42 × 29,5 cm
Kupferstichkabinett, Staatliche Museen zu Berlin – Preußischer Kulturbesitz, Berlin

Bei dieser großartigen Kompositionszeichnung lassen sich zahlreiche Gemeinsamkeiten mit dem Altarbild gleichen Titels für das Kloster Schwarzach feststellen, auf dem die Szene allerdings seitenverkehrt erscheint. An den Korrekturen bei der Beinstellung des Knaben im Vordergrund zeigt sich, daß Tiepolo beim Zeichnen noch experimentierte.

98 (oben) *Nach rechts lagernder männlicher Akt,* um 1752–1753
Rötel, weiß gehöht, auf blauem Papier, 22,5 × 34,5 cm
Graphische Sammlung, Staatsgalerie, Stuttgart

Die Zeichnung ist eine Modellstudie für den Körper des Hyazinth, dessen Modellierung hier weitgehend aus verschiedenen Parallelschraffuren erfolgt. Im Gegensatz zum ausgeführten Werk wirkt der Dargestellte hier älter und weniger athletisch. Er erinnert mehr an eine Studie für einen »toten Christus« als an den sterbenden Hyazinth.

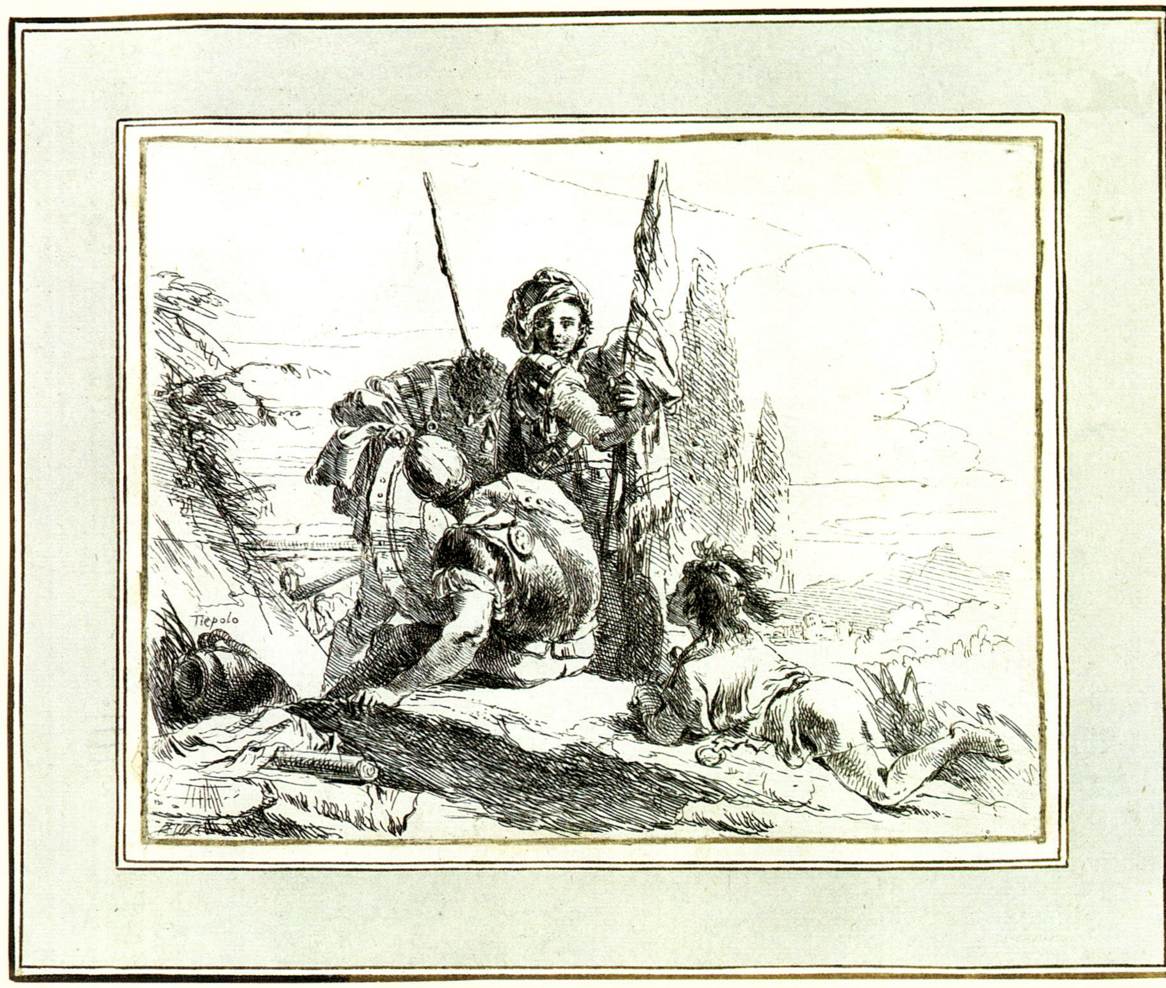

100 *Soldaten und ein Junge in einer Landschaft,* um 1743
Radierung, 14,2 × 17,5 cm
Harris Brisbane Dick Fund, The Metropolitan Museum of Art, New York

In einer nur mit wenigen Strichen skizzierten Landschaft ist eine Gruppe von drei Soldaten im Zentrum des Bildes dargestellt, vor denen ein Junge bäuchlings im Gras liegt und sie betrachtet. Während zwei der Soldaten einen Schild zu untersuchen scheinen, steht der dritte aufrecht genau in der Bildmitte, hält eine Flagge und fixiert den Betrachter mit seinem jungenhaften Gesicht. Wie die anderen Szenen der »Capricci« handelt es sich hier um die Kombination verschiedener rätselhafter Elemente, für die man vergeblich nach einer Erklärung sucht.

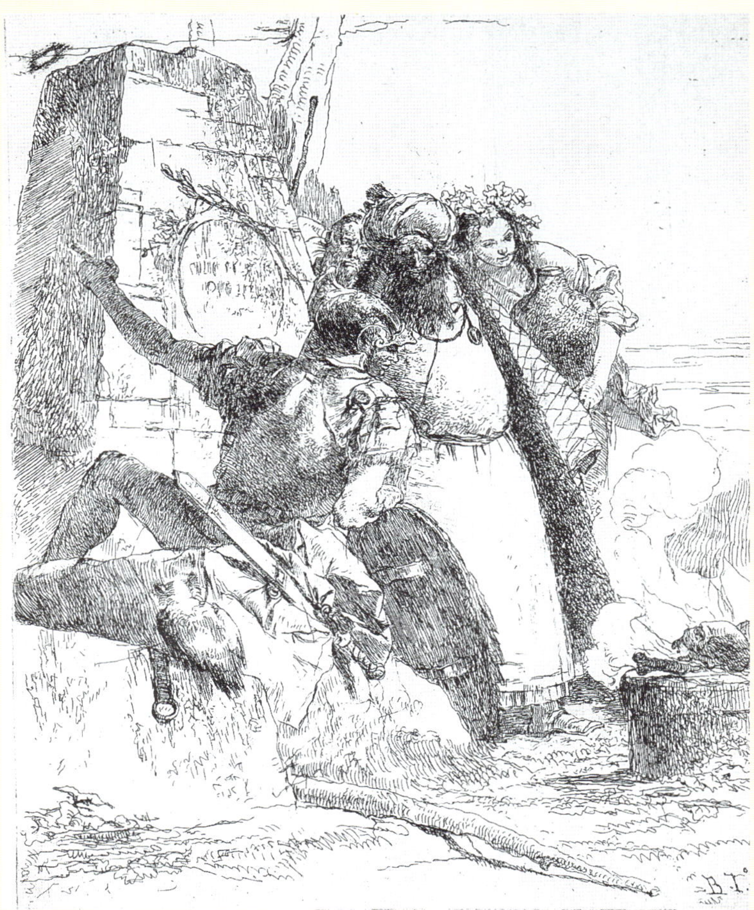

101 *Ein Krieger, ein Weiser und eine Bacchantin betrachten einen brennenden Schädel,* um 1778
Radierung, 22,2 × 17,8 cm
Graphische Sammlung, Museum der Bildenden Künste, Leipzig

Vor einer steinernen Pyramide, die an ein Grabmal erinnert, stehen der orientalisch gekleidete Weise und die Bacchantin, während der Krieger neben ihnen sitzt und in den Hintergrund deutet. Alle drei betrachten den brennenden Schädel am rechten unteren Bildrand. Auch hier stammen die verschiedenen Bildelemente aus unterschiedlichen Bedeutungszusammenhängen. Die bizarre, kunstvolle Komposition steht im Vordergrund, ein tieferer Sinn ist nicht beabsichtigt.

102 *Orientalischer Bauer und seine Familie,* um 1778
Radierung, 22,2 × 17,3 cm
Graphische Sammlung, Museum der Bildenden Künste, Leipzig

Am Fuß eines Baumes neben einem sarkophagähnlichen Steinblock sitzen ein orientalischer Bauer und seine Frau, die ihren Sohn auf dem Schoß hält. Hinter ihnen sieht man den Kopf einer Kuh, auf einem abgestorbenen Ast darüber sitzt eine Eule, im Vordergrund sind verschiedene Gegenstände und ein Köcher mit Pfeilen verstreut. Auch hier bleibt die Zusammenstellung der symbolträchtigen Gegenstände rätselhaft.

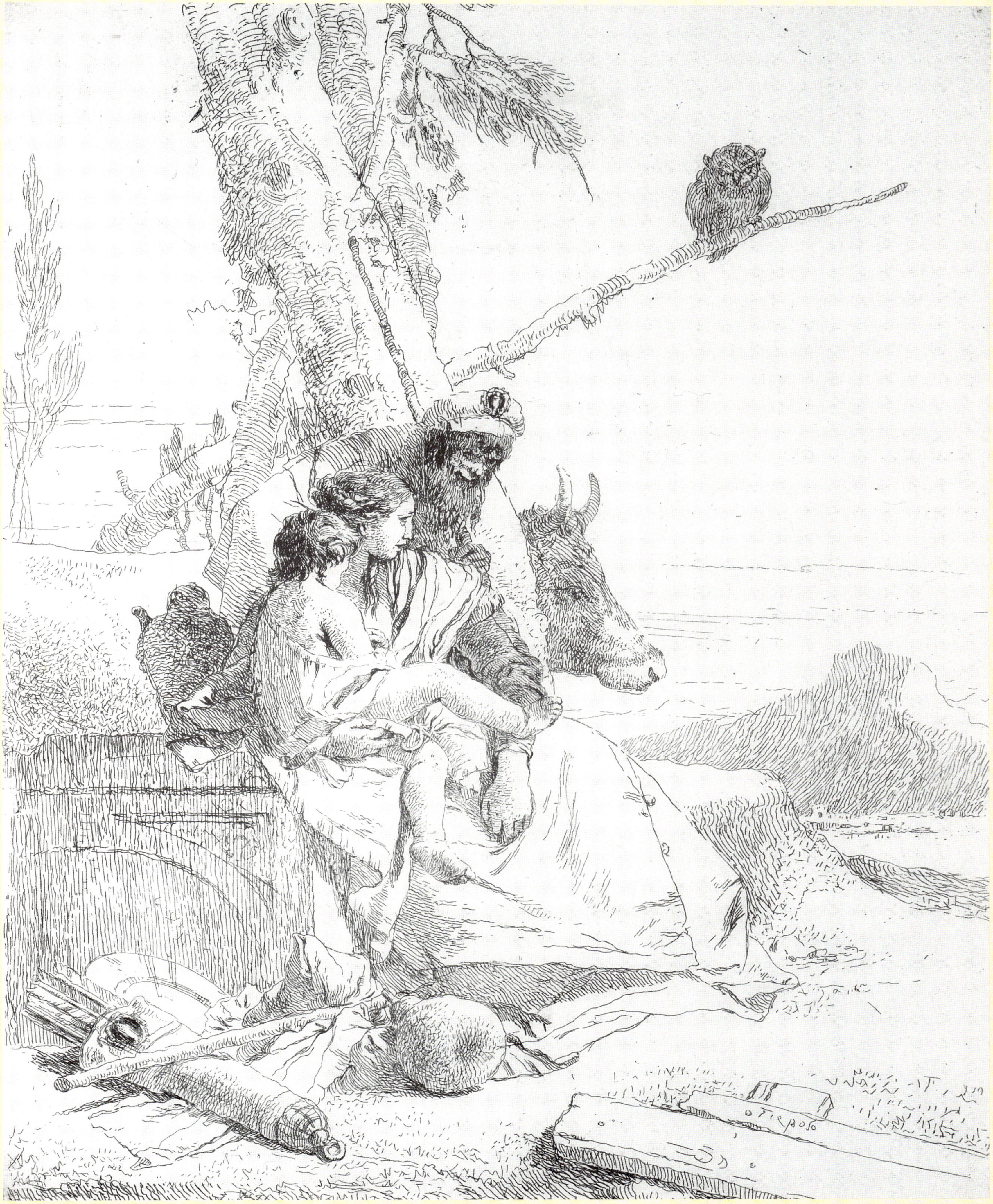

Tätigkeit in Venedig und Umgebung 1754–1761

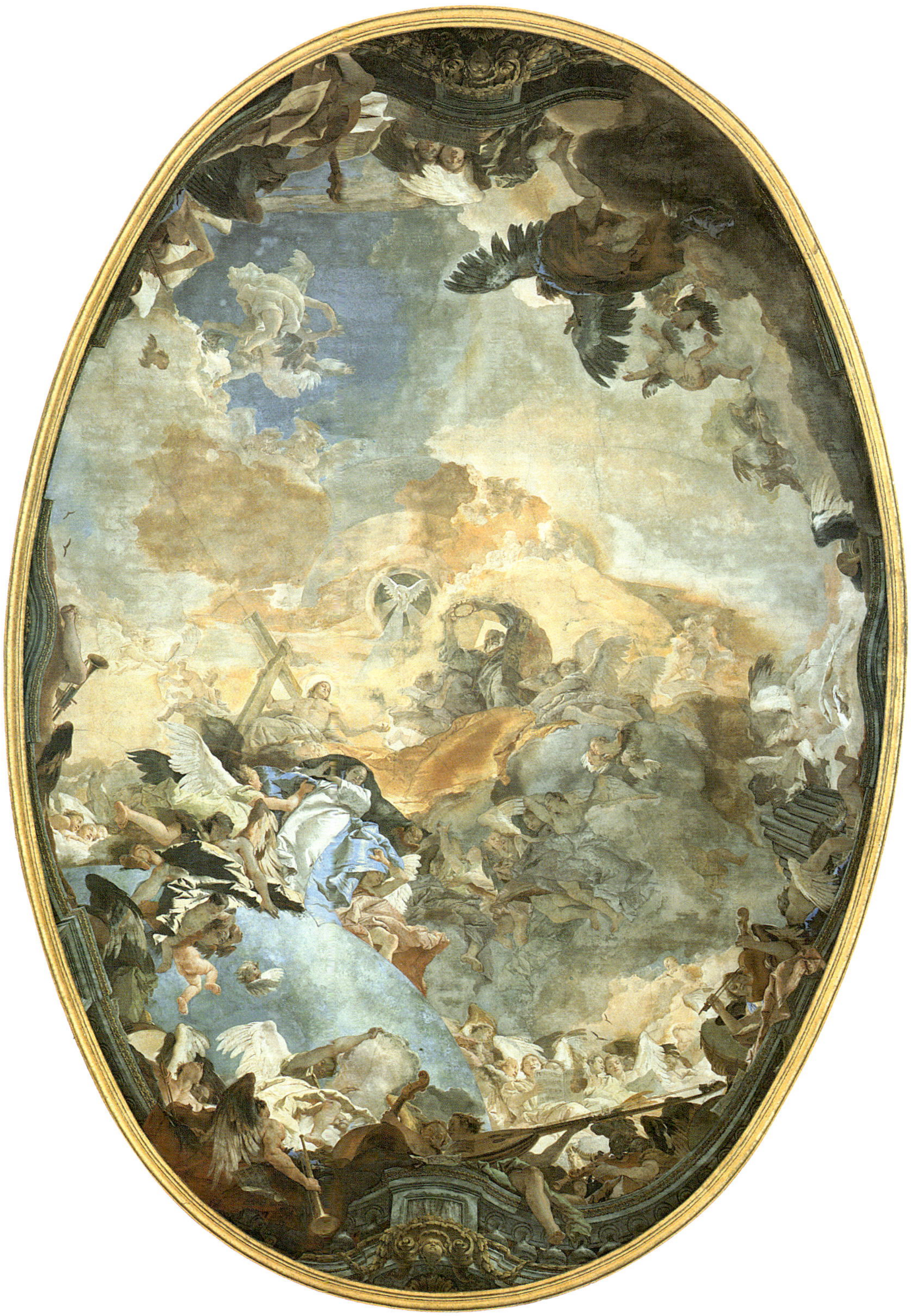

Nach seiner Rückkehr in die Lagunenstadt hatte Tiepolo gleich wieder mehrere Aufträge zu erfüllen. 1754 wurde sein Altarbild *Die Jungfrau Maria erscheint dem Hl. Johannes Nepomuk* in der Kirche San Polo in Venedig enthüllt. Das Werk ist charakteristisch für die Zeit, die dem Würzburgaufenthalt folgte. Tiepolo verzichtete hier auf die Architekturstaffage im Hintergrund, die seine Kompositionen sonst festigte, und präsentierte die Figuren scheinbar gewichtslos im Raum schwebend. Man nimmt an, daß die außergewöhnlich massiven und dunkelfarbigen Wolken des Gemäldes eine Hommage an den kurz zuvor, am Tag des Hl. Nepomuk, verstorbenen Maler Piazzetta sind. Die Darstellung der Madonna verweist auf Raffaels (1483–1520) berühmte Sixtinische Madonna, die seit 1740 den Altar von San Polo geschmückt hatte und 1754 von August III. von Sachsen für die Dresdner Gemäldegalerie erworben wurde.

Das größte malerische Projekt dieser Zeit und auch der letzte große kirchliche Auftrag für Tiepolo in Venedig war die Ausstattung der Chiesa della Pietà, die 1745 von Giorgio Massari erbaut worden war. Im Laufe des Jahres 1754 entstanden das monumentale Deckenfresko der *Krönung der Maria Immaculata* (Abb. 103) sowie die drei kleineren Fresken *Die kirchlichen Tugenden, David und der Engel, Die Stärke und der Frieden* (heute zerstört). Wahrscheinlich diente das am Rand mit einer großen Zahl von musizierenden Engeln versehene zentrale Deckenfresko der Marienkrönung als Lob der Musik und damit als Anspielung auf die in der Kirche aufgeführten Konzerte eines berühmten Musikinstituts aus der Nachbarschaft.

1755 war Tiepolo zusammen mit anderen Künstlerkollegen an der Abfassung der Statuten für die Kunstakademie zu Padua beteiligt und wurde 1756–1758 deren erster Präsident.

1757 wurde Tiepolo zusammen mit seinem Sohn Giandomenico nach Vicenza gerufen, um dort die Räume der Villa Valmarana und des dazugehörigen Gästehauses, der sog. »Foresteria«, mit Fresken auszustatten. Auftraggeber war Graf Giustino Valmarana, ein Gelehrter und Theaterliebhaber und darüber hinaus ein entfernter Verwandter Niccolò Loschis, in dessen Villa Tiepolo 1734 gearbeitet hatte. In der Villa Valma-

Giovanni Domenico Tiepolo wurde am 30. August 1727 in Venedig als Sohn von Giambattista Tiepolo und seiner Frau Cecilia Guardi geboren. Zu Beginn der vierziger Jahre des 18. Jahrhunderts trat er in die Werkstatt des Vaters ein und begann zunächst damit, dessen Zeichnungen und Stiche zu kopieren.

1747 malte der inzwischen Zwanzigjährige einen eigenständigen Zyklus von vierzehn Bildern, die sog. »Kreuzwegstationen« für das Oratorium des Gekreuzigten in San Polo in Venedig, wo sie sich auch heute noch befinden. Er vermied dabei jede Art von großartig-dramatischer Darstellungsweise, die oft die theatralischen Inszenierungen seines Vaters auszeichnen. Stattdessen schuf er stille, intime Szenen, die das Leiden Christi, die Trauer seiner Jünger und die kühle und distanzierte Beobachtung der Zuschauer porträtieren.

In den Jahren zwischen 1750 und 1770 war Giandomenico der engste Mitarbeiter seines Vaters, ohne den Giambattista niemals die große Zahl von Aufträgen in dieser Geschwindigkeit hätte erledigen können. Zugleich arbeitete Giandomenico auch als unabhängiger Künstler, wobei die beiden Rollen manchmal nicht ganz klar voneinander zu trennen waren.

Zwischen 1750 und 1753 war er maßgeblich an der Ausführung der Fresken in der Würzburger Residenz beteiligt, schuf aber zugleich eine große Zahl eigenständiger Werke wie z. B. *Das Zeltlager* (Abb. 107), das heute im Mittelrheinischen Landesmuseum in Mainz aufbewahrt wird oder *Das letzte Abendmahl* (Abb. 106), das sich heute in der Staatsgalerie in der Residenz Würzburg befindet. Seine Werke zeichnen sich durch eine einfache und direkte Malweise aus, sowohl das Bildthema betreffend, wie z. B. im *Menuett* (heute im Musée du Louvre in Paris), das die Freude an einem ländlichen Tanz illustriert (Abb. 104), als auch die Komposition, da die Bilder oft sehr schlichte Figurenkonstellationen aufweisen.

An der Zusammenarbeit mit seinem Vater 1757 in der Villa Valmarana läßt sich ablesen, wie erfolgreich Giandomenico gleichzeitig als Assistent Giambattistas und als unabhängiger Künstler arbeiten konnte. Während er selbst im Gästehaus der Villa, der sog. »Foresteria«, einfache, lyrische Szenen in fernen Ländern, höfische Ausflüge und ländliche Vergnügungen illustrieren konnte (Abb. 105), hatte er offensichtlich keine Mühe, gleichzeitig mit seinem Vater die großen Themen der epischen Dichtung in der Villa auszuführen.

Obwohl er in seinen eigenen Bildern längst einen eigenständigen Stil entwickelt hatte, sind bei gemeinsamen Arbeiten die Partien von Vater und Sohn oft schwer zu unterscheiden. In Spanien, wohin er seinen Vater 1762 begleitet hatte, war er überwiegend als dessen Mitarbeiter tätig.

Die bedeutendsten Werke Giandomenicos entstanden, als er nach dem Tod des Vaters nach Venedig zurückgekehrt war. *Abraham und die drei Engel* (1773) und das großformatige Werk *Bau des trojanischen Pferdes* (1773–1774) zeigen die Fortführung der Tradition venezianischer Monumentalmalerei. Von 1780–1783 war er Präsident der Venezianischen Akademie. 1775 entstand das Fresko *Die Apotheose der Familie Giustiniani* an der Decke der Sala del Maggior Consiglio im Dogenpalast. In seinem Œuvre spielten Genredarstellungen und Gauklerszenen, die von leicht ironischem Unterton bis zur bizarren Satire reichen, eine zunehmende Rolle.

Seinen persönlichsten Ausdruck fand sein Werk in den späten neunziger Jahren in der Freskendekoration seines eigenen Landhauses in Zianigo, die sich heute in der Ca' Rezzonico in Venedig befindet. Die tanzenden, sich überschlagenden und herumtollenden Pulcinelli zeigen sein Talent für Bewegungsstudien und Theatereffekte. Neben der Malerei war Giandomenico vor allem ein bedeutender Zeichner und Kupferstecher. Eine seiner ersten Serien waren die Stiche nach den Kreuzwegstationen in San Polo in Venedig. 1749 entstand die Serie der *Flucht nach Ägypten* und 1770 die *Raccolta di teste* mit sechzig Darstellungen von Köpfen im Stil der Patriarchen nach Vorbildern Giambattistas. In den neunziger Jahren führte er über zwanzig Szenen aus dem täglichen Leben aus und kontrastierte dabei komische Figuren mit normalen Lebensereignissen, burleske Episoden ebenso wie anrührende und überzeugende alltägliche Darstellungen. Am 3. März 1804 starb er in Venedig.

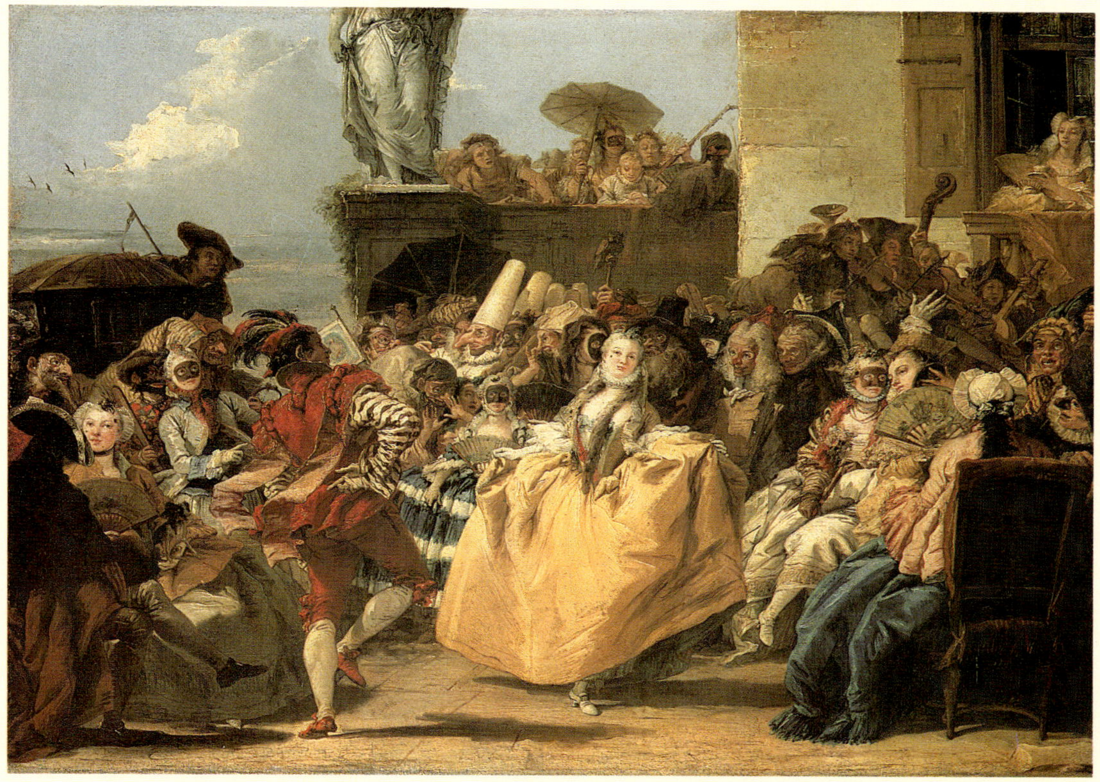

104 (oben) Giovanni Domenico Tiepolo
Das Menuett, um 1765
Öl auf Leinwand, 75,5 × 120 cm
Musée du Louvre, Paris

Dieses ländliche Fest ist eines der Meisterwerke aus Giandomenicos Schaffenszeit. Es zeigt verschieden kostümierte Menschen, die sich im Freien vor einer nicht näher bestimmbaren Architekturkulisse versammelt haben. Etwa in der Mitte des Bildes ist die Rückenfigur eines Mannes zu sehen, der gerade den Tanz mit einer festlich gekleideten Dame begonnen hat. Von dieser Szene leitet sich wohl der Bildtitel ab, der ansonsten das tatsächliche Geschehen nur vage umschreibt. Ein tieferer Sinn ist bei diesem Thema allerdings auch nicht vorgesehen, sondern nur die Darstellung heiterer Lebensfreude.

103 (links) *Die Krönung der Maria Immaculata*, 1754
Fresko, 1320 × 700 cm
Santa Maria della Visitazione (Pietà), Venedig

Das Fresko beeindruckt vor allem durch seine Vielzahl von Figuren, die besondere Lichtführung vom dunkler gehaltenen Rand zur hell erstrahlenden Mitte sowie durch die enorme Tiefenwirkung. Maria ist in starker Untersicht gezeigt und steht auf der Weltkugel. Links oberhalb von ihr sitzt Christus mit dem Kreuz, während Gottvater rechts eine Krone bereithält. Leicht aus dem Bildzentrum nach links versetzt erscheint die Taube, Symbol des Heiligen Geistes. Das Thema der Marienkrönung tritt angesichts der unzähligen musizierenden Engel fast hinter das Thema der Musik zurück, das auf die Kirche als Ort bedeutender Konzerte Bezug nimmt.

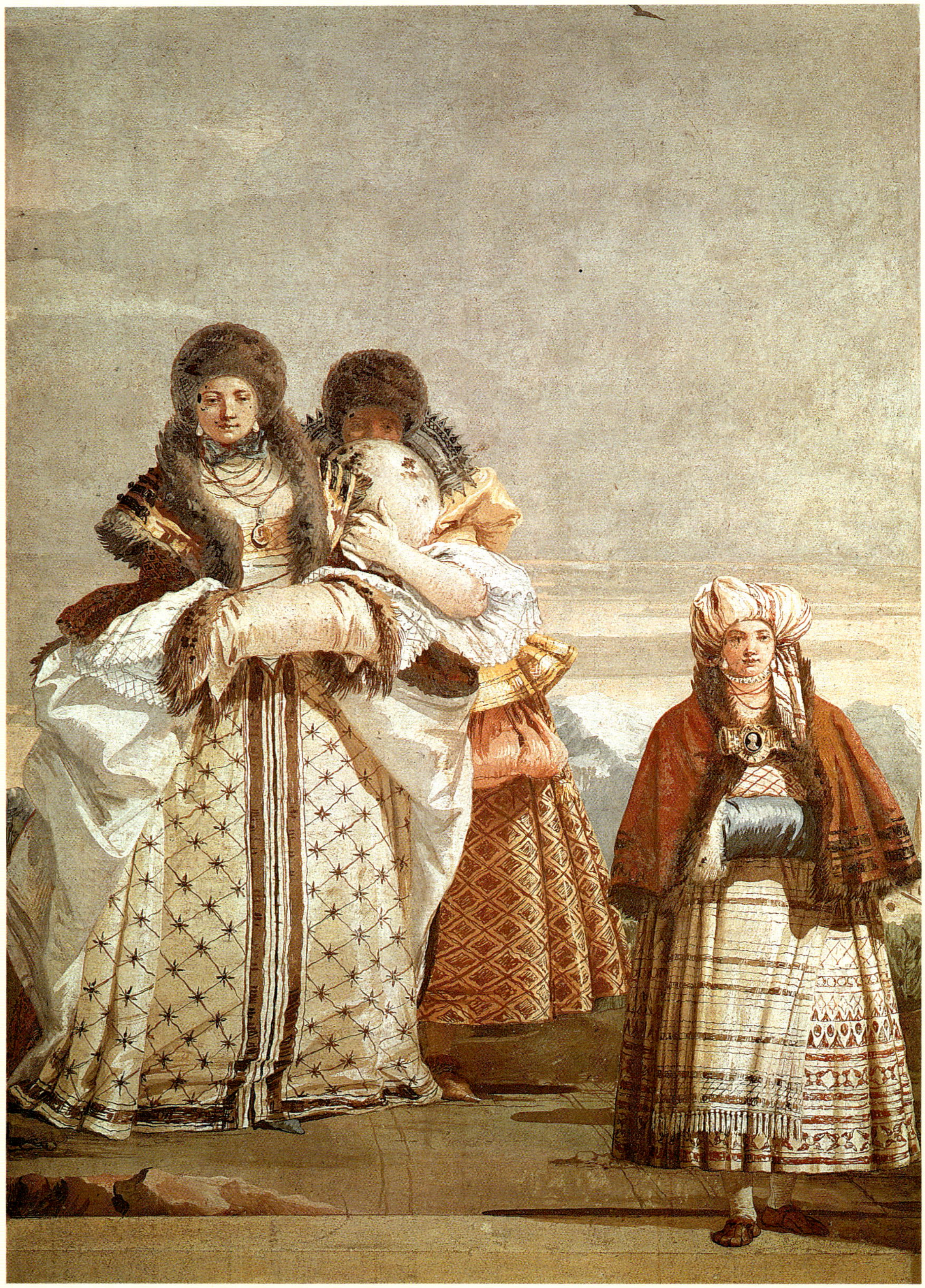

105 Giovanni Domenico Tiepolo
Der Winterspaziergang, 1757
Fresko
Foresteria, Villa Valmarana, Vicenza

Die Szene befindet sich im sog. »gotischen Pavillon« (in Anlehnung an die von Mengozzi, gen. »Colonna« ausgeführte Rahmung aus fingierten gotischen Architekturelementen) in der Foresteria der Villa Valmarana. Das als illusionistischer Durchblick in die Natur gestaltete Fresko zeigt die stark vereinfachte Komposition dreier festlich gekleideter Frauen, die frontal auf den Betrachter zukommen. Von der Andeutung einiger Berge an dem sehr tiefliegenden Horizont und der Silhouette einiger Vögel im oberen Teil abgesehen, besteht der Hintergrund nur aus leerer Himmelsfläche.

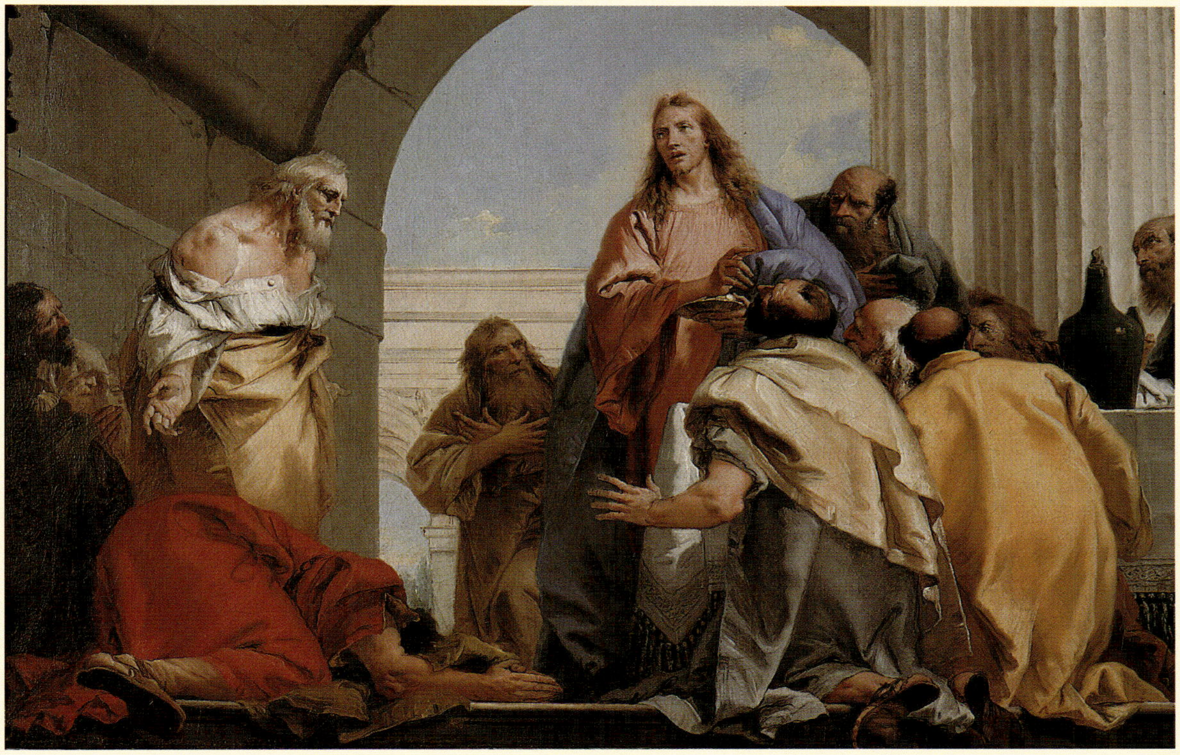

106 Giovanni Domenico Tiepolo
Das letzte Abendmahl, 1752
Öl auf Leinwand, 99,2 × 150 cm
Staatsgalerie in der Residenz, Bayerische Staatsgemäldesammlungen, Würzburg

Dargestellt ist das letzte Abendmahl vor dem Tod Christi. Christus im Zentrum des Bildes segnet den vor ihm Knienden, nachdem er ihm das Brot gegeben hat. Die Szene stellt einen deutlichen Bezug zu der während des Meßopfers vollzogenen Wandlung von Brot in den Leib Christi dar und ist ein Symbol für das Sakrament der Eucharistie. Die am Boden liegende Figur symbolisiert die Anteilnahme und Ergriffenheit der Jünger, von denen nur Jakobus am linken Bildrand durch sein Attribut, die Muschel, näher gekennzeichnet ist. Die stehende Figur in weißem Gewand links ist wahrscheinlich Petrus, während der bärtige Mann rechts hinter Christus dem Darstellungstypus des Paulus entspricht.

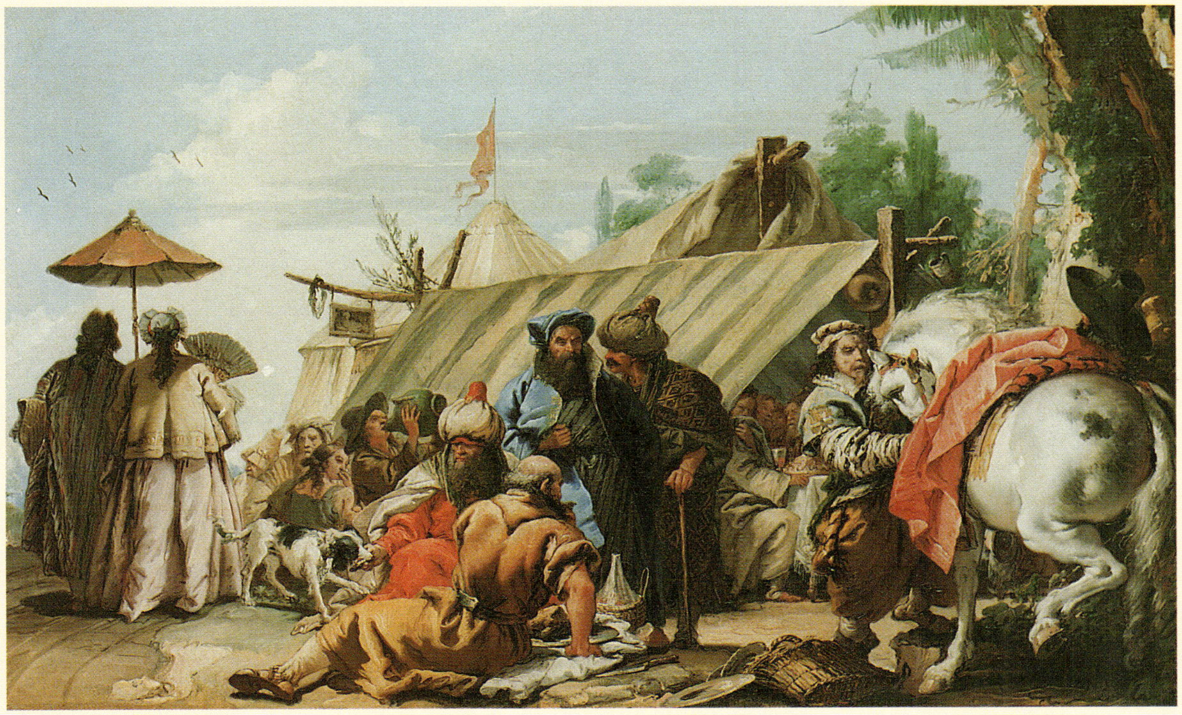

107 Giovanni Domenico Tiepolo
Das Zeltlager, um 1752
Öl auf Leinwand, 76 × 120 cm
Mittelrheinisches Landesmuseum, Mainz

Das Bild ist das früheste »Fantasiestück«, das von Giandomenico bekannt ist und zeigt verschiedene Personen aus unterschiedlichen Kultur- und Themenkreisen in der Kleidung verschiedener Jahrhunderte, die sich zu einem nicht näher bestimmbaren Ereignis zusammengefunden haben. Die Anregung für Themen, die nicht mehr an mythologischen, historischen oder christlichen Bildgegenständen orientiert sind, hatte er in den »Capricci« und »Scherzi« seines Vaters gefunden. Die Zusammenstellung der Figuren beruht auf unterschiedlichen Quellen, und er bedient sich dabei mehrerer Motive, die dem Repertoire Giambattistas entlehnt sind.

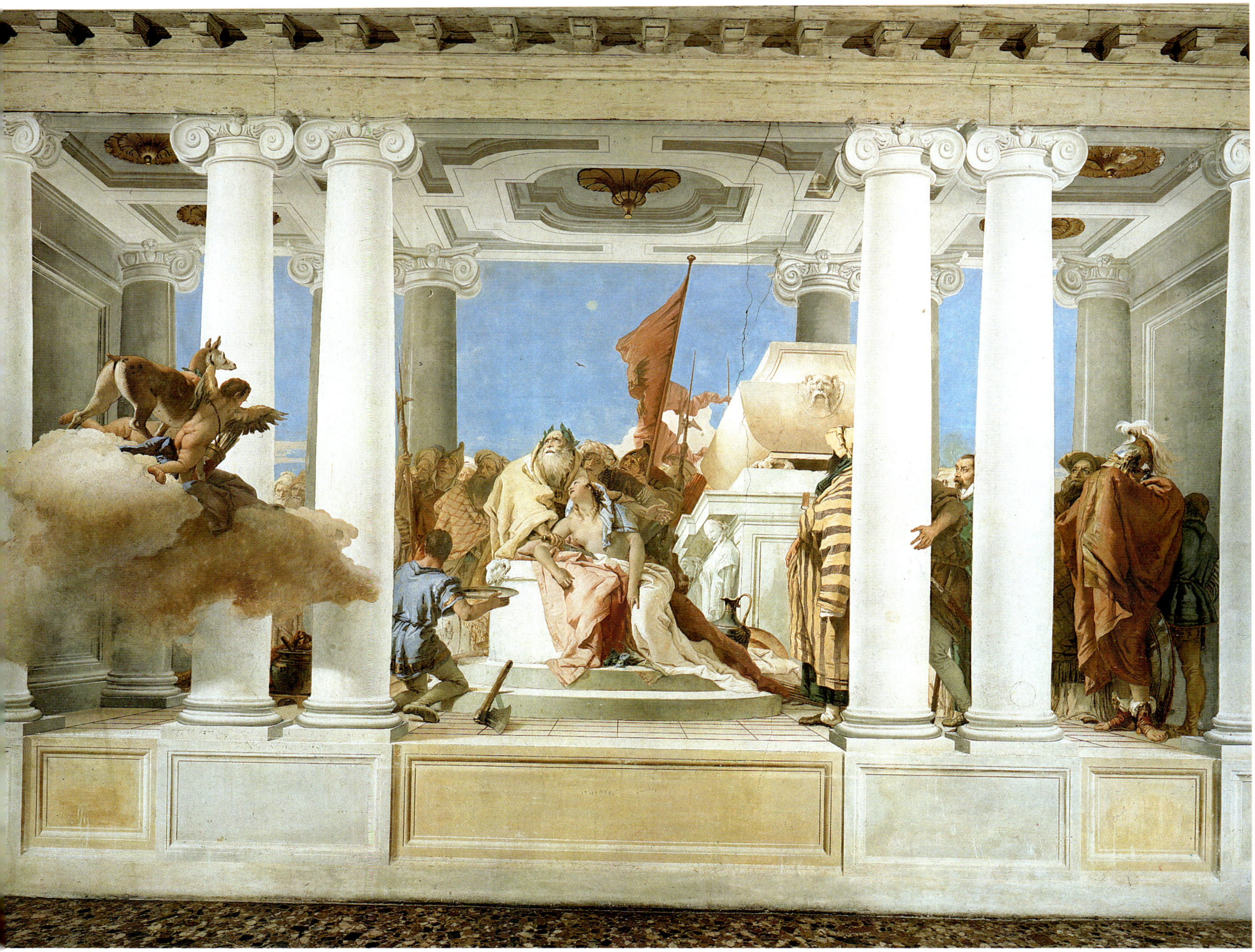

108 *Die Opferung der Iphigenie,* 1757
Fresko, 350 × 700 cm
Villa Valmarana, Vicenza

Die Opferung der Iphigenie vollzieht sich in einer illusionistischen Säulenhalle, die dem Betrachter teilweise die Sicht auf die Szene verwehrt. In der Mitte des Bildes liegt Iphigenie auf dem Altar, der Priester hat schon das Messer angesetzt, doch die von Diana gesandte rettende Hirschkuh schwebt bereits in Begleitung zweier Putten auf einer Wolke von links in Richtung Altar. Etwas isoliert am rechten Bildrand steht Agamemnon mit verhülltem Haupt, um den Tod der Tochter nicht mitansehen zu müssen. Als Zuschauer hat Tiepolo Krieger und Orientalen versammelt, von denen einer mit dem Arm eine Säule umfaßt und damit den Illusionismus der Scheinarchitektur perfekt macht.

rana freskierte Tiepolo das Vestibül und vier Erdgeschoßräume, während sein Sohn Giandomenico die Dekoration im angrenzenden Gästehaus ausführte. Giandomenicos heitere, genrehafte Szenen von Bauern und Händlern sollten einen deutlichen Kontrast zu Giambattistas noblen und tragischen Themen in der Villa markieren, die berühmten griechischen, römischen und italienischen literarischen Vorlagen entnommen waren. Homers (ca. 750 – 650 v. Chr.) »Ilias«, Vergils (70 – 19 v. Chr.) »Aenaeis«, Ariosts (1474 – 1533) »Orlando furioso« und Tassos (1544 – 1595) »Gerusalemme liberata« bildeten die Grundlage der verschiedenen Szenen, die wegen der engen, fast intimen Raumverhältnisse nur mit einer begrenzten Anzahl von Figuren und in einer gewissen Schlichtheit erzählt werden.

Der Besucher der Villa betritt zuerst das Vestibül und ist überrascht von der illusionistischen Öffnung der rechten Wand mit einem beeindruckenden Portikus, hinter dem die Szene von Iphigenies Opferung dargestellt ist (Abb. 108). Um die Götter zu besänftigen und Wind für die Abfahrt der Schiffe nach Troja zu erhalten, mußte Agamemnon seine Tochter opfern, die im Zentrum des Freskos vor dem Altar des Hohenpriesters kniet. Die rechte Seite zeigt Agamemnon, sich das Haupt verhüllend, um die grauenvolle Szene nicht mitansehen zu müssen. Er sieht deshalb nicht die auf der linken Seite heranschwebende Wolke, auf der eine Hirschkuh sitzt, die von der an der Decke des Raumes zusammen mit dem Windgott Aeolus dargestellten Göttin Diana aus Mitleid mit Iphigenie gesandt wurde, um sie anstelle des Mädchens zu opfern. An den Sei-

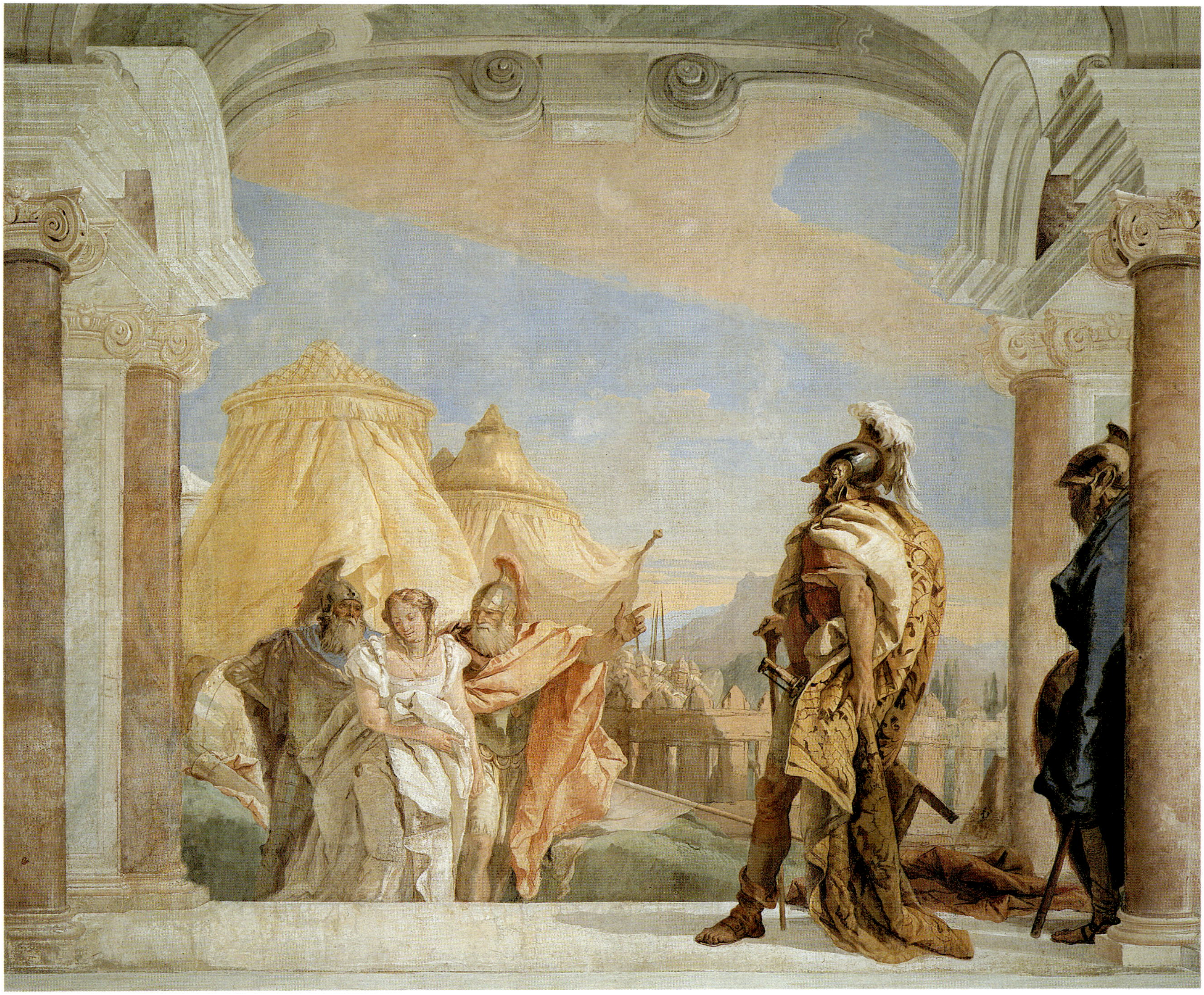

tenwänden des Eingangs sind Soldaten und Schiffe als Hinweis auf die Abreise der griechischen Flotte dargestellt (Abb. 110, 111). Vier monochrome Allegorien der Flüsse vervollständigen die Dekoration des Vestibüls.

Das Thema der erfüllten und unerfüllten Liebe bestimmt die Fresken der vier angrenzenden Räume. An den Wänden im Homer-Saal wird die unglückliche Liebe von Achill zur Sklavin Briseis erzählt (Abb. 109, 112, 114), während im zentralen Deckenfresko die Göttin Minerva mit Putten erscheint. Die Wandszenen spielen sich wieder in einer Art vorgetäuschten Loggienarchitektur ab, die eine Öffnung des Raumes ins Freie vorgibt und in der die Protagonisten wie auf einer Bühne agieren.

Die erfüllte Liebe zwischen Angelica und Medor, ergänzt durch die Szene der Befreiung Angelicas durch Ruggero, ist Thema des Ariost-Saales (Abb. 113, 116). An der Decke ist der von Putten gezogene Karren Amors dargestellt, auf dem der Liebesgott mit verbundenen Augen fährt. In den Wandszenen wurde diesmal auf illusionistische Durchblicke verzichtet und eine geschwungene Rahmung gewählt. Auch im Vergil-Saal sind die Szenen durch einen festen Rahmen begrenzt. Drei Episoden aus dem Leben des Aeneas erscheinen an den Wänden (Abb. 117, 119, 120). Eine Darstellung der *Schmiede des Vulkan* an der Kaminwand wurde wahrscheinlich von Giandomenico ausgeführt, ebenso wie die Medaillons mit antiken Szenen und zwei Supraporten mit allegorischen Figuren. An der Decke befand sich das 1944 zerstörte Fresko *Triumph der Venus.*

Der letzte Saal ist mit Episoden aus der Liebesgeschichte von Rinaldo und Armida dekoriert – inzwi-

109 *Eurybates und Talthybios führen Briseis zu Agamemnon,* 1757
Fresko, 300 × 280 cm
Villa Valmarana, Vicenza

Nachdem Agamemnon Chriseis, die Tochter eines Apoll-Priesters, wieder freilassen mußte, ließ er sich stattdessen die Lieblingssklavin Achills, Briseis, aushändigen. Die Darstellung zeigt in einer Art Loggia im Vordergrund Agamemnon in Herrscherpose, die Sklavin erwartend, die von zwei Soldaten zu ihm heraufgebracht wird. Im Hintergrund erscheinen die Zelte des griechischen Heeres. Der dargestellte Landschaftsausblick vervollständigt die Szenerie.

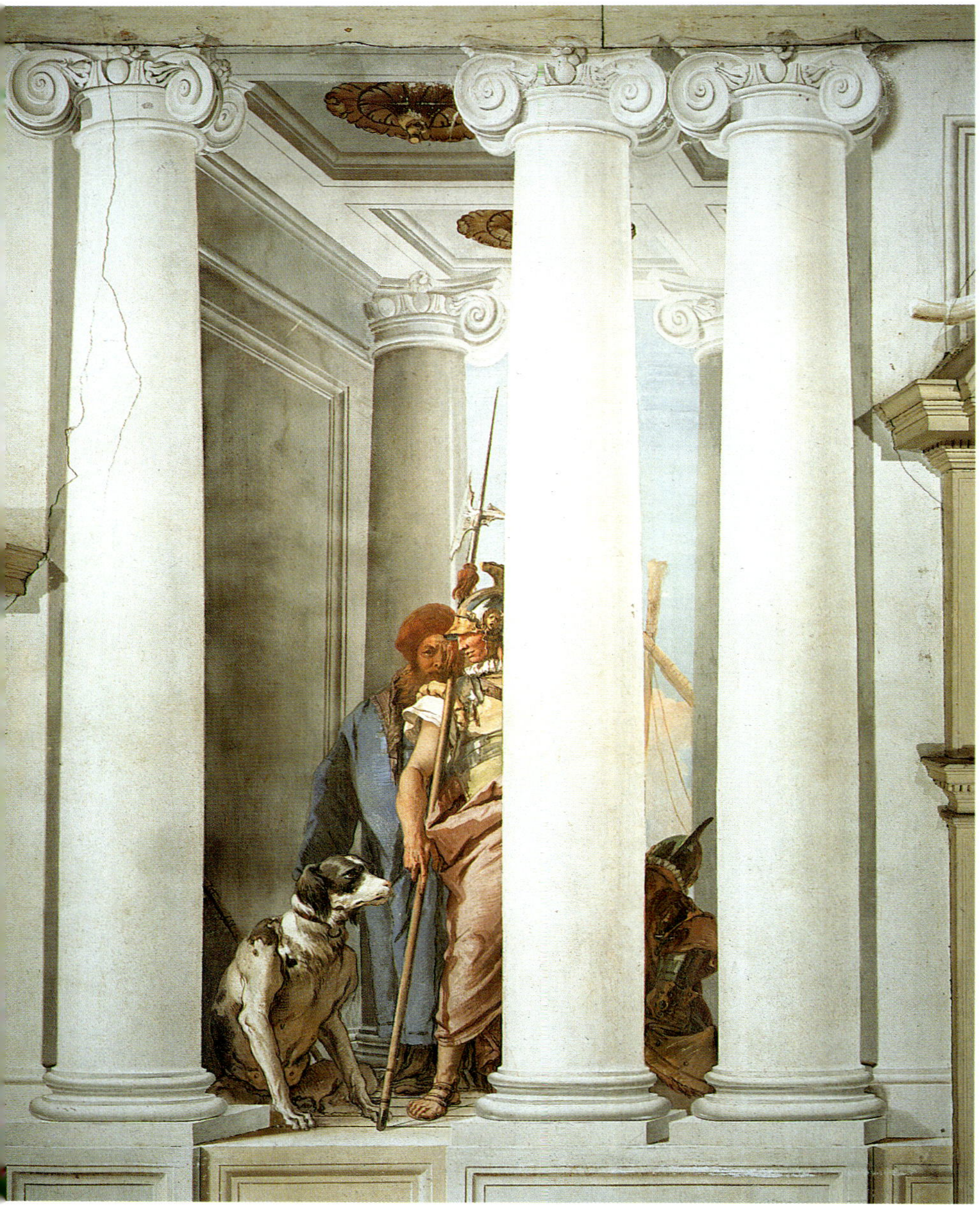

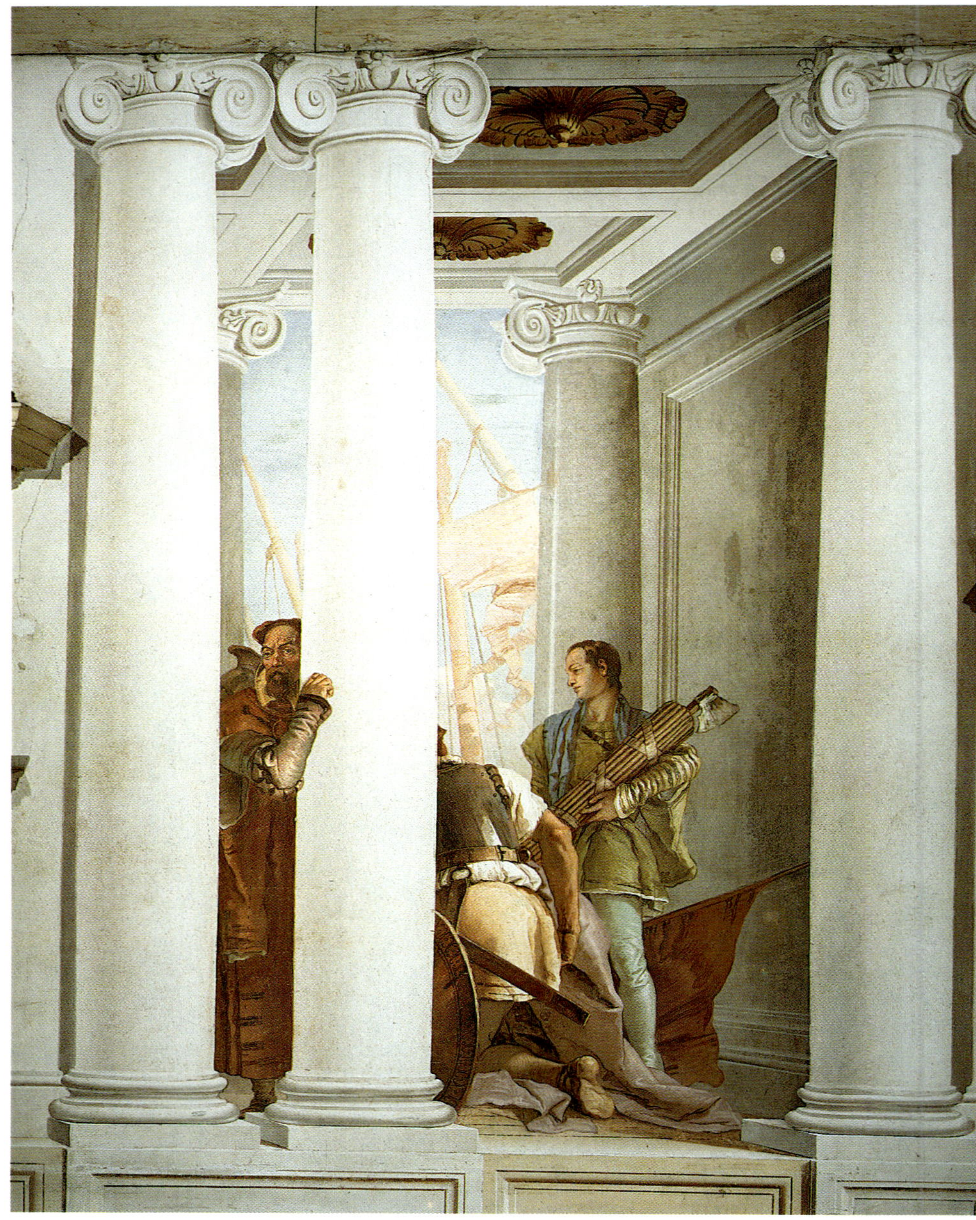

110 *Die griechische Flotte in Aulis* (Detail), 1757
Fresko, 350 × 115 cm
Villa Valmarana, Vicenza

Die beiden Männer unterscheiden sich durch ihre Kleidung von den Soldaten auf der rechten Seite. Sie gehören offenbar einem höheren Rang an und warten auf die Beladung der Schiffe. Auch diese Szene hat inhaltlich keinen besonderen Stellenwert, sondern soll die Raumdekoration durch illusionistische Spielerei bereichern.

111 *Die griechische Flotte in Aulis* (Detail), 1757
Fresko, 350 × 115 cm
Villa Valmarana, Vicenza

Von den Säulen der illusionistischen Scheinarchitektur fast verdeckt, sind rechts vom Eingang die Soldaten der griechischen Flotte zu sehen, die ihre Waffen bereits zusammenpacken, um sie auf die Schiffe zu bringen, deren Segel im Hintergrund erkennbar sind. Die Szene hat jedoch weniger inhaltlichen als vielmehr dekorativen Wert; vor allem durch den hinter der Säule stehenden Mann, der den Betrachter beobachtet, wird hier wieder ein Spiel mit den verschiedenen Realitätsebenen erreicht.

112 *Der Zorn des Achill*, 1757
Fresko, 300 × 300 cm
Villa Valmarana, Vicenza

Erzürnt über den Verlust seiner Geliebten zieht Achill das Schwert, um Agamemnon zu töten. Das plötzliche Erscheinen der Göttin Minerva, die im Fresko Achill an den Haaren packt, verhindert die Gewalttat. Agamemnon steht auf der linken Seite, den Umhang schützend vor sich gehalten, während im Hintergrund eine dichte Reihe griechischer Soldaten vor einem Rundtempel die Szene beobachtet. Auffällig an diesem Fresko ist der vor Zorn ins Grimassenhafte verzerrte Gesichtsausdruck Achills, den man bei Tiepolo selten findet.

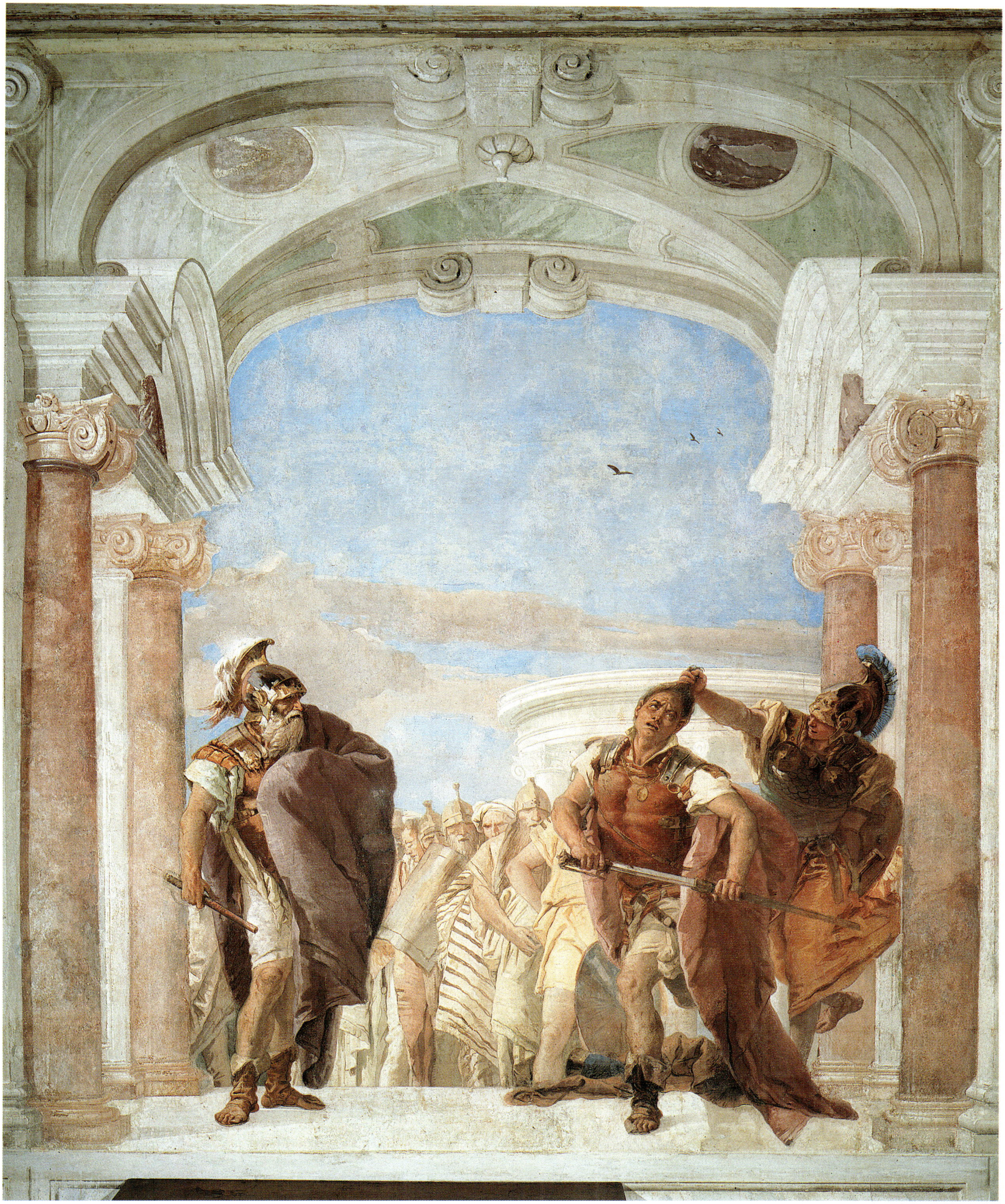

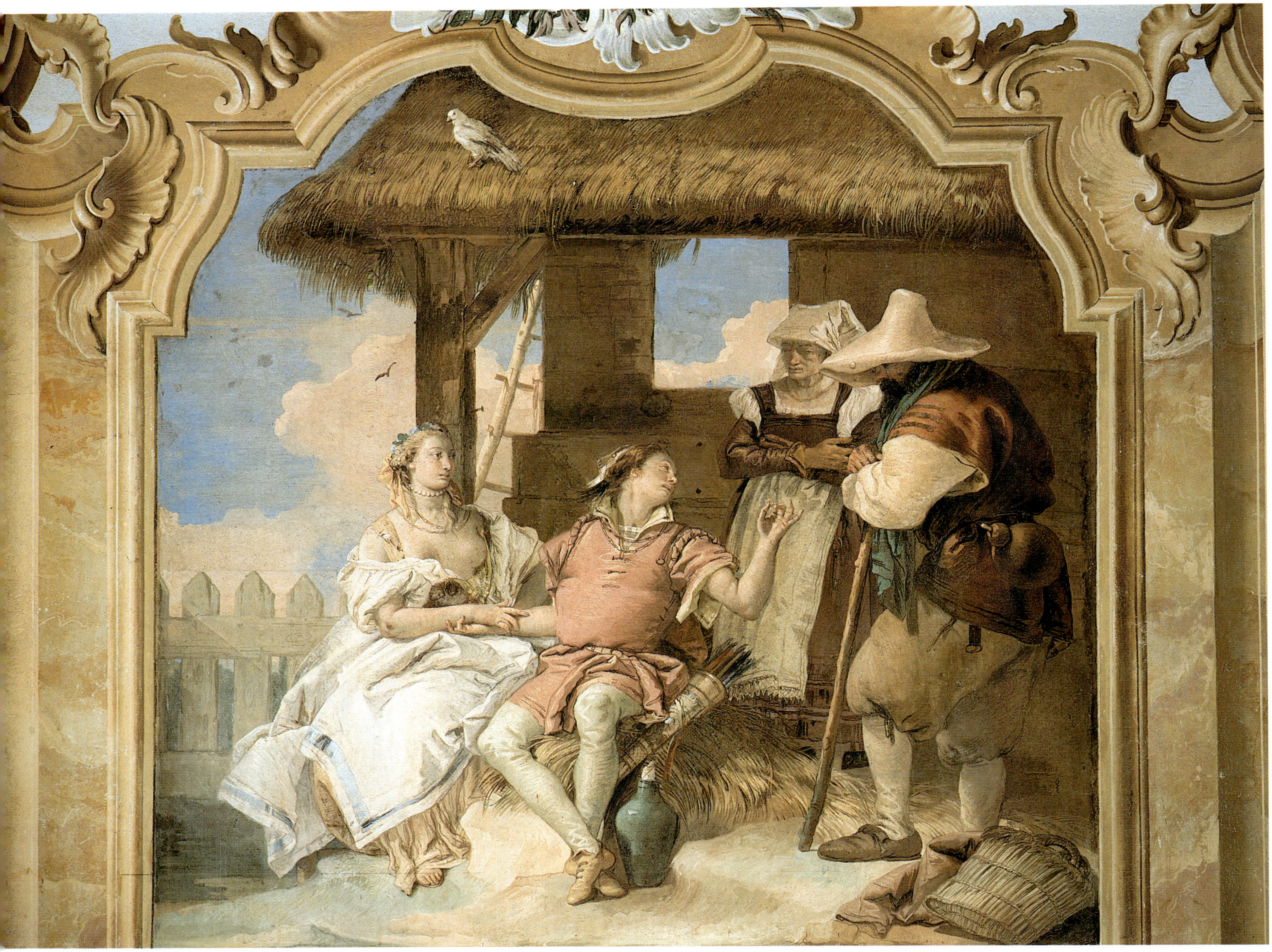

113 *Angelica und Medor bei den Hirten*, 1757
Fresko, 250 × 250 cm
Villa Valmarana, Vicenza

Das Fresko schildert eine Szene aus der Liebesgeschichte zwischen dem jungen Ritter und der Magd Angelica aus Ariosts »Orlando furioso«. Nachdem Angelica den verwundeten Medor gefunden und gepflegt hatte, finden die beiden einige Zeit Unterschlupf bei einem Hirtenpaar. Als Dank für die Gastfreundschaft schenkt Medor ihnen den Ring, den Angelica zuvor von Orlando erhalten hatte. Die einfache Darstellung der Bauern erinnert an Giandomenicos ländliche Szenen in der Foresteria.

schen Tiepolos dritte Fassung dieses Themas (Abb. 118). Die vier Szenen sind wieder durch einen Rahmen fest begrenzt und zeichnen sich aufgrund der durch die engen Raumverhältnisse bedingten Nähe zum Betrachter durch eine extrem vereinfachte Komposition aus. Das Deckengemälde *Triumph des Lichtes über die Finsternis* (Abb. 121, 122) wird häufig auch Giandomenico Tiepolo zugeschrieben.

Das Charakteristische der Fresken in der Villa Valmarana ist sicher die Konzeption der Darstellungen als Theaterszenen, in denen die verschiedenen Helden wie auf einer Bühne agieren. Beeindruckender noch als der in Zusammenarbeit mit Mengozzi Colonna entwickelte Illusionismus der Fresken, der eine Beziehung zwischen der Welt des Dargestellten und der Welt des Betrachters herstellt, ist jedoch die für Tiepolo neue Qualität in der Darstellung emotionaler Spannungen. Dies wird deutlich in der ergreifenden Darstellung der Trauer Agamemnons, der weinenden Thetis und ihres leidenden Sohnes oder der klagenden Geste Armidas.

Nach Beendigung der Arbeiten in Vicenza kehrte Tiepolo nach Venedig zurück und begann im Auftrag von Ludovico Rezzonico und dessen Frau Faustina Savorgan im Palazzo Rezzonico (gen. Ca' Rezzonico) mit Ausstattungsarbeiten. Anläßlich deren Hochzeit entstanden zwei Deckenfresken, eine *Hochzeitsallegorie* sowie eine *Allegorie des Verdienstes zwischen Edelmut und Tugend* (Abb. 123) in Zusammenarbeit mit Giandomenico Tiepolo und Girolamo Mengozzi Colonna. In der Darstellung der *Hochzeitsallegorie* nahm Tiepolo das Thema des

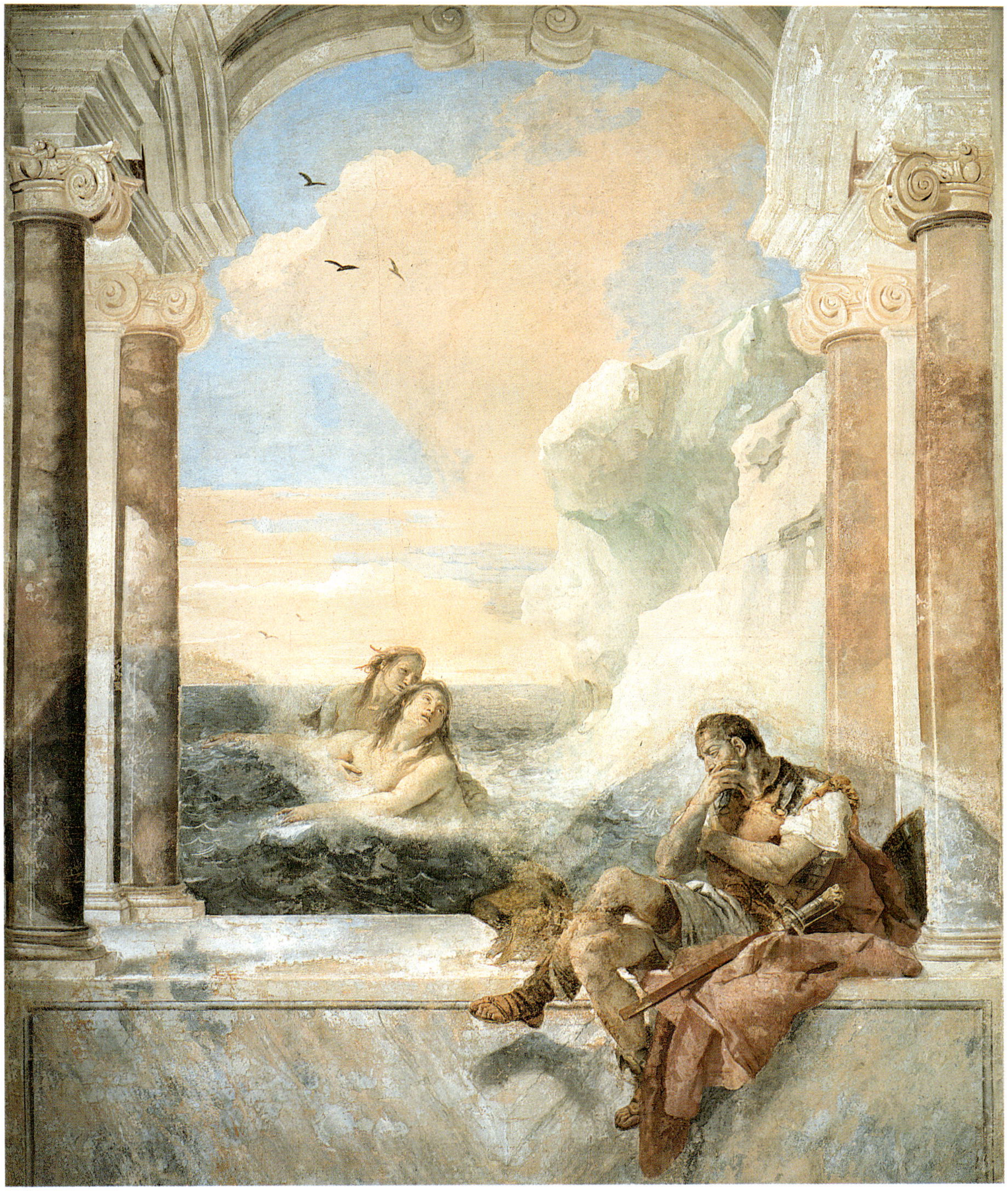

114 *Thetis tröstet Achill,* 1757
Fresko, 300 × 200 cm
Villa Valmarana, Vicenza

Auf der Brüstung eines Balkons sitzt Achill in einer Loggia am Meeresufer, dessen Beine illusionistisch in den Betrachterraum hängen, und betrauert sein Schicksal. Draußen im Wasser erscheint seine Mutter, die Meeresgöttin Thetis in Begleitung einer Nereide und versucht ihn zu trösten. Das figurenarme Bild mit dem weiten Meeresblick setzt die betrübte Stimmung des Helden in Szene.

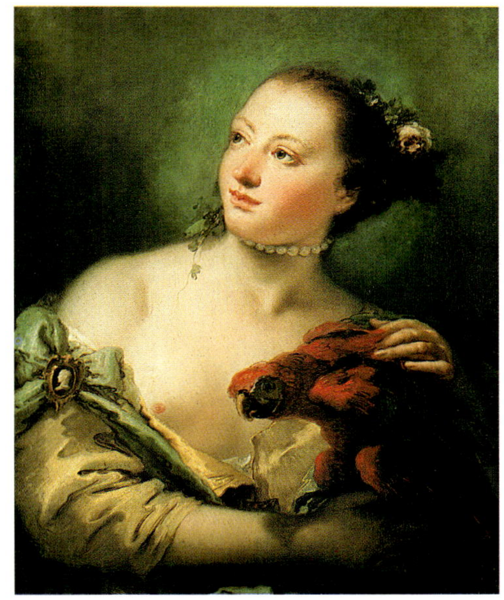

115 *Junge Frau mit Papagei,* 1758–1760
Öl auf Leinwand, 70 × 52 cm
Ashmolean Museum of Art and Archeology, Oxford

Vor einem dunkelgrünen Hintergrund ist das hell erleuchtete Halbporträt einer jungen Frau mit Papagei in Szene gesetzt, die nach links aus dem Bild schaut. Das mit sehr weichen Pinselstrichen ausgeführte Porträt unterscheidet sich von den üblichen Physiognomien Tiepolos und erinnert eher an Werke des französischen Rokoko. Das entblößte Dekolleté und der Papagei als Symbol für Laszivität verweisen auf die lange Tradition der Bilder von Hofdamen und Kurtisanen in Italien.

von Pferden gezogenen Sonnenwagens Apolls mit dem darauf sitzenden Brautpaar wieder auf und ergänzte es mit dem üblichen Reigen der Triumphallegorien (Grazien, Ruhm, Weisheit, Verdienst, u. a.). Die gesamte Szenerie wird dominiert von hellem Licht und extremer Klarheit in der Farbgestaltung. Im zweiten Fresko geleiten Edelmut und Tugend das Verdienst zum Tempel der Glorie. Die auf einer Wolke schwebende Figurengruppe überschneidet illusionistisch den Bildrahmen und schafft eine Verbindung zwischen der Welt des Betrachters und dem im Fresko dargestellten Reich der Ewigkeit. Die Ausstattung der Ca' Rezzonico war Tiepolos letzter Ausstattungszyklus in seiner Heimatstadt Venedig. Diese Werke sind später oft wegen einer angeblichen Verflachung in der Behandlung des Bildthemas und mangelnder Intensität der Darstellung kritisiert worden. Nach der jüngsten Restaurierung hat sich diese Kritik allerdings als unbegründet erwiesen. Im Gegenteil – die Fresken gehören zu den Meisterwerken seines Spätwerks, besonders aufgrund der lichten Farbigkeit und der Wiedergabe auch noch der kleinsten Details wie der allegorischen Figuren am Bildrahmen.

Wahrscheinlich 1758 entstand das allegorische Leinwandgemälde *Neptun opfert Venedig seine Gaben* (Abb. 125) für den Dogenpalast in Venedig, wo es anstelle eines Freskos von Tintoretto in der Sala delle quattro porte zur Aufhängung kam. Als Staatsallegorie ist es ein im 18. Jahrhundert sehr selten gewähltes Genre, das eher der Renaissancekunst zuzurechnen ist, auf die Tiepolo auch in der Darstellung der Figuren und der

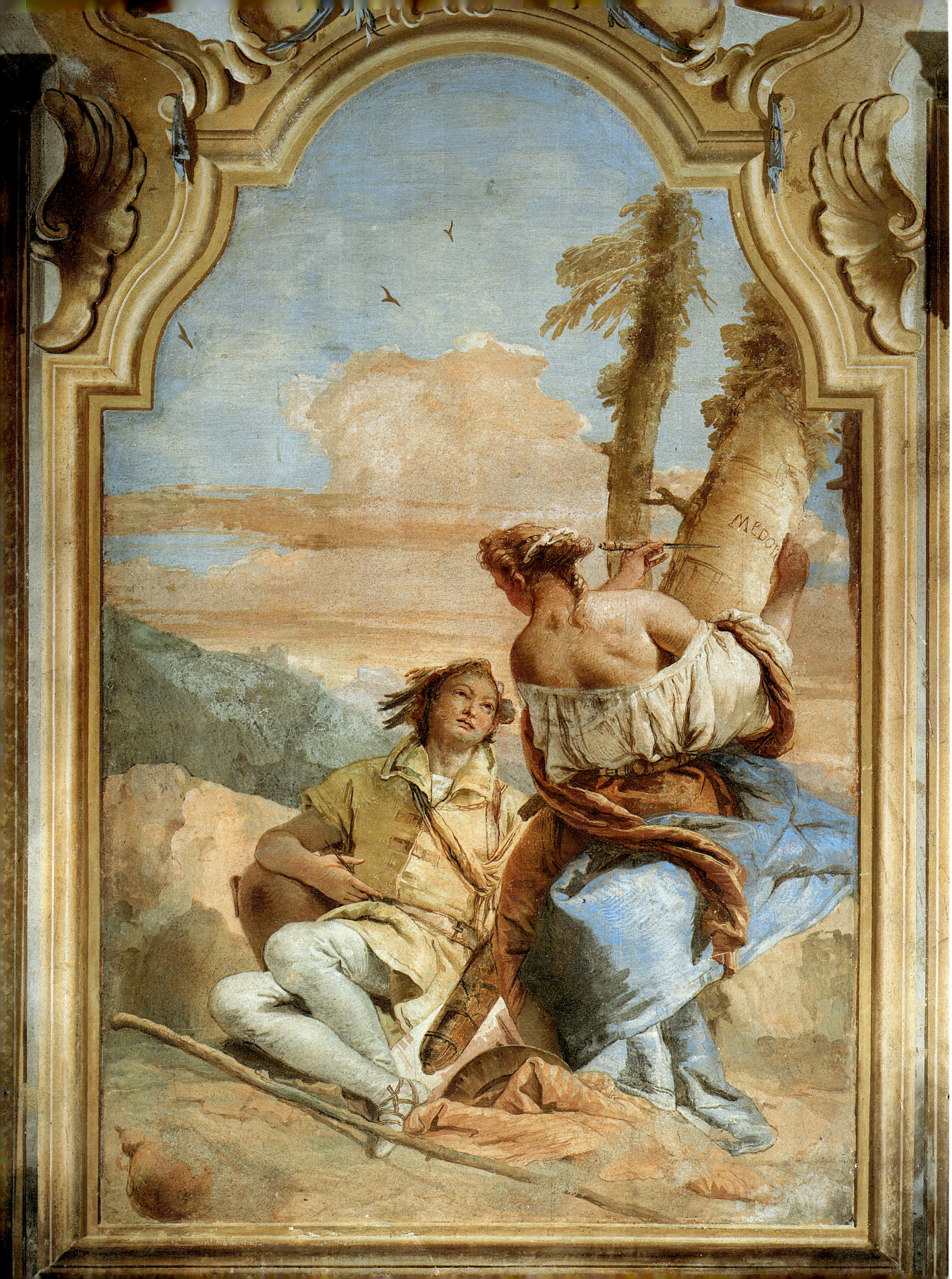

116 *Angelica schnitzt den Namen Medors in einen Baum,* 1757
Fresko, 250 × 160 cm
Villa Valmarana, Vicenza

Vor einem weitläufigen, wenig ausgearbeiteten Landschaftshintergrund schnitzt Angelica den Namen ihres Geliebten in einen Baum. Sie hat dem Betrachter den Rücken zugewandt und blickt zu Medor herab, der links neben ihr sitzt.

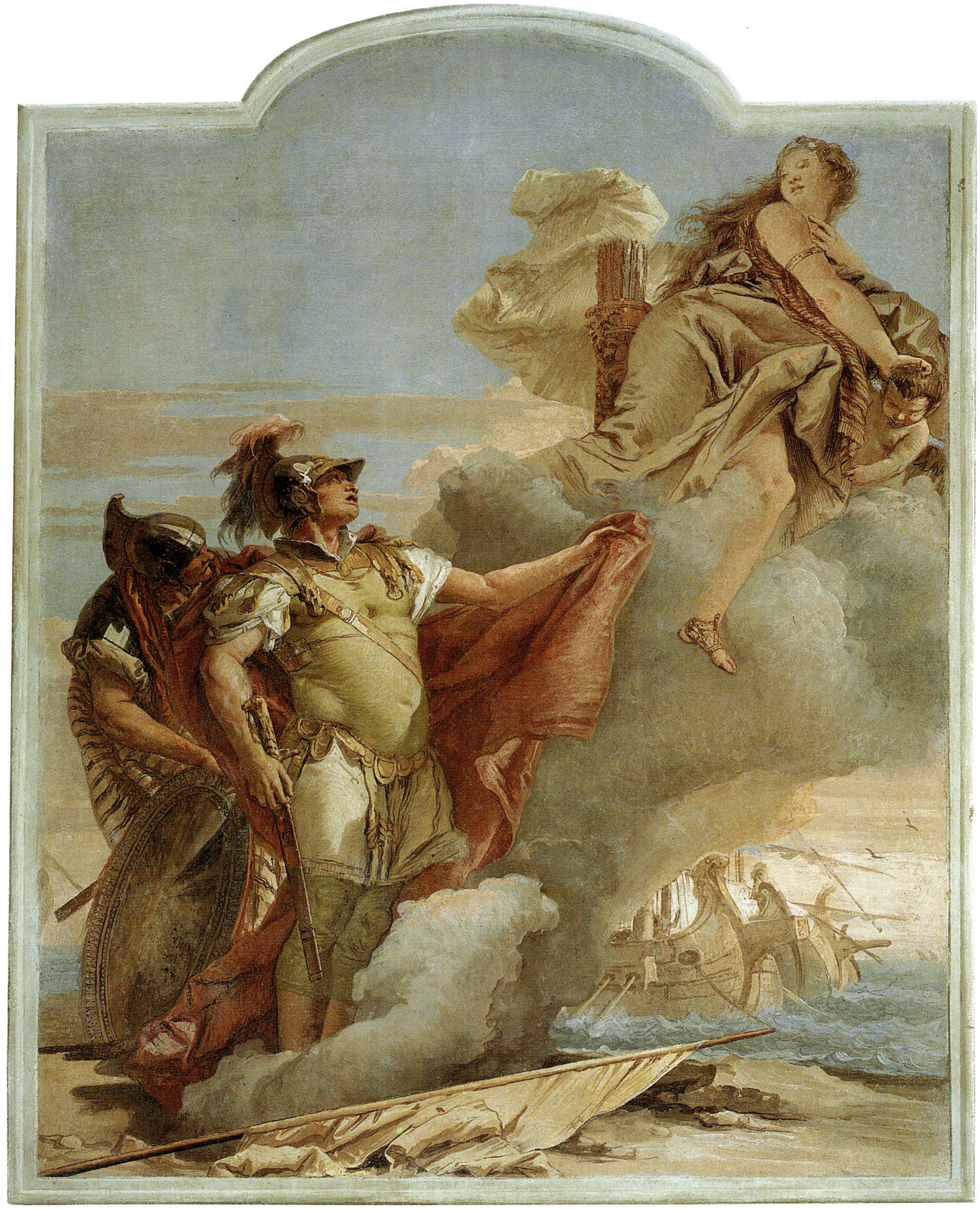

117 *Venus erscheint Aeneas am Strand von Karthago,* 1757
Fresko, 230 × 180 cm
Villa Valmarana, Vicenza

Während der Zerstörung Trojas flieht Aeneas aus der Stadt, um auf göttliches Geheiß in Italien eine neue Stadt zu gründen. Ein Sturm verschlägt ihn an den Strand von Karthago. In Begleitung von Achates bricht er zur Königin Dido von Karthago auf. Auf dem Weg erscheint ihm seine Mutter Venus, die die beiden in einer Wolke verhüllt unbeschadet nach Karthago bringt. Aeneas und Achates stehen links im Bild, während Venus in Begleitung Amors rechts über ihnen schwebt und im Begriff ist, die beiden in einer Wolke zu transportieren. Im Hintergrund liegen Schiffe vor Anker.

Kostüme Bezug nimmt. Stilistisch ist es verwandt mit dem Ölbild *Die Zeit enthüllt die Wahrheit* (heute im Museum of Fine Arts in Boston) und dem Deckenbild *Venus vertraut der Zeit einen Sohn an* (heute in der National Gallery in London), die ebenfalls in diesem Zeitraum entstanden sind.

Für den Dom der Stadt Este schuf Tiepolo 1759 das große Altarblatt mit einer Darstellung der Hl. Thekla, die die Stadt Este von der Pest befreit (Abb. 126, 127). Das Thema nimmt auf die große Pestepidemie von 1630 im Veneto Bezug, von der die Stadt Este besonders betroffen war, und wurde anläßlich des erst hundert Jahre später erreichten Wiederaufbaus der Stadt und ihrer wirtschaftlichen Erholung in Auftrag gegeben. Es zeigt im Vordergrund die Fürbitte der Titelheiligen des Domes, Thekla, für die Bewohner der im Hintergrund sichtbaren Stadt, während im Himmel Gottvater mit einer eindrücklichen Geste die von einer dunklen Figur personifizierte Pest vertreibt. Erstaunlich an diesem Werk ist die kräftige Farbigkeit der Hauptfiguren, die sich dadurch von der dunkelgrauen Welt der irdischen Pestopfer abheben.

Im gleichen Jahr reiste Tiepolo zum letzten Mal nach Udine und dekorierte zusammen mit seinem Sohn Giandomenico das Oratorio della Purità mit den Fresken der *Himmelfahrt Mariä* und Darstellungen von Putten, Engeln und Cherubinen sowie mit dem Altarbild der *Unbefleckten Empfängnis.*

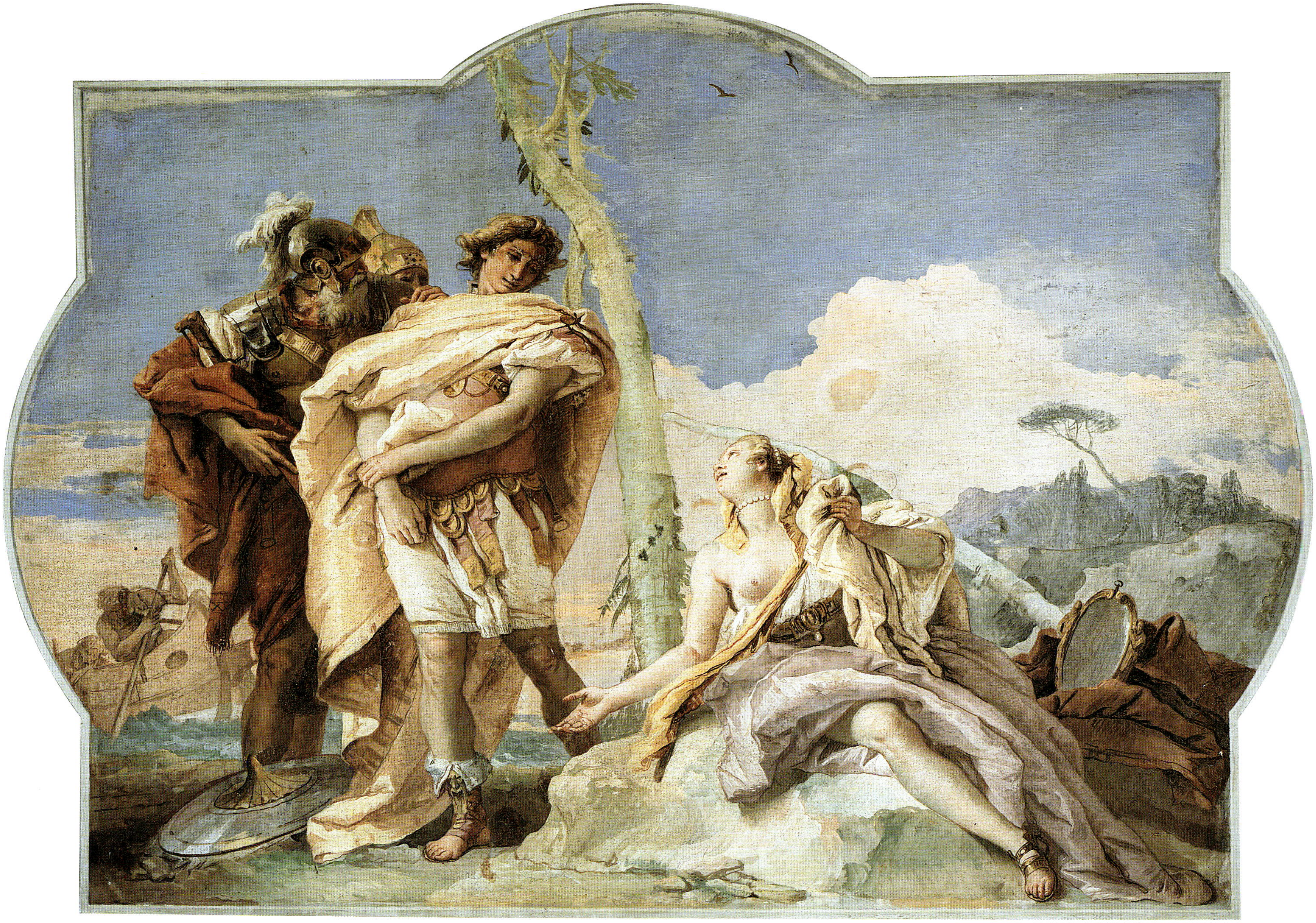

118 *Rinaldo verläßt Armida,* 1757
Fresko, 220 × 310 cm
Villa Valmarana, Vicenza

Während der Kreuzzüge blieb Rinaldo, der sich von der Zauberin Armida auf eine Insel hatte entführen lassen, den Kämpfen fern. Zwei Krieger wurden ausgesandt, um ihn zurückzuholen. Sie entdecken ihn im Zaubergarten der Armida und halten ihm einen Schild als Spiegel vor, in dem er erkennt, daß er seine Pflicht vernachlässigt. Er verläßt die Zauberin und kehrt zum Kampfgeschehen zurück. Die Szene wird von einem Baum in zwei Hälften geteilt. Rechts sitzt Armida und versucht, Rinaldo zurückzuhalten, der sich auf der linken Seite mit seinen Gefährten zur Abreise anschickt, für die bereits ein Schiff im Hintergrund bereitsteht.

Das ungefähr gleichzeitig entstandene Porträt der *Jungen Frau mit Papagei,* das im Ashmolean Museum in Oxford aufbewahrt wird (Abb. 115), ist wahrscheinlich Teil einer Serie von Phantasieporträts, zu denen auch die im Institute of Arts in Detroit befindliche *Junge Frau mit Mandoline* und die *Junge Frau mit dem Dreispitzhut* (heute in der National Gallery in Washington) gehören, die im Auftrag der russischen Zarin entstanden. Diese Porträts stehen in der langen Tradition von halbfigurigen Darstellungen schöner Frauen, Hofdamen und Kurtisanen, wie sie seit dem 16. Jahrhundert besonders in Venedig von Tizian und Veronese bekannt sind.

Ebenfalls ans Ende der fünfziger Jahre des 18. Jahrhunderts sind die beiden mythologischen Darstellungen von *Venus und Vulkan* und *Apoll und Daphne* zu datieren (heute im Museum of Art, Johnson Collection, in Philadelphia und in der National Gallery in Washington), die wahrscheinlich als Supraporten konzipiert waren, über deren Ursprung allerdings nichts weiteres bekannt ist. Trotz ihres kleinen Formats gehören sie zu den bedeutendsten und schönsten Beispielen von Auftragswerken für eine private und gebildete Auftraggeberschaft.

Obwohl er mit seinen vierundsechzig Jahren bereits ein hochbetagter Mann war, den inzwischen Gicht-

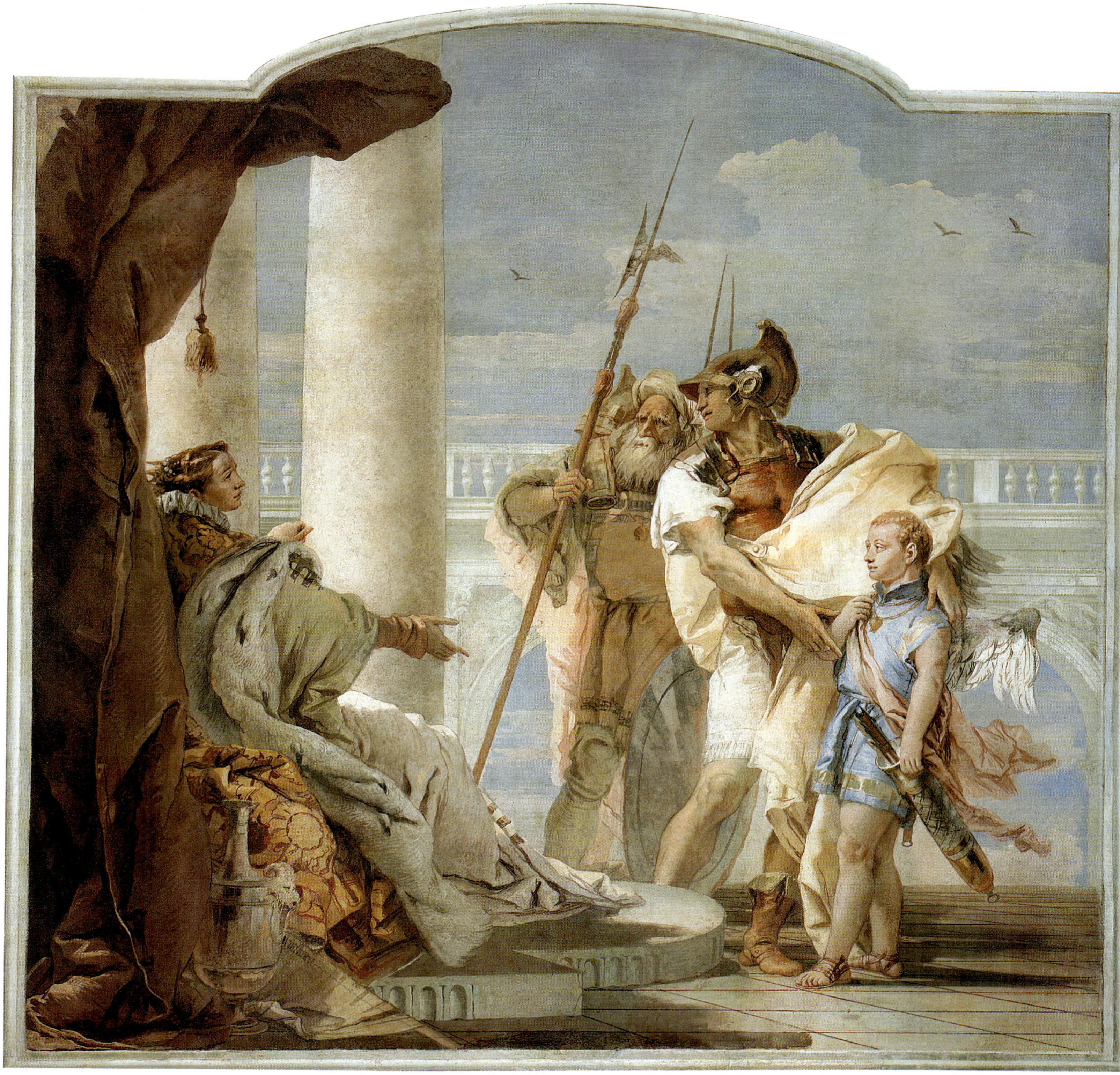

anfälle plagten, akzepierte Tiepolo im Mai 1760 den Auftrag von der Familie Pisani, die Decke des großen Saals in ihrer noblen Villa an der Brenta in Stra mit der *Apotheose der Familie Pisani* zu freskieren. Es handelte sich dabei um die größte Freskenausstattung, die er jemals in einem Privathaus ausgeführt hatte, und zugleich das letzte Projekt, das er vor seiner Abreise nach Spanien in seiner Heimat vollendete. Das Fresko zeigt inmitten eines imposanten architektonischen Rahmens – gemalt von dem Mailänder Quadratura-Spezialisten Pietro Visconti – in der gewohnten Manier die Verbindung von allegorischer Personifikation und Porträtkunst (Abb. 128–130). Die Familie Pisani schwebt zusammen mit den freien Künsten und den Tugenden auf Wolken, während über ihnen die allegorische Figur des Ruhmes ihre Trompete bläst und die weiter unten liegende allegorische Gestalt der Häresie in die Flucht schlägt. An den Wänden oberhalb eines Balkons schuf Giandomenico Tiepolo fingierte Antikenreliefs mit mythologisch-allegorischen Themen. Das Vertrauen, mit dem Tiepolo die glorreiche Zukunft der Pisani-Familie und ihre Bedeutung für Venedig versinnbildlichte, erwies sich allerdings als nicht gerechtfertigt. Bereits 1797 wurde die venezianische Republik von den napoleonischen Truppen besiegt, und der von Napoleon eingesetzte italie-

119 *Aeneas führt Cupido in den Kleidern des Ascanius vor Dido*, 1757
Fresko, 230 × 240 cm
Villa Valmarana, Vicenza

Die Königin Dido von Karthago hat Aeneas freundlich empfangen. Als Dank läßt dieser seinen Sohn Ascanius mit Gastgeschenken vom Schiff holen. Unterwegs tauscht Venus ihn gegen Amor aus, was zur Folge hat, daß Aeneas und Dido sich ineinander verlieben. Thema des Freskos ist die Präsentation des Sohnes von Aeneas, wobei die Flügel und der Köcher mit Pfeilen auf die wahre Identität des Liebesgottes hindeuten. Auf der linken Seite sitzt Dido in prachtvollem Gewand unter einer Art Baldachin auf ihrem Thron. Die Szene ist mit einer für Tiepolo typischen Hintergrundarchitektur ausgestattet.

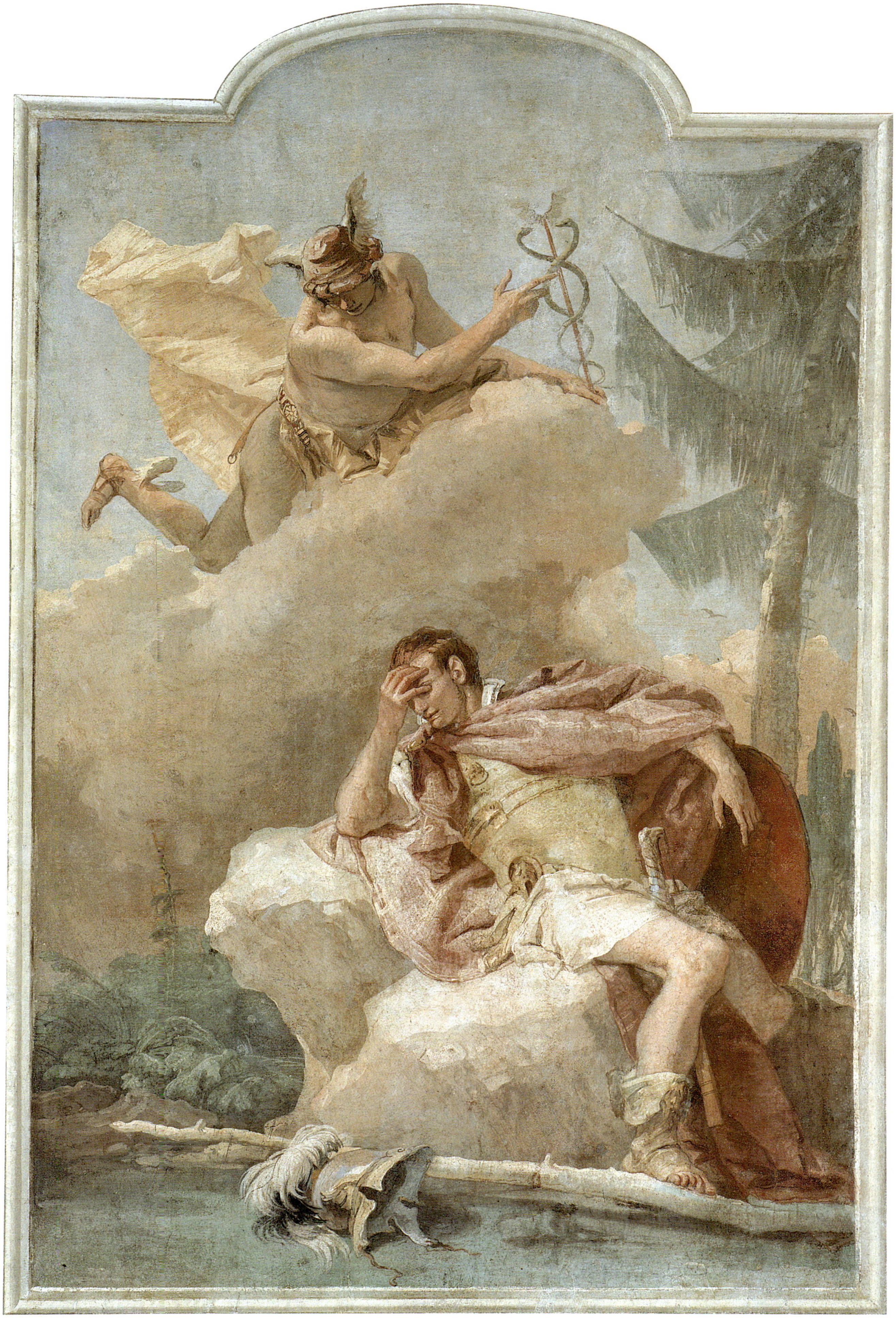

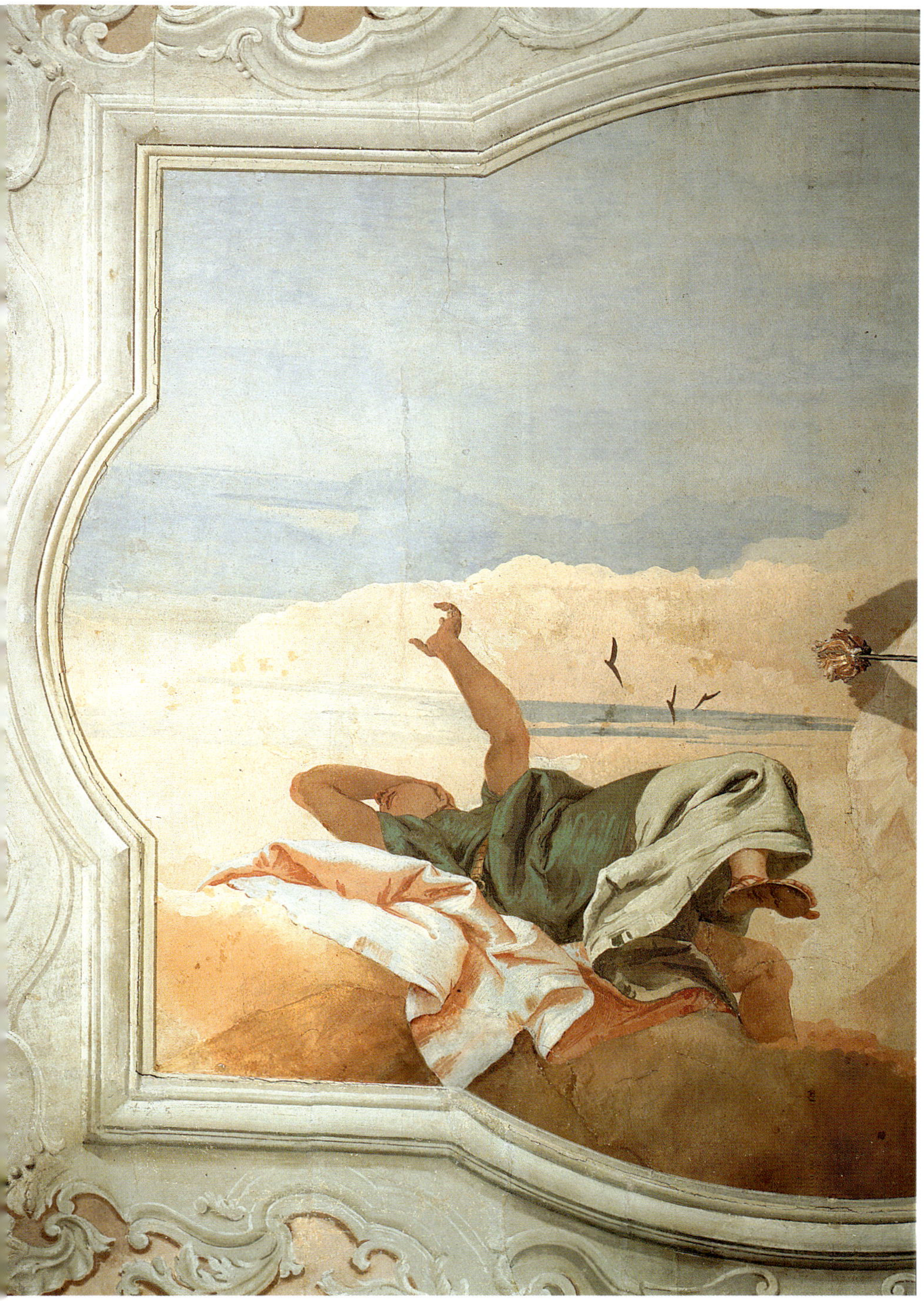

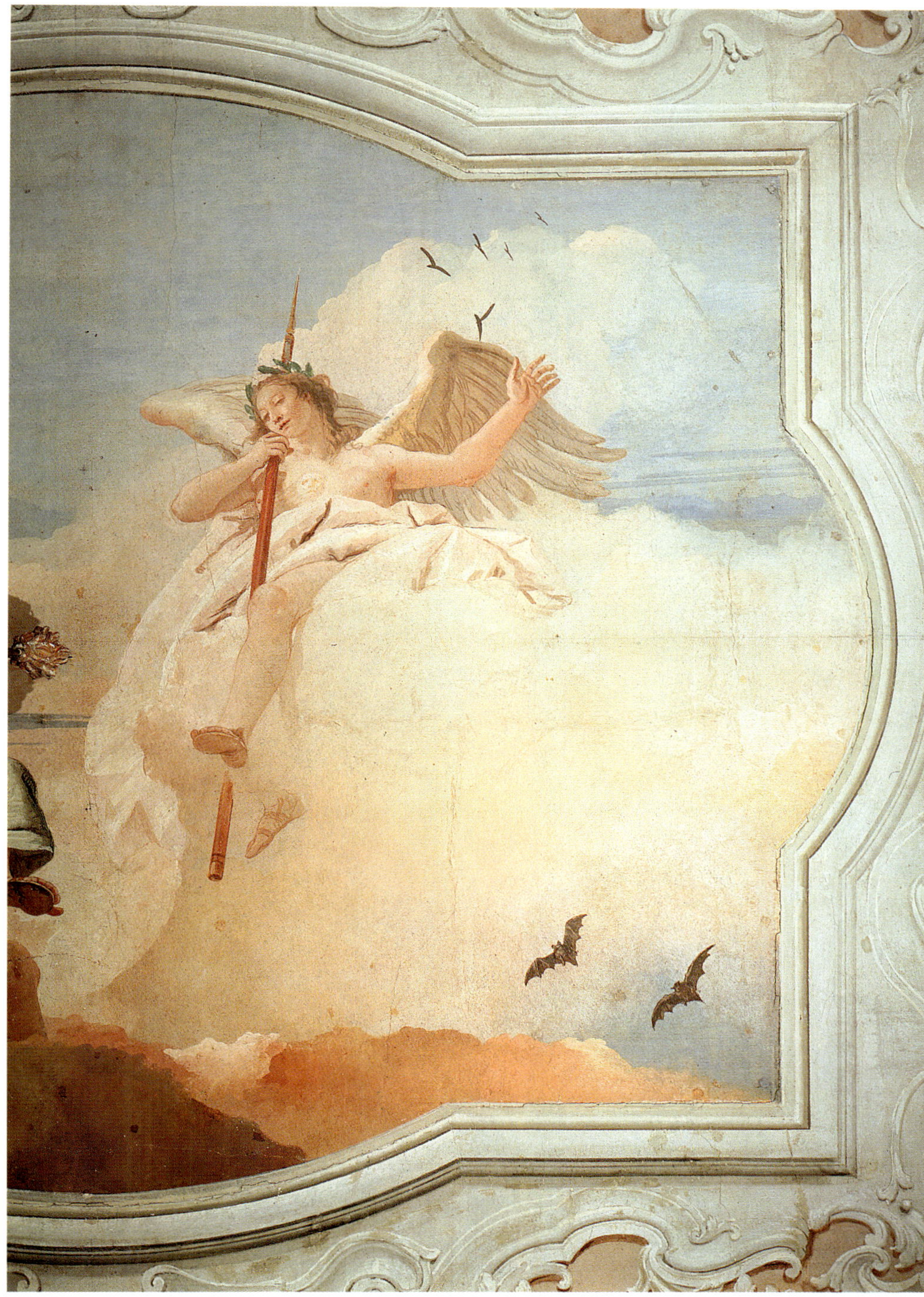

120 *Merkur erscheint Aeneas,* 1757
Fresko, 230 × 145 cm
Villa Valmarana, Vicenza

Dem schlafenden Aeneas erscheint im Traum der von Zeus gesandte Merkur und erinnert ihn an seinen Auftrag der Stadtgründung in Italien. Daraufhin verläßt Aeneas Dido. Das Fresko zeigt den auf einem Stein schlafenden Helden vor einem unbestimmten Landschaftshintergrund, während Merkur auf einer Wolke über ihm schwebt. Er weist mit der Hand aus dem Bild und deutet so die bevorstehende Abreise Aeneas' aus Karthago an.

121 *Triumph des Lichtes über die Finsternis* (Detail), 1757
Fresko, Villa Valmarana, Vicenza

Die Dunkelheit wird repräsentiert durch eine in sich verdrehte, auf einer bräunlichen Wolke liegende Gestalt in dunkler Kleidung, die den einen Arm schützend vor das Gesicht hält und den anderen abwehrend gegen das Licht streckt. Die Tatsache, daß auch diese Bildhälfte hell erleuchtet ist, macht den Sieg des Lichtes über die Dunkelheit offenbar.

122 *Triumph des Lichtes über die Finsternis* (Detail), 1757
Fresko, Villa Valmarana, Vicenza

Der Ausschnitt zeigt das Licht, personifiziert durch eine geflügelte, lorbeerbekränzte Gestalt mit weißem Gewand, die im oberen Teil des Bildes auf einer hellen Wolke schwebt und eine Lanze hält. Über ihr fliegen einige Vögel als Hinweis auf den anbrechenden Tag, während die Fledermäuse am unteren Bildrand noch zum Reich der Dunkelheit gehören.

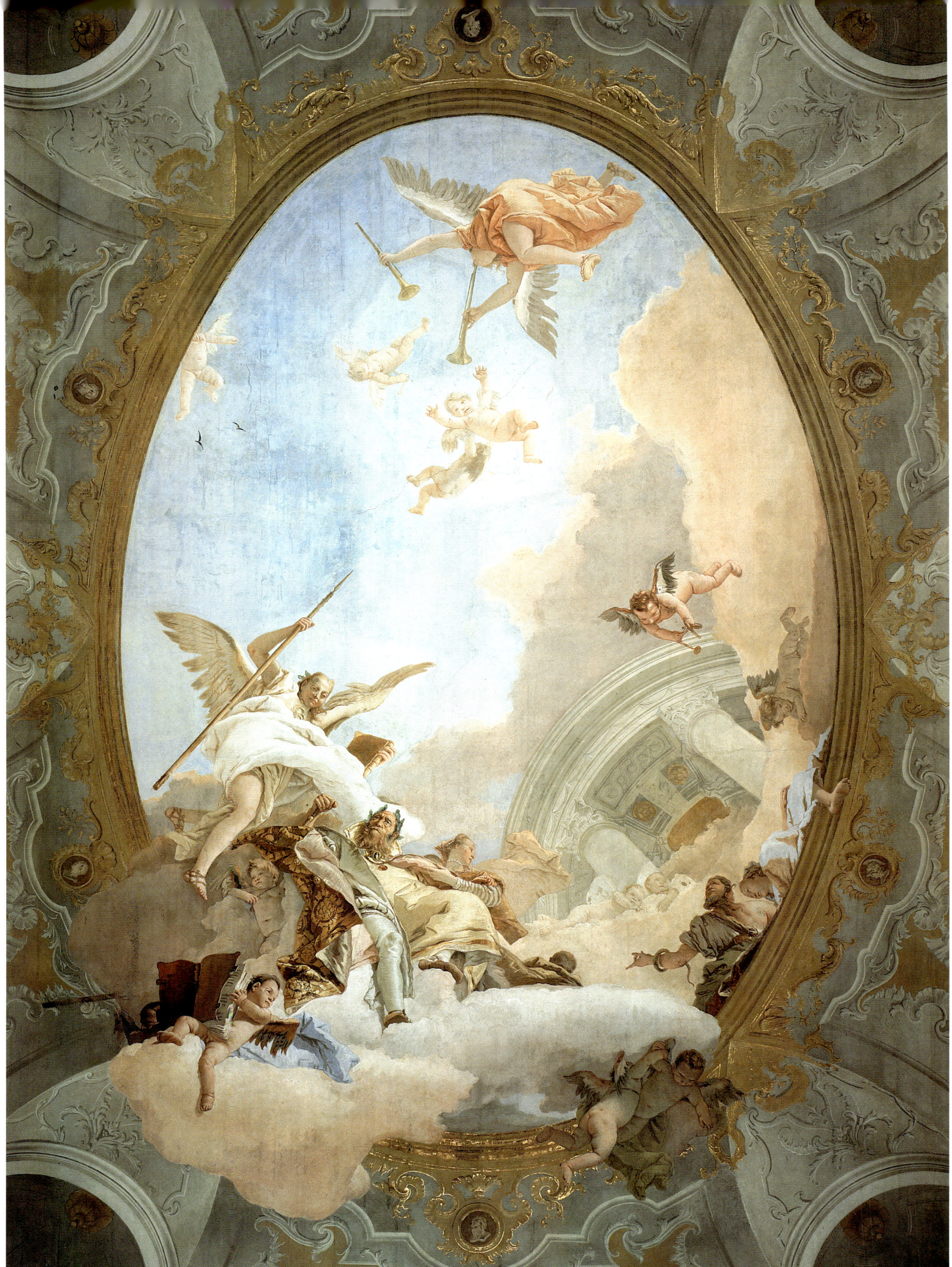

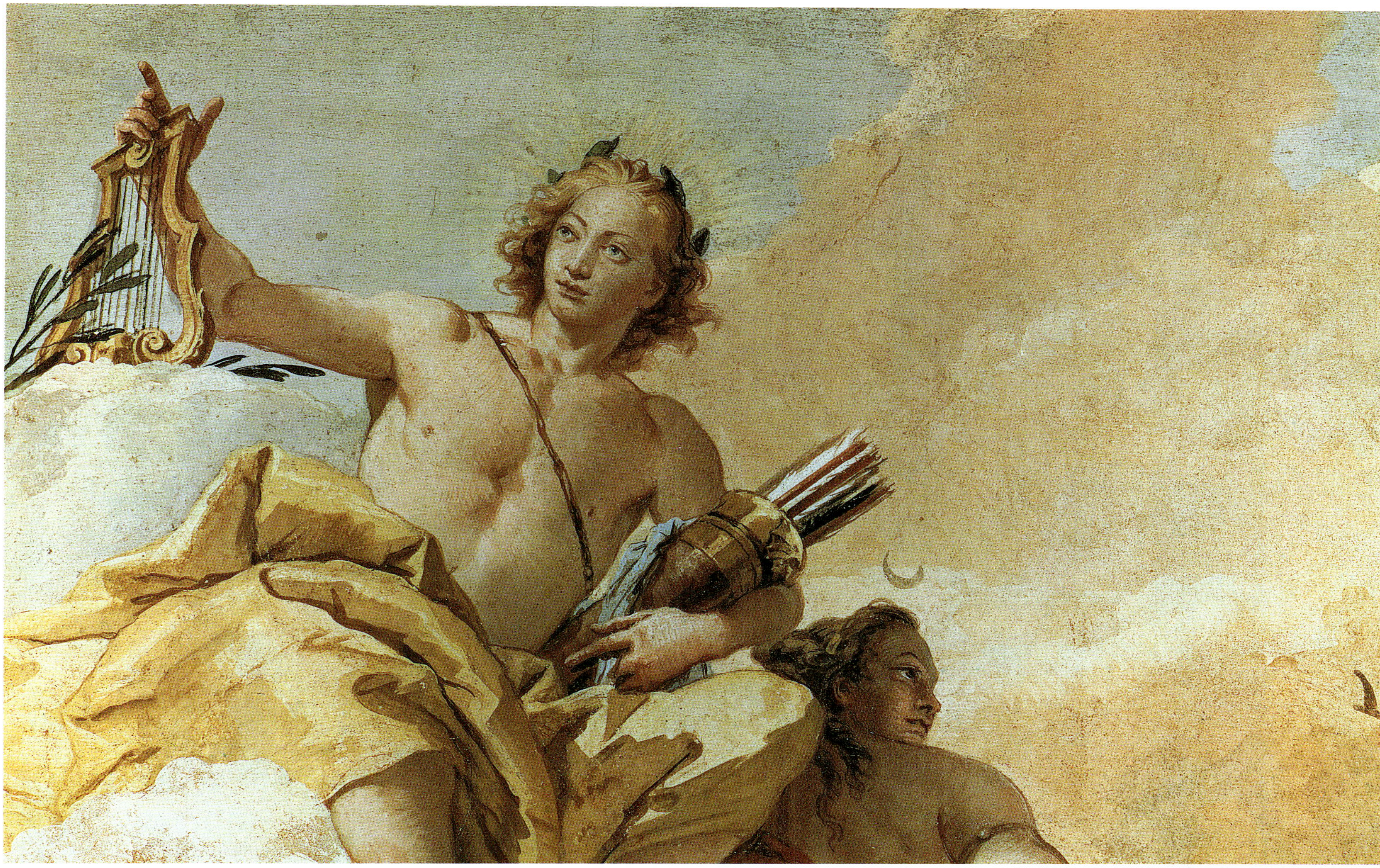

123 *Allegorie des Verdienstes zwischen Edelmut und Tugend,* 1757–1758
Fresko, 1000 × 600 cm
Museo del Settecento Veneziano di Ca' Rezzonico, Venedig

Das ovale Deckenfresko zeigt die Allegorie des Verdienstes am linken Bildrand, personifiziert durch einen bärtigen alten Mann mit Lorbeerkranz, der in Begleitung des Edelmuts und der weißgekleideten, geflügelten Tugend auf einer von Putten bevölkerten Wolke zum Tempel der Glorie emporschwebt. Am oberen Bildrand bläst Fama die Trompeten, um vom Ruhm des Verdienstes zu künden. Der weitgehend leere Himmel im Zentrum des Freskos wird nur von Wolken und einigen Putten eingenommen.

124 *Apoll und Diana* (Detail), 1757
Fresko, 200 × 185 cm
Villa Valmarana, Vicenza

In der Foresteria der Villa Valmarana hatte Giambattista nur einen der Säle für seine Dekoration vorgesehen. Im sog. »Saal des Olymp« freskierte er Mars, Venus und Amor, Merkur, die Zeit, Jupiter sowie Apoll und Diana. Das letztgenannte Fresko zeigt die beiden Götter auf Wolken sitzend, Apoll, dem Betrachter zugewandt, hält seine Kithara mit der rechten und den Köcher mit Pfeilen mit der linken Hand, während Diana als halbverdeckte Rückenfigur rechts neben ihm lagert. Das goldgelbe Gewand Apolls und die gelbliche Färbung der Wolken sind als Hinweis auf seine Eigenschaft als Sonnengott zu verstehen.

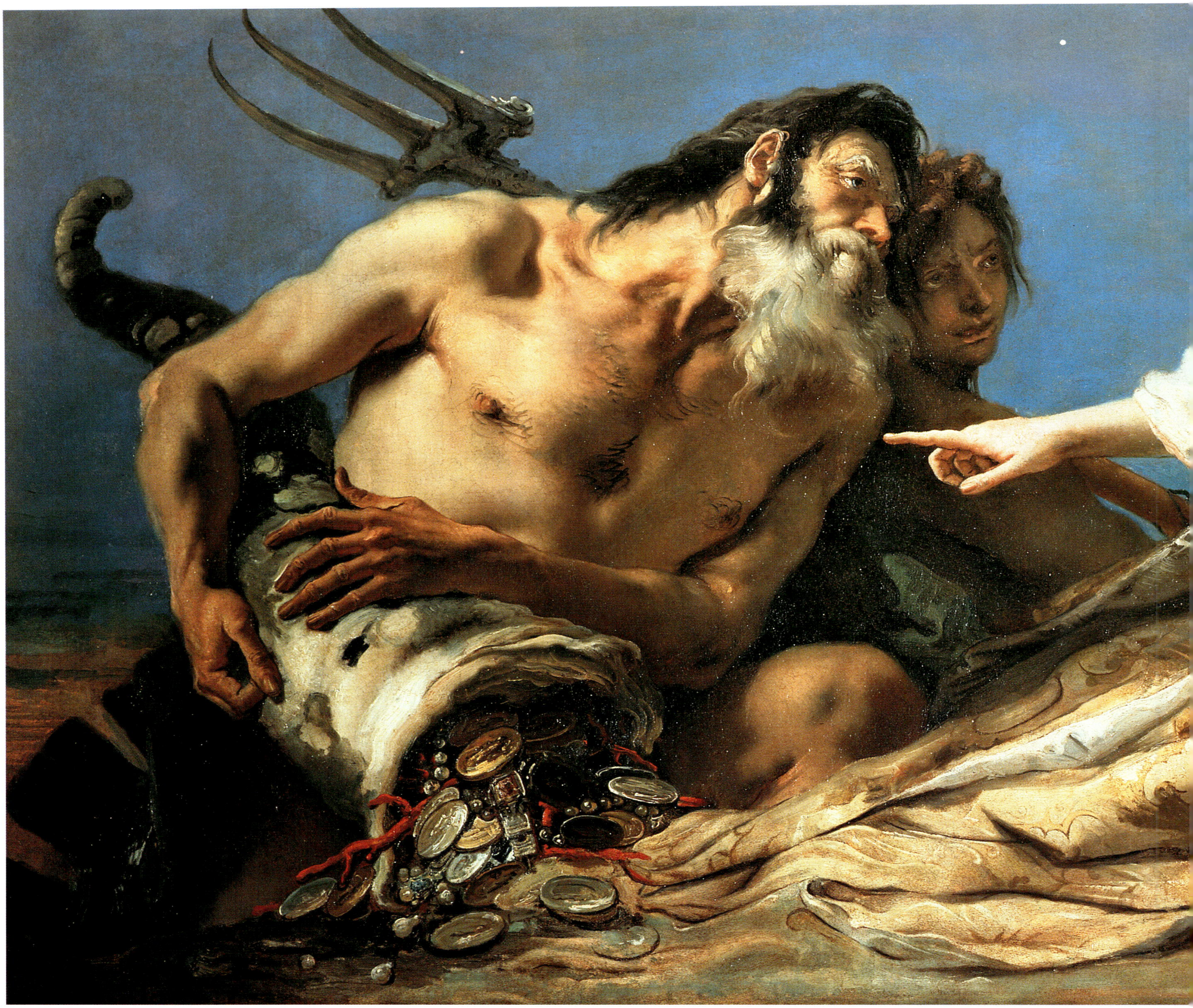

125 *Neptun opfert Venedig seine Gaben,* um 1758
Öl auf Leinwand, 135 × 275 cm
Palazzo Ducale, Venedig

Die Personifikation Venedigs – eine reiche, junge Frau mit Hermelinumhang, edelsteinbesetzter Krone und wertvollem Schmuck – hält ein Zepter als Herrschaftssymbol. Der Löwe an ihrer Seite nimmt auf das Wappentier Venedigs, den Markuslöwen, Bezug. Sie lagert vor einem Vorhang am Ufer des Meeres, symbolisiert durch den Meeresgott Neptun, der in Begleitung eines Triton eine Amphore mit Schmuck, Korallen und Münzen vor ihr ausleert. Das Bild ist eine Allegorie auf den Reichtum, den Venedig als Seemacht erlangte.

nische Vizekönig nahm in der Villa Pisani seine Residenz.

Wie er in einem Brief an Algarotti offenbarte, veranschlagte Tiepolo ursprünglich drei bis vier Jahre zur Vollendung der Ausstattung in der Villa Pisani. Dieser Zeitraum sollte ihm erlauben, parallel noch andere Aufträge auszuführen, und tatsächlich unterbrach er die Arbeit in Stra, um im Palazzo Canossa in Verona 1760 das Deckenfresko mit dem *Triumph des Herkules* auszuführen. Dieses bei einem Bombenangriff 1945 zerstörte Werk greift in seiner Konzeption wieder auf altbewährte Dekorationsmuster zurück und erinnert mit dem Glorientempel und dem von Pferden gezogenen Triumphwagen sehr stark an die Ausstattung in der Ca' Rezzonico in Venedig. Ohne derartige Rückgriffe wäre die große Zahl an Aufträgen von Tiepolo und seinen Mitarbeitern kaum zu bewältigen gewesen.

Der spanische König Karl III. (1716–1788) wollte Tiepolo unbedingt für die Ausstattung des Madrider Königsschlosses gewinnen und intervenierte beim spanischen Botschafter in Venedig, um bei der dortigen Regierung Druck auszuüben. Tiepolo sah sich also

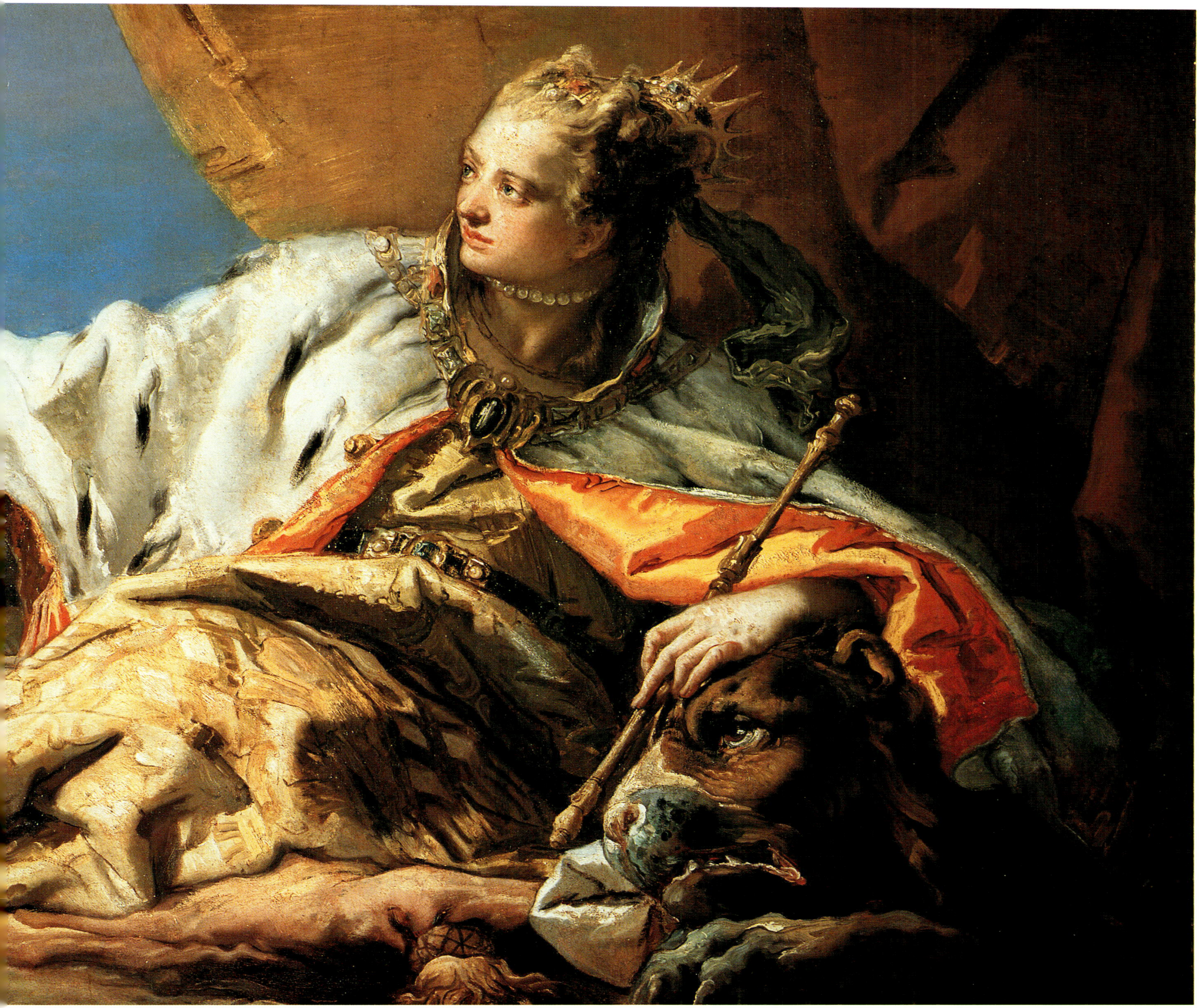

gezwungen, die Decke der Villa Pisani statt in geplanten vier nur in eineinhalb Jahren fertigzustellen. Diese atemberaubende Geschwindigkeit und technische Meisterleistung auch von seiten seiner Mitarbeiter läßt sich bereits an der Anzahl der Tagwerke des Freskos ablesen: zweiunddreißig Tage für die Deckenmitte, zwölf Tage für die Figuren innerhalb der Quadratura-Malerei und zweiunddreißig Tage für Viscontis architektonische Rahmung und Ornamentierung, was alles in allem weniger als drei Monate tatsächliche Freskierungsarbeit bedeutet. Unter diesen Umständen verwundert es nicht, daß zwischen der im Musée des Beaux-Arts in Angers erhaltenen Ölskizze und dem ausgeführten Fresko diesmal fast keine Unterschiede zu bemerken sind. Die ursprüngliche Konzeption wurde im wesentlichen beibehalten, da für große Änderungen keine Zeit mehr blieb. Die Schaffung eines vollkommen offenen Raumes, dessen unendliche Tiefen von lichtumstrahlten Figuren bevölkert werden, kündigt eine neue Phase in Tiepolos Schaffen an, die später in einer völlig anderen Größenordnung und in einem anderen Genre, in den Marien-

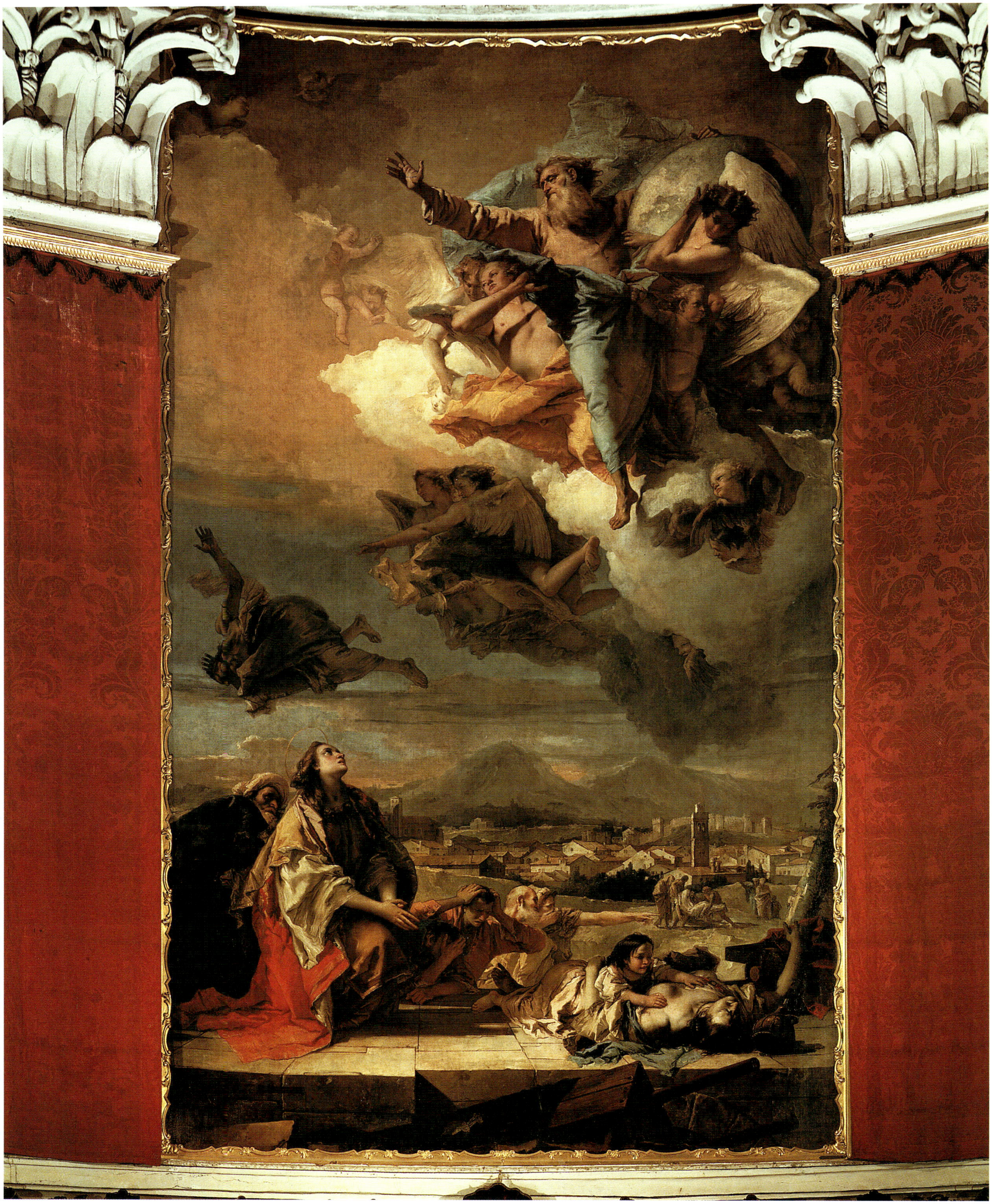

126 *Die Hl. Thekla befreit Este von der Pest,* 1759
Öl auf Leinwand, 675 × 390 cm
Duomo, Este

In Begleitung mehrerer Engel schwebt Gottvater auf einer Wolke über der Stadt Este und gebietet mit einer energischen Handbewegung den Auszug der von einer dunklen Figur personifizierten Pest aus der Stadt. Am unteren Bildrand erscheint die Hl. Thekla und bittet für die Errettung der Stadtbewohner, die neben ihr mit verzweifelten Gesten auf die Entdeckung neuer Pestopfer reagieren. Die gelungene Verbindung der oberen mit der unteren Bildhälfte sowie der Kontrast der düsteren Farben des Pestgebietes mit den leuchtenden Farben der heiligen Erscheinung lassen dieses Bild zu einem der Höhepunkte des Spätwerks Tiepolos werden.

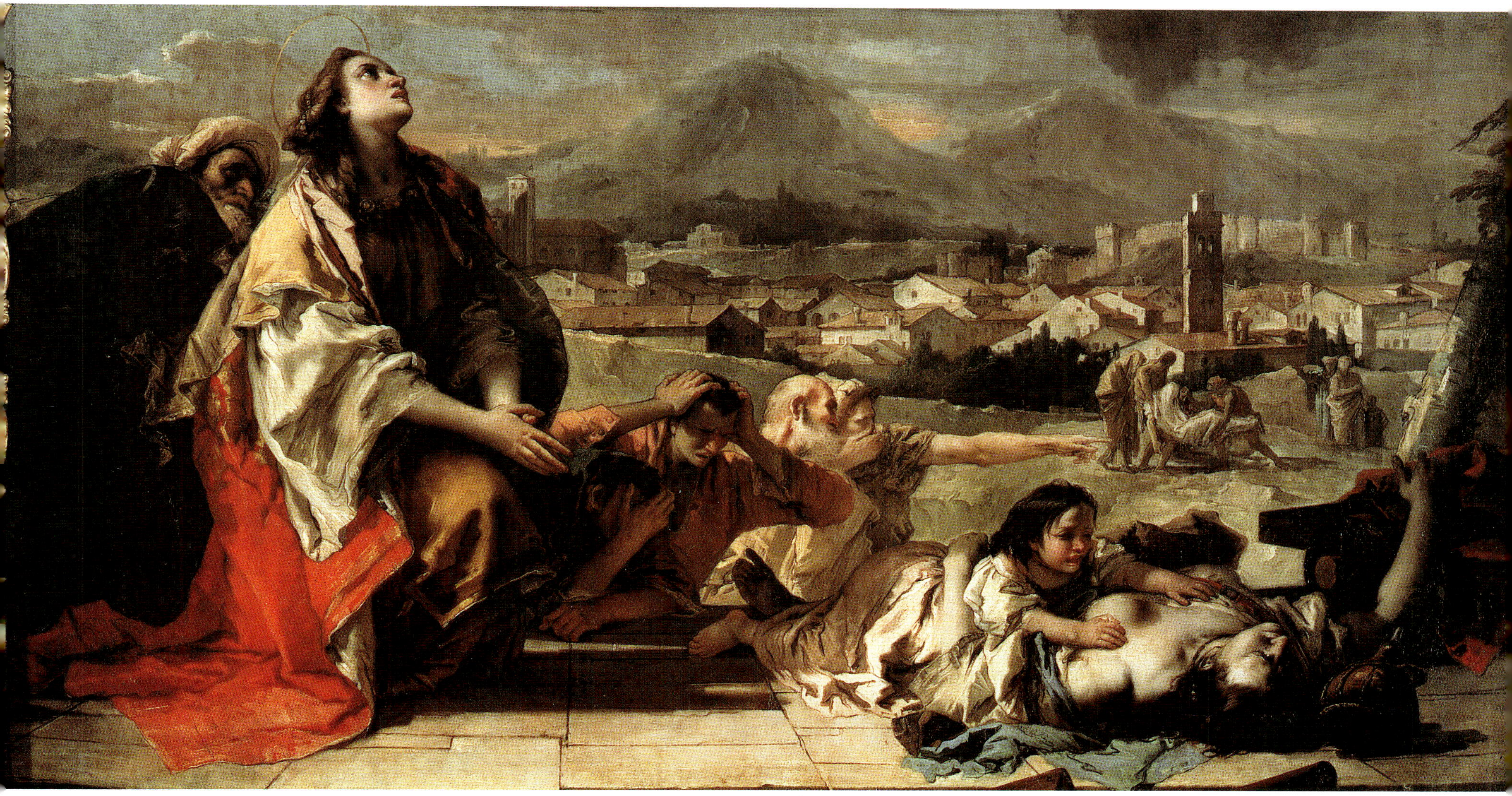

»Capricci« in Spanien, gipfeln sollte. Es fragt sich, inwieweit Giandomenico Tiepolo möglicherweise an dieser Entwicklung beteiligt war, der seinem alternden Vater weit mehr als nur handwerkliche Unterstützung bei der Realisierung dieser Großprojekte zu geben hatte und dessen eigene Werke weniger theatralisch inszeniert sind und so einen leichteren Zugang ermöglichen. Schon auf der Ölskizze für das Deckenfresko der Villa Pisani beschwor Tiepolo ein Universum, das viel zu weiträumig ist, um von der physischen Präsenz der Figuren ausgefüllt zu werden, und verlieh dem Werk dadurch eine spezielle, fragil wirkende Raumstruktur, wie sie für sein Spätwerk insgesamt charakteristisch ist. Die Vollendung der Wanddekoration in der Villa Pisani wurde anderen Künstlern übertragen, da Tiepolo am 31. März 1762 zusammen mit seinen Söhnen Giandomenico und Lorenzo die langwierige und beschwerliche Reise nach Spanien antrat. Seine Heimat hatte er damit für immer verlassen.

127 *Die Hl. Thekla befreit Este von der Pest*
(Detail Abb. 126)

Der Ausschnitt macht deutlich, daß die untere Bildhälfte eigenständig konzipiert ist und fast unabhängig von der oberen gesehen werden kann. Der weiträumige Hintergrund zeigt die am Fuß einer Bergkette liegende Stadt Este, aus der die Bewohner die Toten hinaustragen, um sie vor den Stadtmauern beizusetzen. Die ergreifendsten und mit drastischem Realismus präsentierten Szenen spielen sich im Vordergrund ab, wo ein weinendes Kind in den Armen seiner toten Mutter liegt.

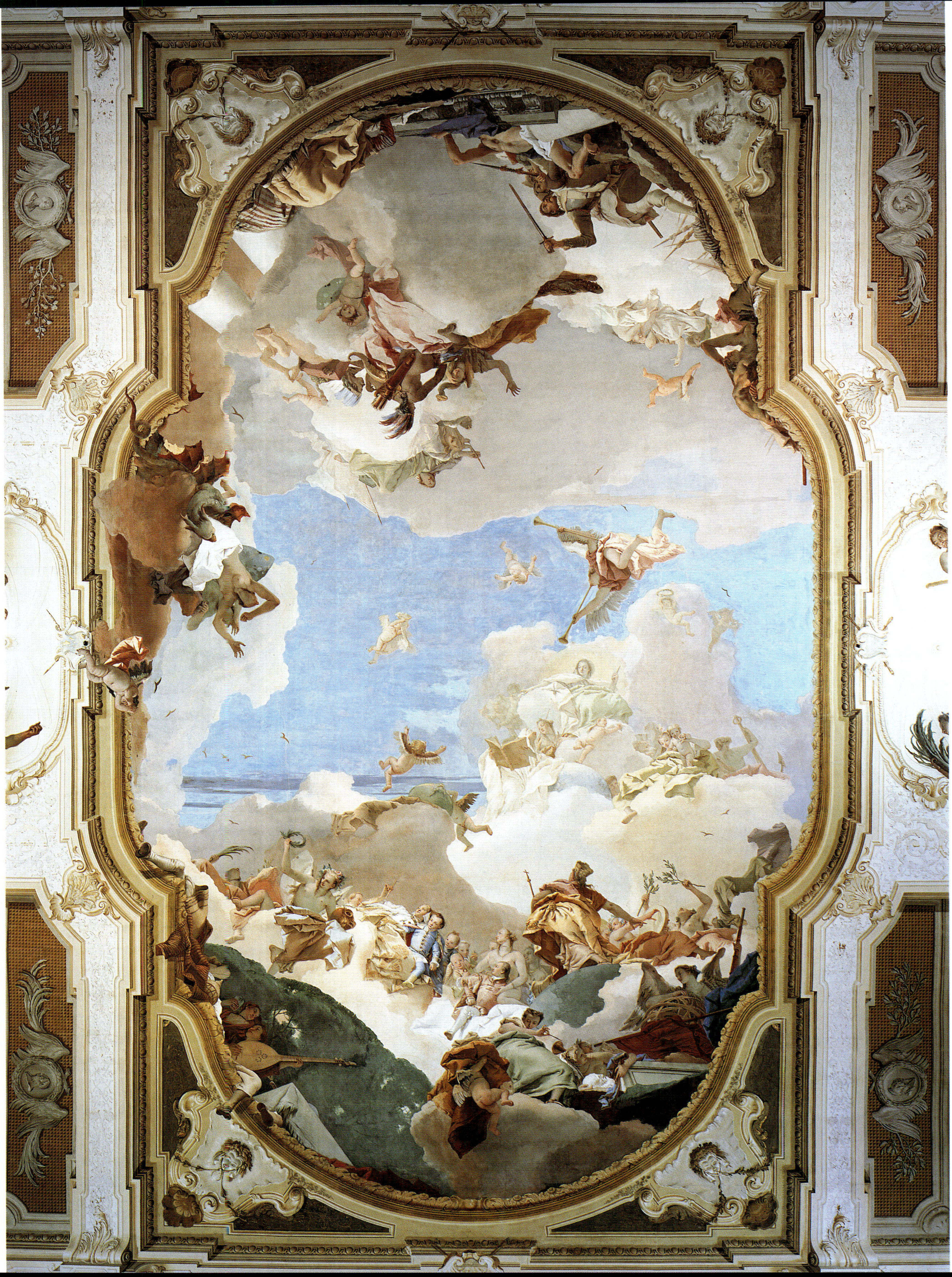

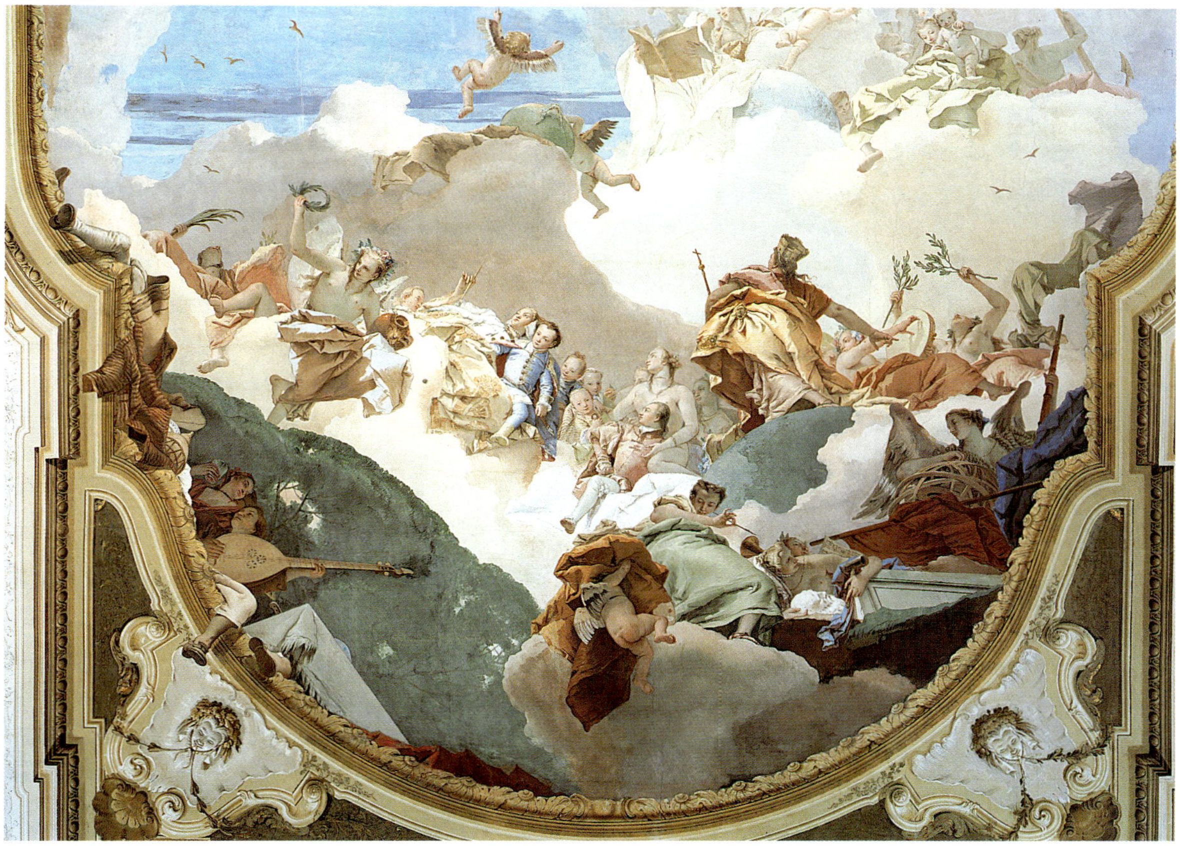

129 *Apotheose der Familie Pisani* (Detail Abb. 128)

Die verschiedenen Familienmitglieder der Pisani sind umgeben von mehreren allegorischen Figuren. Die Wahrheit erscheint als nackte Frau, die als Rückenfigur dargestellte Frau mit einer Turmkrone auf dem Globus ist die Personifikation Italiens, während zu ihren Füßen die verschiedenen Künste dargestellt sind: die Astronomie mit Teleskop und Globus, die Musik mit Horn und Noten, die Skulptur mit Marmorblock und Büste sowie die Malerei mit Pinsel. Die Allegorie des Friedens mit Palmzweigen und die des Überflusses mit Amphore und Blütenkranz ergänzen die Darstellung auf der linken Seite.

130 *Apotheose der Familie Pisani* (Detail Abb. 128)

Der Ausschnitt zeigt die damals bekannten Erdteile Asien, Amerika und Afrika auf einer Wolke, während Europa auf dem Stier oberhalb von ihnen dargestellt ist, als Ausdruck des höher eingeschätzten Zivilisationsgrades. Am unteren Bildrand erscheint eine Kampfszene, die sich offenbar auf die Unterwerfung der Türken bezieht, hier symbolisiert durch die beiden Figuren in langen Mänteln, die sich vor den Invasoren niedergeworfen haben.

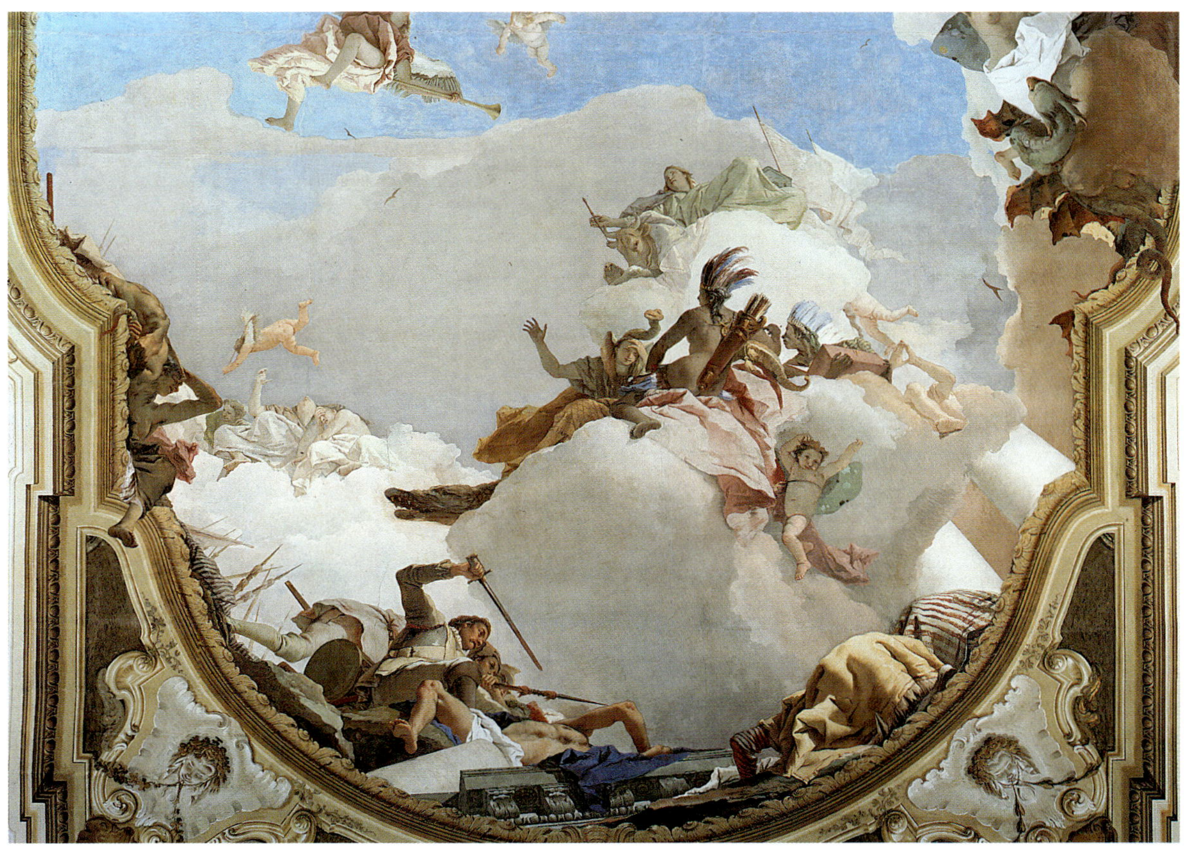

128 *Apotheose der Familie Pisani,* 1761–1762
Fresko, 2350 × 1350 cm
Villa Pisani, Stra

Das Deckenfresko ist als illusionistische Öffnung in einen silbrig-blauen Himmel konzipiert, dessen unendlicher Tiefenraum durch verschiedene Wolkentürme gestaltet wird. Die Komposition besteht aus zwei unabhängig voneinander existierenden Partien, der Darstellung der Familie Pisani und verschiedener allegorischer Figuren im unteren sowie der Erdteile im oberen Bildteil. Beide Partien werden von der Figur der Fama, die ihre Trompeten in beide Richtungen bläst, miteinander verbunden. Unter ihr thront die göttliche Weisheit und regiert ein harmonisches Reich. Zu ihren Füßen erscheinen die Tugenden Glaube, Gerechtigkeit, Liebe, Hoffnung und Stärke.

Die letzten Jahre in Madrid 1762–1770

131 *Glorie Spaniens* (Detail), 1762–1766
Fresko, 2700 × 1000 cm
Thronsaal, Palacio Real, Madrid

Der Ausschnitt zeigt die Personifikation der fürstlichen Glorie neben einer Pyramide, dem Symbol für Ewigkeit. Der Löwe bezeichnet die Stärke und der Putto mit dem Füllhorn den Reichtum der Dynastie, während die Krone allgemein auf die fürstliche Abstammung verweist. Die Tugenden Freigiebigkeit und Liebenswürdigkeit sowie die Hoffnung sind wahrscheinlich mit den drei restlichen Figuren dargestellt. Weiter oben erscheint als weißgekleidete Frau mit erhobenem Kelch und Kreuz die Personifikation des Glaubens. Venus mit Amor sowie zwei weitere Göttinnen sind am oberen Bildrand zu erkennen.

Nach einer zweimonatigen, anstrengenden Reise über Genua und Barcelona kam Tiepolo mit seinen Söhnen am 4. Juni 1762 in Madrid an. Trotz seines hohen Alters war er in den ihm noch verbleibenden acht Lebensjahren außerordentlich produktiv und schuf in Madrid eine beeindruckende Zahl von großen Fresken und Altarblättern. Über die Gründe, die den inzwischen sechsundsechzigjährigen Maler zu der Entscheidung bewogen haben, seine Heimat für immer zu verlassen sowie das Abenteuer dieser beschwerlichen Reise und einer Tätigkeit auf unbekanntem Terrain auf sich zu nehmen, ist viel spekuliert worden. Einerseits reizte ihn sicherlich die Möglichkeit, noch einmal eine große malerische Gesamtausstattung in einer königlichen Residenz auszuführen, die darüber hinaus auch noch der Sitz einer der ältesten und bedeutendsten Monarchien Europas war. Andererseits schien er sich sehr wohl der Tatsache bewußt geworden zu sein, daß die Zeit für seine Kunst der Darstellung triumphaler Apotheosen und Verherrlichung der Tugenden seiner Auftraggeber durch illusionistische Inszenierung endgültig vorbei war. Zu sehr hatten die aus Frankreich importierten Ideen der Aufklärung inzwischen auch in Venedig Fuß gefaßt. Den neuen, auf wissenschaftlicher Erkenntnis und Vernunft basierenden Konzepten standen die von der illusionistischen Deckenmalerei entworfenen Scheinwelten unvereinbar gegenüber. Es ist nicht zu übersehen, daß Tiepolo bereits seit Ende der fünfziger Jahre in Venedig selbst kaum noch bedeutende Aufträge erhalten hatte und nur noch auf dem Festland tätig war. Die reiche Auftraggeberschaft schien immer weniger gewillt, ihr Geld in Selbstdarstellungen zu investieren, die aus der Mode gekommen waren.

Deshalb war Tiepolo einer der wenigen unter den europäischen Malern, die noch in monumentalen Dimensionen arbeiteten und umfangreiche Innenraumausstattungen realisieren konnten. König Karl III. von Spanien hatte demnach die richtige Wahl getroffen, als er den Künstler mit der Dekoration des Thronsaals in seinem kurz zuvor fertiggestellten Königspalast in Madrid beauftragte, der nach Plänen Filippo Juvarras (1676–1736) von dessen Schüler Sacchetti (gest. 1764) errichtet worden war. Außerdem beschäftigte Karl III. auch andere Künstler in seinem Palast, wie den Neapolitaner Corrado Giaquinto (1699–1765), der allerdings kurz vor Tiepolos Ankunft wieder in seine Heimat abreiste. Zeitgleich mit Tiepolo kam Anton Raphael Mengs (1728–1779) in Madrid an, der dort zusammen mit dem spanischen Maler Francisco Bayeu (1734–1795) und verschiedenen anderen spanischen Künstlern an der Palastausstattung arbeitete.

Die Ölskizze für das Deckenfresko der *Glorie Spaniens* im Thronsaal hatte Tiepolo bereits in Venedig angefertigt. Das Thema der Darstellung ist die Verherrlichung der spanischen Nation, die sich im Laufe des 16. und 17. Jahrhunderts auf politischem, geographischem und kulturellem Gebiet zu einer der führenden europäischen Kräfte entwickelt hatte. Die neue Politik unter der regierenden Bourbonenlinie, die während der Regierungszeit Karls III. (1759–1788) zu den aufgeklärtesten Monarchien ihrer Zeit zählte, wird ebenso in der Skizze berücksichtigt wie historische Ereignisse aus der spanischen Vergangenheit, die auf diese Weise zu einer komprimierten Präsentation Spaniens kombiniert wurden.

Das Fresko selbst unterscheidet sich nur wenig von der Skizze, aber der inhaltliche Schwerpunkt wurde dahingehend verschoben, daß in der Darstellung eher die Werte des Friedens und der Weisheit betont werden, anstelle der im Entwurf hervorgehobenen kriegerischen Leistungen der Militärmacht Spanien (Abb. 131–134). Man nimmt an, daß dies die Reaktion auf eine veränderte politische Situation darstellte, da Spanien kurz zuvor gezwungen war, einen erniedrigenden Friedensvertrag mit England zu unterzeichnen (1763). Folglich kam das Bestreben auf, die kriegerischen Themen im Fresko weniger in den Vordergrund zu stellen.

Das Kompositionsschema des Deckenfreskos im Thronsaal ist eine brillante Synthese von Dekorationselementen aus Tiepolos früheren Werken, wie sie aus der Villa Cordellina in Montecchio Maggiore, aber auch aus Werken in der Residenz in Würzburg und der Villa Pisani in Stra bekannt sind. Es handelt sich somit um eine Neuinszenierung seines bisherigen Schaffens, ohne daß das Fresko dabei seinen Originalitätscharakter verlieren und den Eindruck einer Kopie erwecken würde. In dem etwas nach unten verlegten Bildzentrum thront die spanische Monarchie zwischen Minerva und

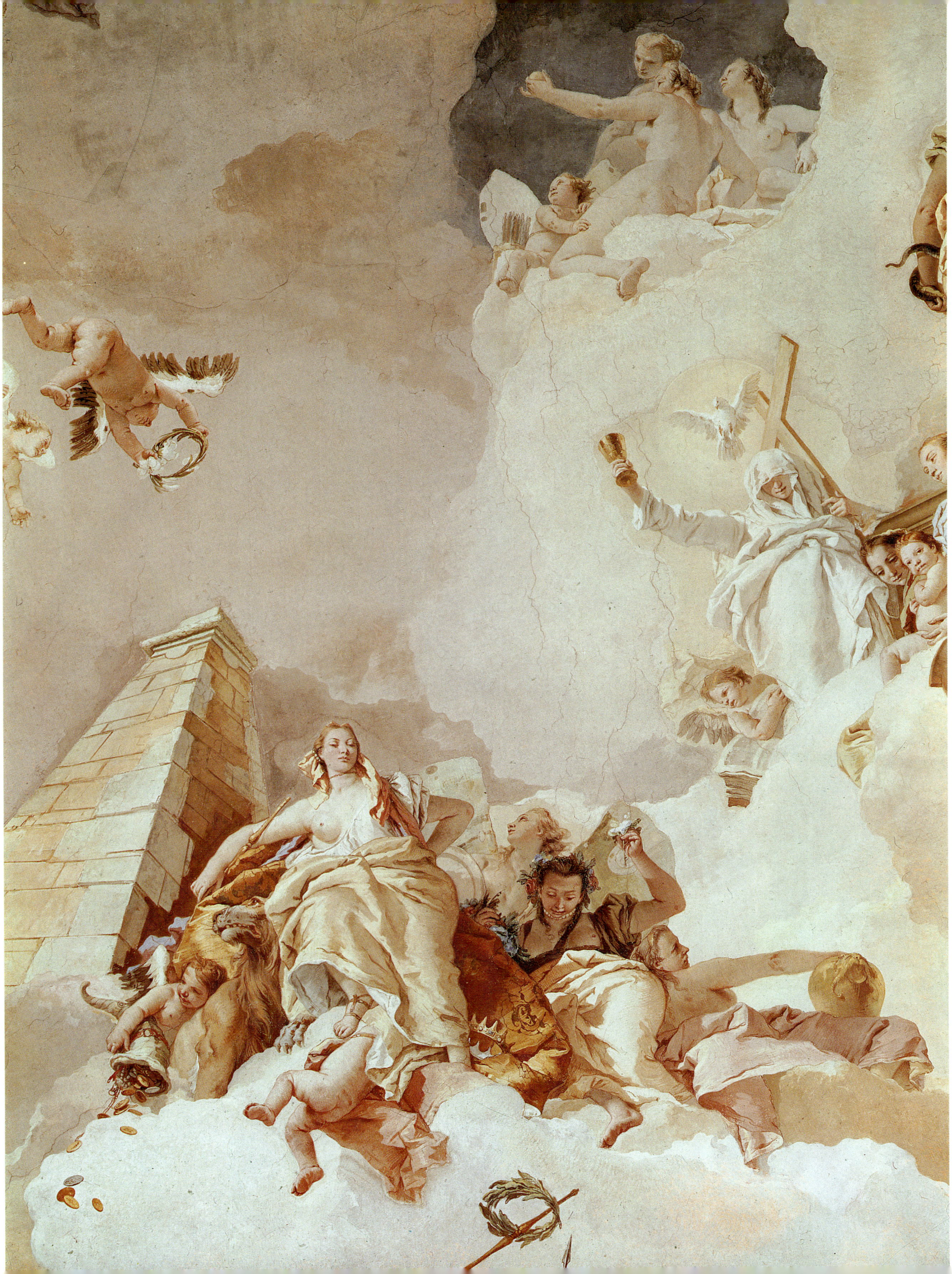

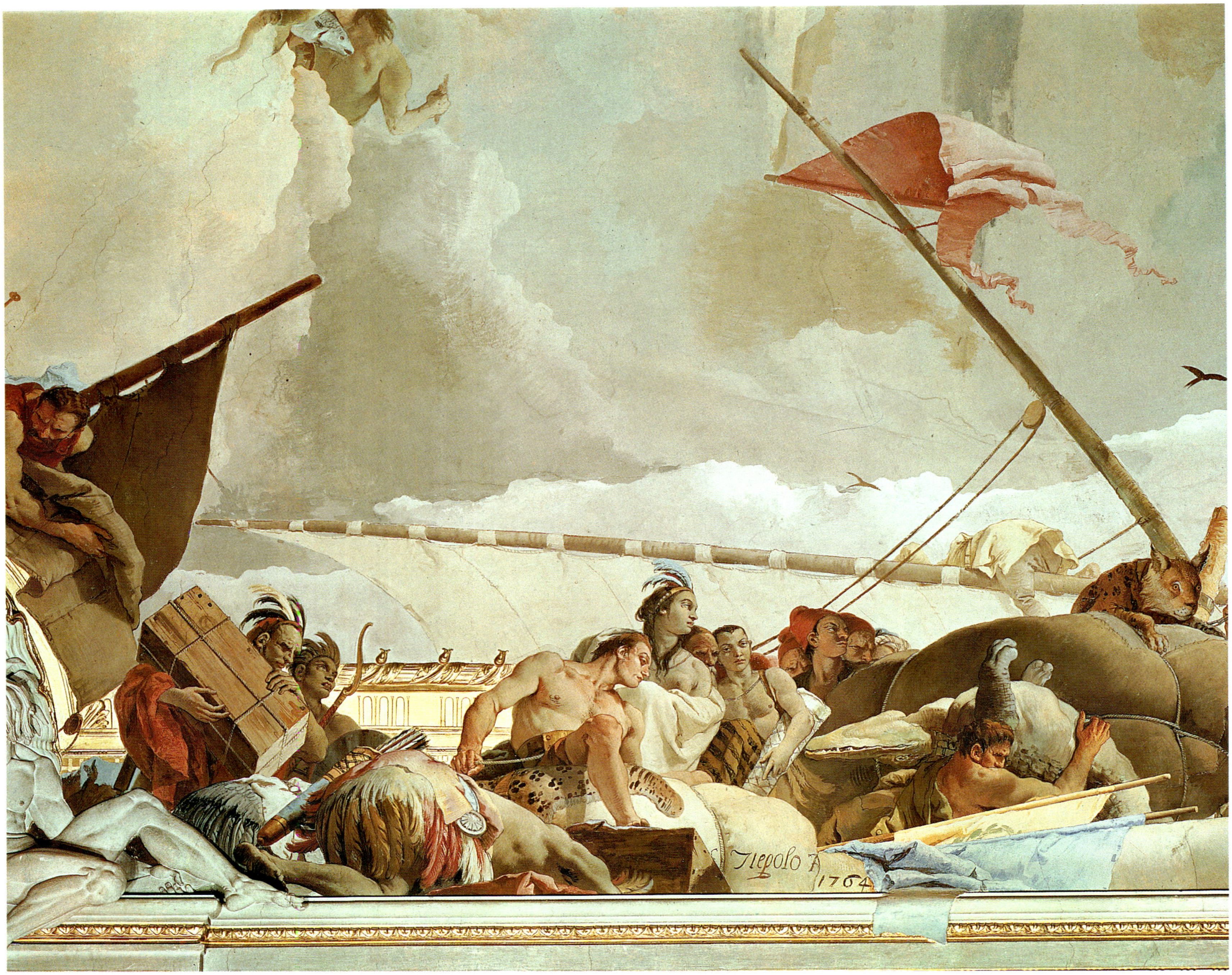

132 *Glorie Spaniens* (Detail), 1762–1766
Fresko, 2700 × 1000 cm
Thronsaal, Palacio Real, Madrid

Dargestellt ist das Beladen eines europäischen Schiffes mit den Schätzen des amerikanischen Kontinents als deutliche Anspielung auf seine Entdeckung durch Christoph Kolumbus und die spanische Eroberung der neuen Welt im 16. Jahrhundert. Die beiden sich vor dem Schiff niederwerfenden Indianer im Vordergrund symbolisieren den Sieg der Europäer über die Ureinwohner.

Apoll auf einem Globus, über ihr schwebt die Allegorie des Ruhms und bläst die Trompeten, während unterhalb der Figurengruppe die Personifikationen von Gerechtigkeit, Milde, Überfluß und Mäßigung erkennbar sind. Traditionelle Darstellungen von olympischen Göttern und allegorischen Figuren, wie sie aus Cesare Ripas »Iconologia« bekannt sind, darunter die Versinnbildlichung des christlichen Glaubens, beleben den restlichen freien Bildraum zwischen den Wolken. Die Personifikationen der von Spanien eroberten Territorien sowie eine Darstellung der durch das Licht der französischen Aufklärung vertriebenen Figuren des Schreckens und der Wut bevölkern den umlaufenden Rahmen. Trotz der komplexen Struktur der zahlreichen Figurenelemente und seines bedeutungsschweren Inhalts erscheint das Fresko aufgrund der vielen freigelassenen und geradezu leer wirkenden Himmelsflächen als eines der luftigsten, das Tiepolo jemals schuf.

In der Wertung dieses Freskos bleibt im Vergleich zu früheren Werken allerdings doch eine Enttäuschung

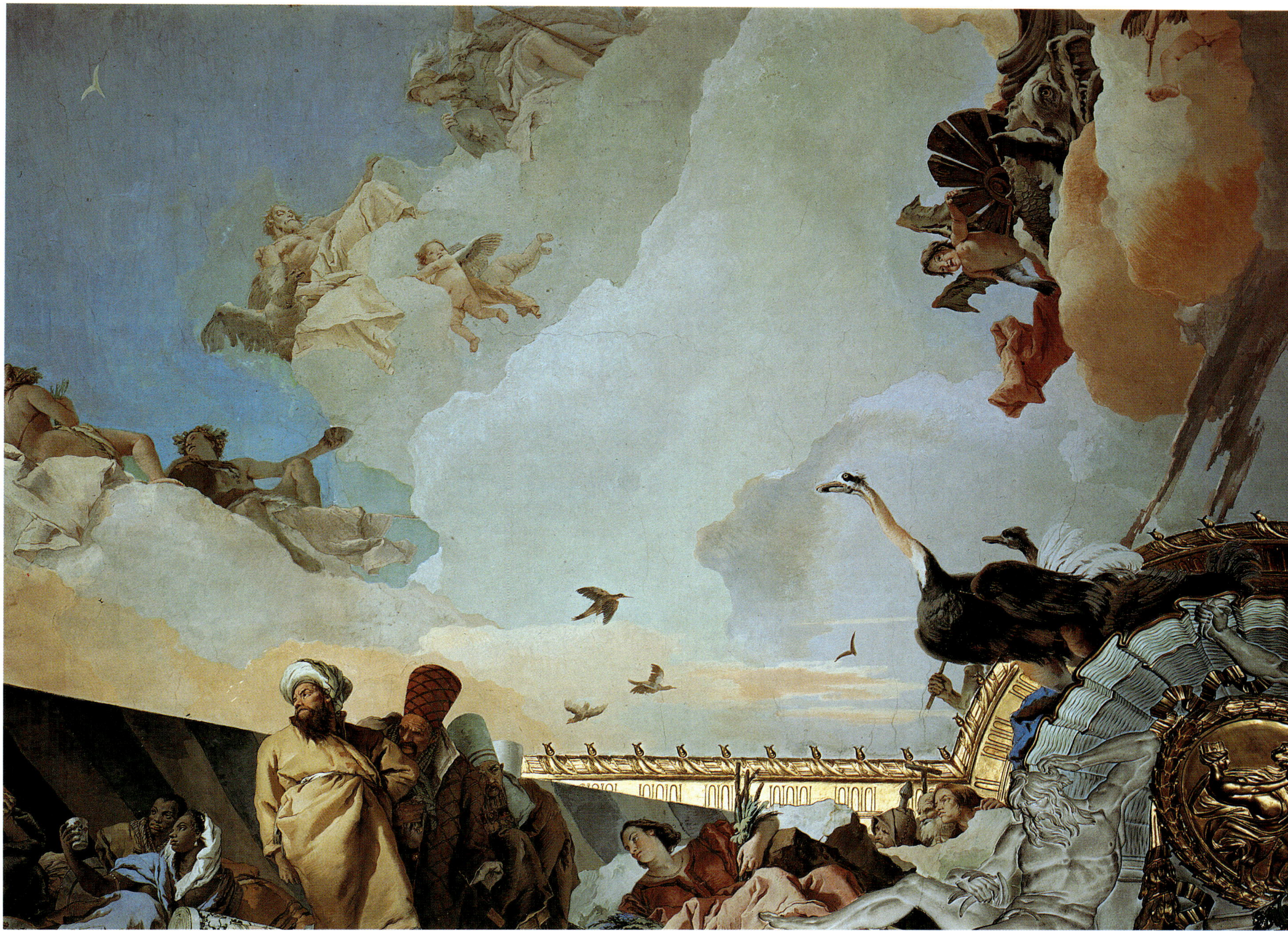

zurück, die weniger vom Fresko selbst als von der niedrigen Decke, der mangelnden architektonischen Durchbildung des Raumes und seiner schlechten Beleuchtung sowie dem strengen Rahmenwerk herrührt. Waren die früheren Kompositionen Tiepolos in der Lage, einen Raum nicht nur zu dekorieren, sondern insgesamt durch illusionistische Überschneidungen in Schwingung zu bringen, so ist die Ausmalung der Decke im Madrider Königsschloß eingezwängt in ihren starren Rahmen, ohne ihre Wirkung frei entfalten zu können. Auch die Behandlung des Themas ist hier weniger poetisch, sondern eher als illustrierte Staatsikonographie angelegt, was der Funktion des Raumes als Thronsaal allerdings angemessen ist.

Die Arbeiten im Thronsaal waren 1764 beendet. Der König zeigte sich zufrieden mit dem Ergebnis und beauftragte Tiepolo mit weiteren Dekorationen innerhalb des Palastes. Es folgte die Ausstattung des Saals der Wachen mit einem Deckenfresko der *Apotheose des Aeneas* in Anspielung auf die legendäre Abstammung

133 *Glorie Spaniens* (Detail), 1762–1766
Fresko, 2700 × 1000 cm
Thronsaal, Palacio Real, Madrid

Am unteren Bildrand erscheint ein Teil Afrikas, das die Straußenvögel charakterisieren sollen. In den Wolken sind Jupiter mit dem Adler, Minerva, Bacchus und eine weitere Gottheit zu sehen. Auch in diesem Blickwinkel zeigt sich, daß die in anderen Freskenzyklen Tiepolos organisch miteinander verbundenen Szenen und Figurengruppen hier auseinanderfallen und trotz illusionistischer Überschneidungen durch die Rahmung voneinander abgetrennt werden.

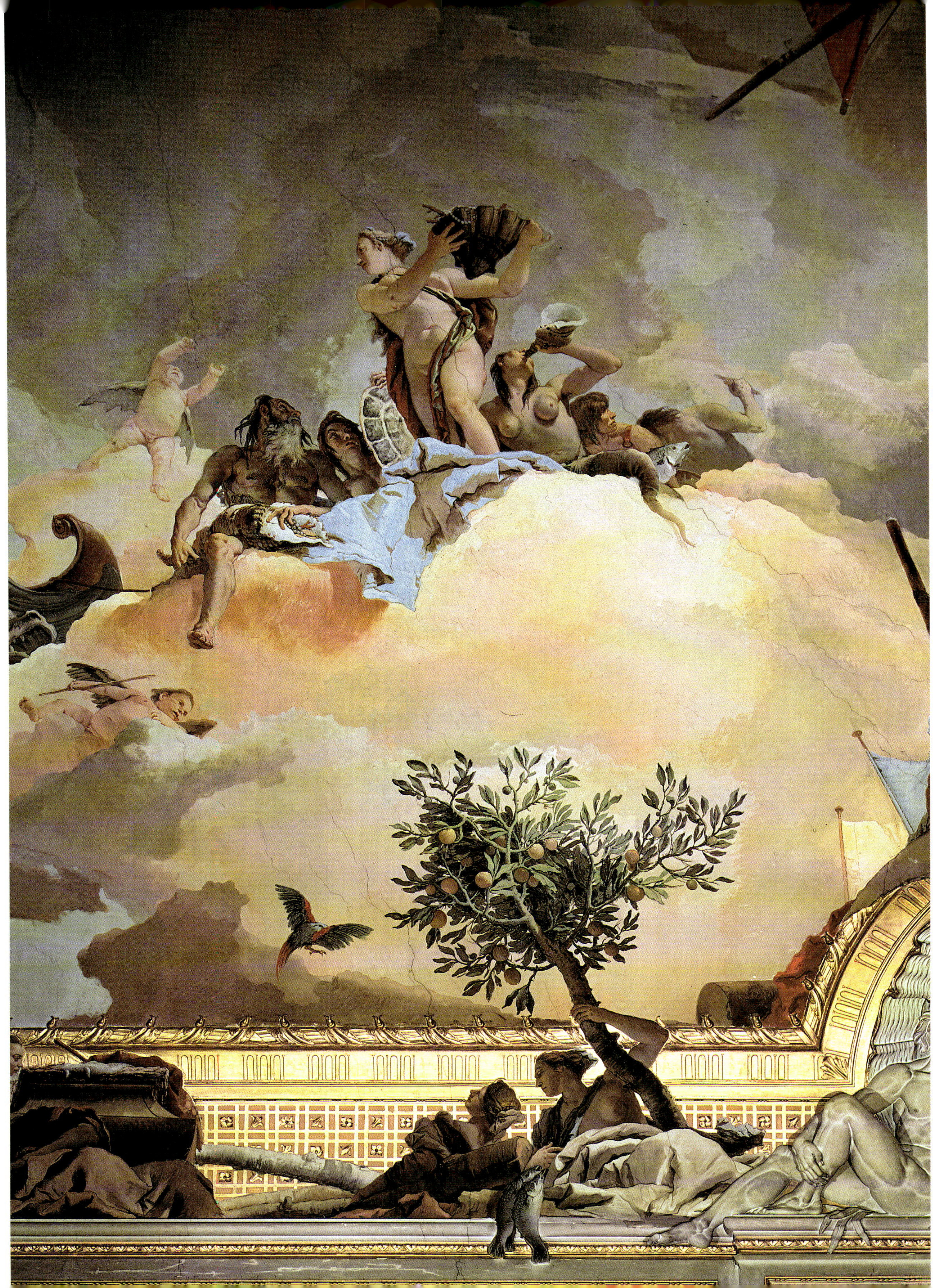

134 *Glorie Spaniens* (Detail), 1762–1766
Fresko, 2700 × 1000 cm
Thronsaal, Palacio Real, Madrid

Auf einer Wolke schwebt die Meeresgöttin Thetis zusammen mit ihrem Gemahl Oceanus und hält eine mit Schätzen gefüllte Muschelschale empor. Tritonen und Nereiden begleiten die Szene, die den Reichtum der Meere symbolisieren soll. Der Versuch, den klassizistisch-strengen Goldrahmen durch die Figurengruppe mit einem Orangenbaum am unteren Bildrand (möglicherweise eine Personifikation der Provinz Aragon) zu überbrücken und die typische Verbindung zwischen Fresko und Betrachterraum zu schaffen, ist hier mißlungen.

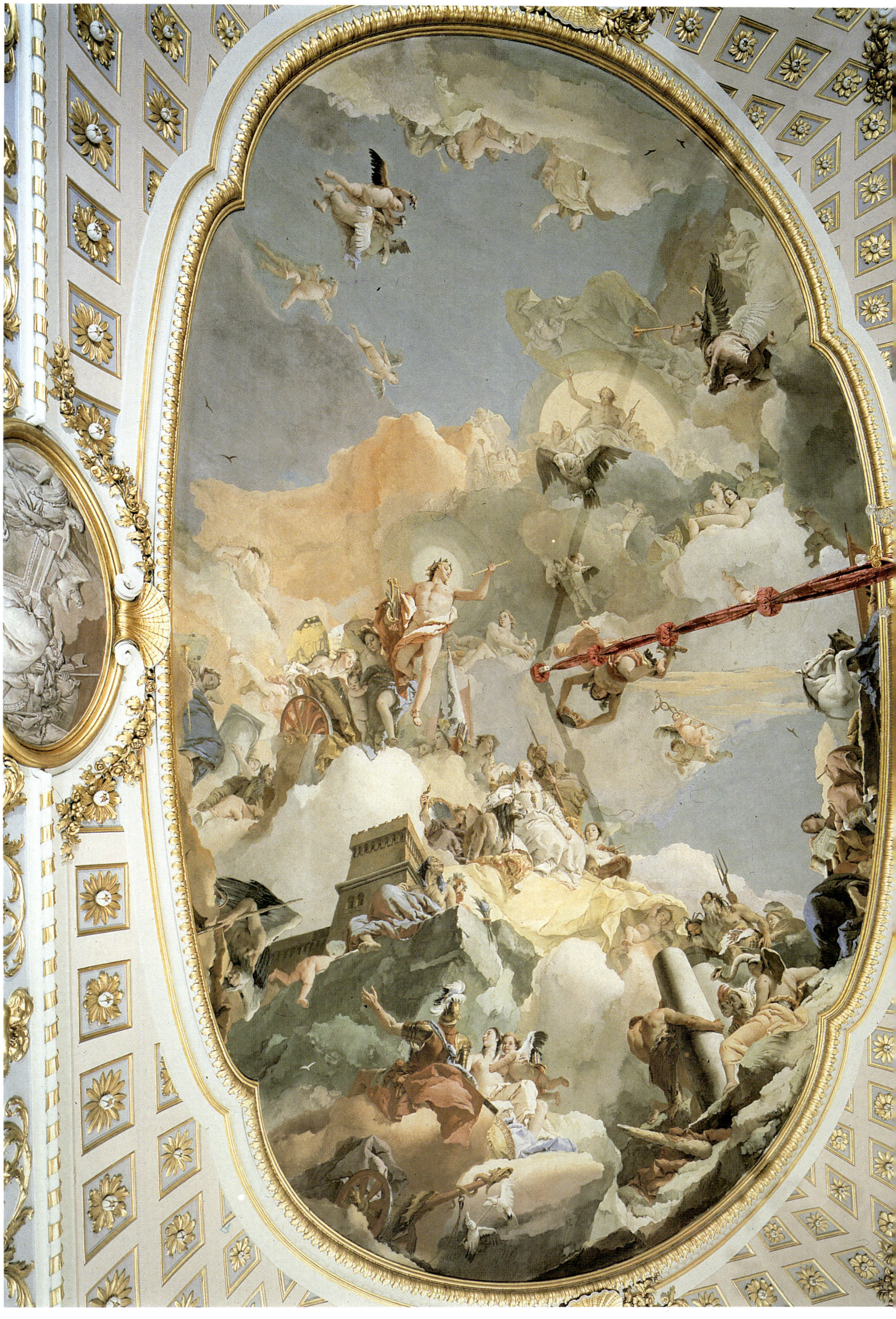

135 *Apotheose der spanischen Monarchie,* 1762–1766
Fresko, 1500 × 900 cm
Anticamera della Reina, Palacio Real, Madrid

Das ovale Deckenfresko zeigt im unteren Bildteil die auf Wolken thronende Personifikation der spanischen Monarchie, die von Merkur gekrönt wird. Rechts oberhalb steht Apoll vor seinem Sonnenwagen, während in der oberen Bildhälfte Jupiter auf seinem Thron, Fama mit den Trompeten sowie Putten und andere Gottheiten zu sehen sind. Unterhalb der spanischen Monarchie erscheint die Personifikation des Alten Kastiliens mit dem Turm, die wichtigste Provinz Spaniens, darunter Venus und Mars, während links unten das Zusammentreffen der Kontinente Europa und Afrika im spanischen Gibraltar durch die Säulen des Herkules symbolisiert ist.

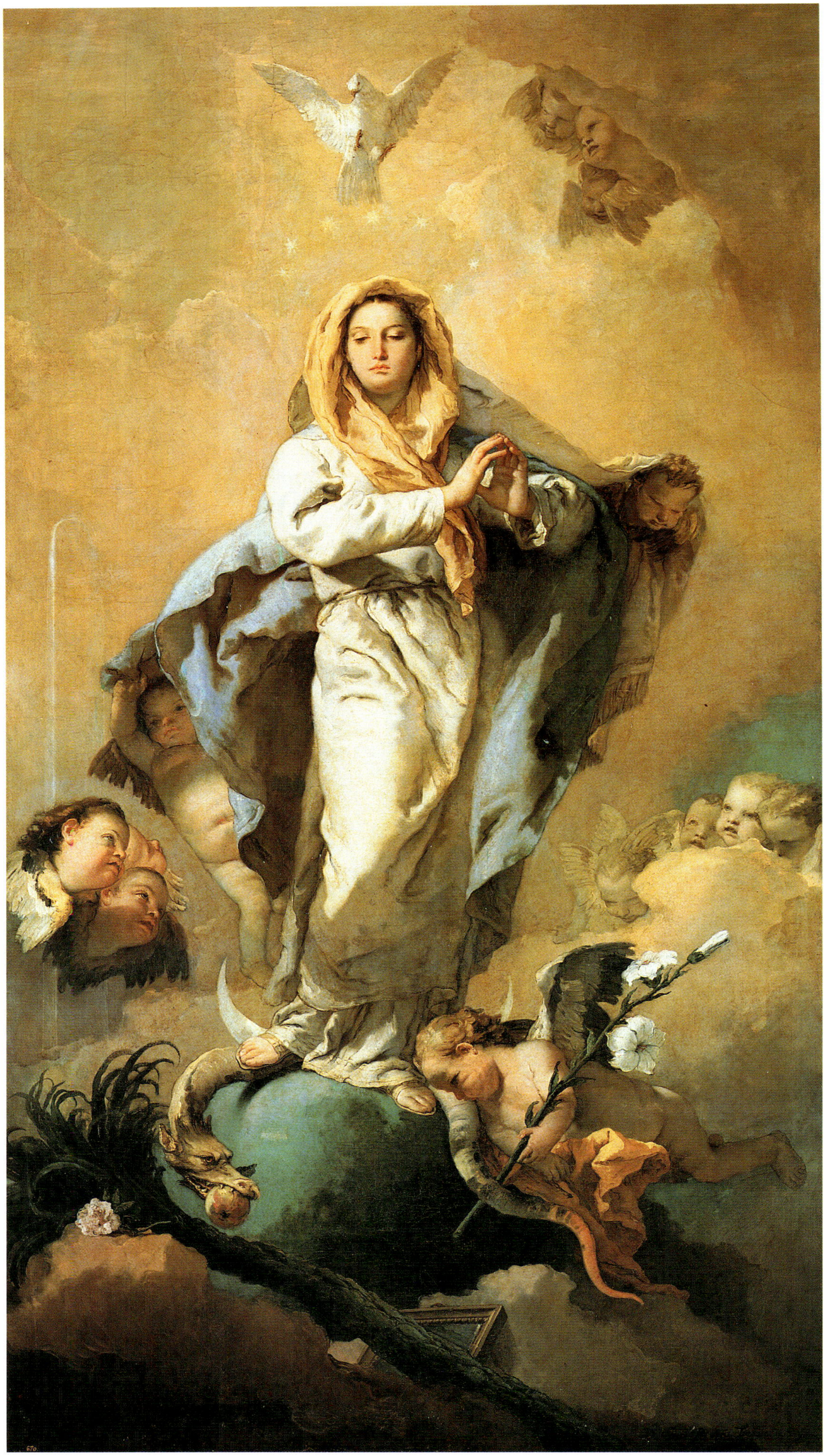

der spanischen Monarchie von Aeneas und seiner göttlichen Mutter Venus. Im Fresko erscheint Aeneas als Kriegsheld auf Wolken, weiter oben von Venus erwartet. Sie hält die für ihn von Vulkan hergestellten Waffen bereit, dessen Schmiede am unteren Bildrand dargestellt ist. Aeneas, der zu dem hinter den Wolken kaum sichtbaren Tempel der Glorie aufsteigt, überholt durch sein Streben nach Unsterblichkeit sozusagen die Zeit, personifiziert durch eine dunkle Figur am rechten Bildrand.

Erstaunlich an der künstlerischen Gestaltung des Freskos ist der weitgehende Verzicht auf illusionistische Verkürzungen, die verhältnismäßig klare Anordnung der Figuren und ihre überdeutliche Lesbarkeit sowie der Aufbau einer eindeutigen Perspektive mit einem festen Fluchtpunkt. Diese radikale Veränderung gegenüber seinen früheren Werken ist eine Antwort auf neoklassizistische Tendenzen, denen Tiepolo schon in Italien begegnet war und denen er sich nun auch in Spanien vor allem durch den Einfluß Anton Raphael Mengs ausgesetzt sah.

Mengs, einer der bedeutendsten Vertreter des Frühklassizismus, wurde vor allem gefördert durch den einflußreichen Franziskanerpater und persönlichen Beichtvater König Karls III., Joaquin de Eleta, der ein großer Bewunderer des deutschen Künstlers war und dessen Stil am Hof verbreitete. Die Annahme, Tiepolo sei von seinem königlichen Auftraggeber nicht mehr besonders geschätzt gewesen, gehört allerdings in das Reich der Legende. Noch bis kurz vor seinem Tod wurde er mit großen Ausstattungen durch den König betraut.

Im Vorzimmer der Königin, einem kleinen Raum, der an den Thronsaal angrenzt, schuf Tiepolo das Deckenfresko *Apotheose der spanischen Monarchie* (Abb. 135), für das zwei Ölskizzen – heute im Metropolitan Museum in New York – überliefert sind. Die sehr unterschiedlichen Entwürfe sind im ausgeführten Fresko kombiniert und durch weitere Elemente ergänzt worden. Dargestellt ist Jupiter, der auf seinem olympischen Thron die Hand erhebt, um die von Merkur gekrönte und von Apoll begleitete Personifikation der spanischen Monarchie zu begrüßen. Es erscheinen weitere mythologische und allegorische Figuren, darunter Neptun, mit dessen Reichtum Spanien gesegnet werden soll.

Nach Abschluß der Arbeiten im Königspalast zu Madrid 1766 faßte Tiepolo den endgültigen Entschluß, nicht mehr nach Venedig zurückzukehren, sondern weiterhin für den spanischen König tätig zu sein. In einem Brief an den königlichen Sekretär bewarb er sich 1767 um die Ausstattung der gerade fertiggestellten königlichen Kapelle San Pasquale Baylon in Aranjuez, für die Leinwandgemälde zur Dekoration ihrer sieben Altäre ausgeführt werden sollten. Dieser schwierige Auftrag unter der Leitung von Pater Joaquin de Eleta war das letzte höfische Projekt und zugleich auch das letzte große Werk, das Tiepolo überhaupt in Spanien ausführte. In nur zwei Jahren vollendete er die sieben Blätter *Der Hl. Pascal von Baylon betet das Sakrament an, Maria Immaculata* (Abb. 136), *Die Stigmatisation des Hl. Franz von Assisi, Der Hl. Antonius von Padua mit dem Jesuskind, Der Hl. Peter von Alcantara, Der Hl. Josef mit dem Jesuskind* und *Der Hl. Karl Borromäus meditiert über dem Kreuz.* Von den Bildern wurden 1770 allerdings nur die ersten sechs aufgestellt – fast ein Jahr nach Tiepolos Tod. Das Bildprogramm zelebrierte Darstellungen berühmter franziskanischer Heiliger sowie den Glauben an die Unbefleckte Empfängnis, der vom Franziskanerorden besonders verfochten wurde. Die anspruchsvolle Aufgabe der Gesamtausstattung einer Kirche mit sieben Einzelbildern war neu für Tiepolo und stellte eine Herausforderung dar, weil sie sich von dem Programm der üblichen Freskendekorationen unterschied.

Auch das Darstellungsthema vorwiegend männlicher Heiliger, Asketen in Meditation oder dem Zustand der Ekstase war neu für den sonst an erzählerischer Vielfalt sowie am Charakter und der Emotion seiner Figuren interessierten Maler religiöser Themen. Bereits 1775 wurden die Bilder wieder abgenommen und durch frühklassizistische Werke Anton Raphael Mengs, Francisco Bayeus und Mariano Salvador de Maellas (1739–1819) ersetzt, die eher dem inzwischen gewandelten, akademischen Kunstgeschmack und der traditionellen Vorstellung von Heiligendarstellungen des spanischen Hofes entsprachen.

In künstlerischer Hinsicht werden die großen Freskenausstattungen im spanischen Königspalast übertroffen von einer Gruppe kleinformatiger Andachtsbilder, die Tiepolo während seiner letzten Lebensjahre für private Auftraggeber, wahrscheinlich für Mitglieder des spanischen Hofes, schuf. Besonders die Variationen über das Thema der Flucht nach Ägypten (Abb. 137) (heute im Museu Nacional de Arte Antigua in Lissabon, in der Staatsgalerie in Stuttgart, in einer Privatsammlung in New York und in der Sammlung Torre und Tasso in Bellagio), eine Serie von vier Bildern gleichen Formats und identisch in ihrer stilistischen Ausführung, verdient Beachtung. Das Thema selbst ist ein in der christlichen Kunst häufig dargestelltes Sujet, das auch Tiepolo im Laufe seiner Schaffenszeit oft behandelt hatte.

Tiepolos Sohn Giandomenico hatte 1753 ebenfalls eine Serie von siebenundzwanzig Stichen mit dem Titel *Idee pittoresche sopra la Fuga in Egitto* veröffentlicht, die während des Würzburger Aufenthaltes entstanden war. Die Bilder zeigen die Heilige Familie auf ihrem von Engeln begleiteten Weg durch die Wildnis und ihre Aufenthalte an fremden Orten. Die Intimität der Darstellungen, die dem Betrachter das Schicksal einer Familie nahebringt, die gezwungen war, ihre Heimat zu verlassen, mag Tiepolo selbst zu seiner sehr persönlichen, in der Art von »Capricci« gestalteten Serie angeregt haben.

Trotzdem unterscheidet sich die spanische Version dieses Themas grundlegend von allem, was Tiepolo oder sein Sohn zuvor geschaffen hatten. Vor allem auf der in der Staatsgalerie in Stuttgart befindlichen Skizze scheint das eigentliche Thema in den Hintergrund getreten, die erschöpften Figuren der Heiligen Familie scheinen nicht mehr in der Lage zu sein, die immensen

136 *Maria Immaculata,* 1767–1769
Öl auf Leinwand, 279 × 152 cm
Museo Nacional del Prado, Madrid

Als ehrfurchtgebietende, kraftvolle Erscheinung schwebt die auf einer Weltkugel stehende Maria Immaculata vor einem gelblichen Hintergrund im Himmel. Über ihr erscheint die Taube, Symbol des Heiligen Geistes. Die Palme im Vordergrund ist Symbol des Sieges und der Erhabenheit Marias über das Böse der Welt, die Schlange unter ihren Füßen steht für die Ursünde, der Spiegel hingegen bezeichnet die Freiheit von allem Makel und die Auffassung, daß sie selbst Spiegel aller Tugenden ist. Die Mondsichel bezieht sich auf das Apokalyptische Weib in der Offenbarung des Johannes und ist zugleich Symbol für die Keuschheit.

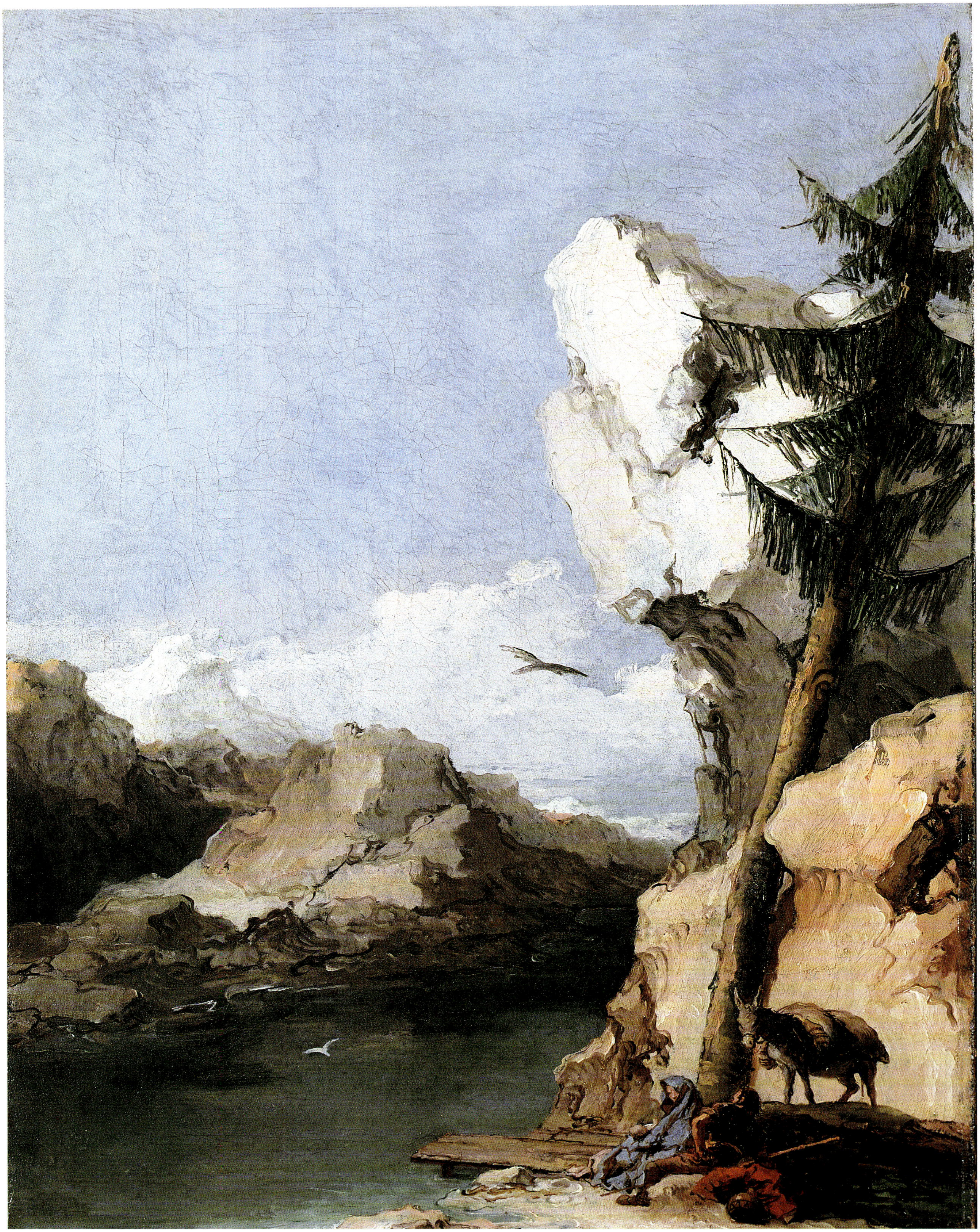

137 *Ruhe auf der Flucht nach Ägypten,* 1767–1769
Öl auf Leinwand, 57 × 44 cm
Staatsgalerie, Stuttgart

Das Thema der Ruhe auf der Flucht nach Ägypten spielt in dieser Darstellung nur eine untergeordnete Rolle. Stattdessen wird die Szene durch eine einsame, schroff wirkende Gebirgslandschaft bestimmt, durch die ein breiter Fluß fließt, dessen dunkelgrüne Farbe von unüberwindlichen Tiefen kündet. Die genau in der Flußmitte erkennbare weiße Taube ist der einzige Hinweis auf eine hoffnungsvolle Rettung in dieser insgesamt trostlos wirkenden Szenerie.

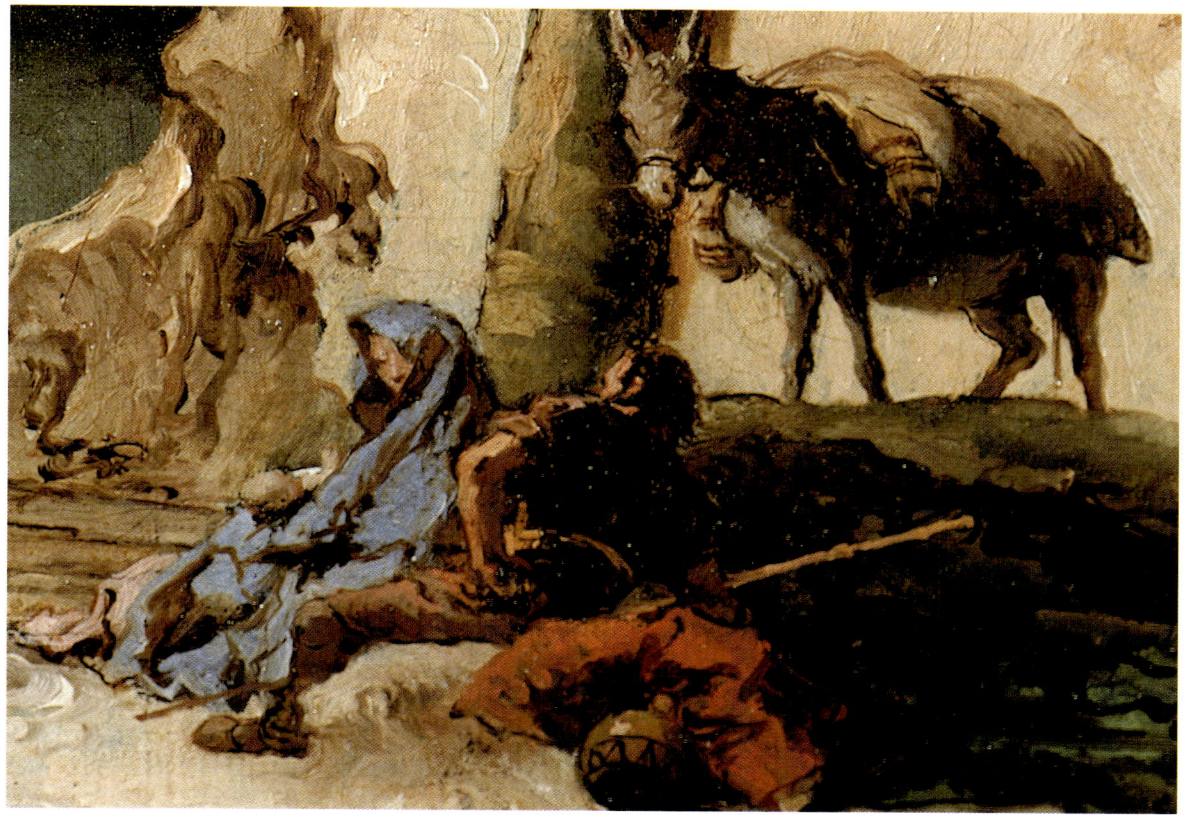

138 *Ruhe auf der Flucht nach Ägypten* (Detail Abb. 137)

Geradezu winzig erscheinen die Figuren der Heiligen Familie, die sich im Vordergrund erschöpft an einem Baum zur Rast niedergelassen haben.

Entfernungen zurückzulegen und spielen unter bilderzählerischem Gesichtspunkt nur noch eine untergeordnete Rolle in der übermächtigen Landschaft. Es entsteht eine ergreifende Szene des Ausgeliefertseins der menschlichen Existenz in der Natur, wo nur die Hoffnung auf göttliche Gnade bleibt. Der schnelle, unruhige Pinselstrich, die nervösen Konturen, die matten Farben und die sparsame Ausführung der Gegenstände, eine Malweise, die oft mit dem Alterswerk Tizians verglichen wurde, unterstreichen die meditative Stille und Resignation, die aus den Bildern spricht. Es fällt schwer, in diesen Werken nicht auch ein autobiographisches Zeugnis des über siebzigjährigen Künstlers selbst zu erkennen, der kurz vor seinem Tod an seine Heimat dachte, in die er nie mehr zurückkehrte, und an seine dort zurückgelassene Familie.

Im gleichen Stil sind die beiden ebenfalls kleinformatigen Werke der *Beweinung Christi* und der *Grablegung* (heute in Privatbesitz) ausgeführt, die wiederum mit den beiden heute in der Sammlung der Herzogin von Vilhermosa in Pedrola befindlichen Darstellungen von *Abraham erscheinen die Engel* und der *Verkündigung Mariä* vergleichbar sind und ebenfalls zum charakteristischen Spätwerk des Künstlers gehören.

Trotz des resignativen Tons dieser sehr persönlichen Werke hatte Tiepolo die Kraft, Ende des Jahres 1769 noch einen großen Auftrag von König Karl III. anzunehmen: die Freskendekoration der Kollegiatskirche San Ildefonso in La Granja. Von der geplanten Ausstattung, die mehrere Szenen in Stuckrahmen umfaßte, konnte Tiepolo jedoch nur die heute in Dublin befindliche Ölskizze der *Allegorie der Unbefleckten Empfängnis* vollenden, bevor er am 27. März 1770 plötzlich verstarb. Er wurde in der Kirche San Martin in Madrid bestattet. Wegen der späteren Zerstörung des Gebäudes ist sein Grab heute jedoch unbekannt. Die Nachricht seines Todes erreichte Venedig erst einen Monat später, am 21. April 1770. Von seinen beiden Söhnen kehrte nur Giandomenico in seine Heimat zurück, der am 12. November des gleichen Jahres in Venedig eintraf. Lorenzo hingegen blieb in Madrid und versuchte, die Stelle des Hofmalers zu erhalten, was ihm jedoch nicht gelingen sollte.

Nach Tiepolos Tod verlor seine Kunst relativ schnell an Wertschätzung, wie insgesamt auch die italienische Barockmalerei. Nach dem Zusammenbruch des Ancien Régime bestand kein Interesse mehr an einer Kunst, die der Glorifizierung absolutistischer Herrscher diente. Erst im 20. Jahrhundert begann man sich wieder für Tiepolo zu interessieren. Zahlreiche Studien über sein Werk haben in jüngster Zeit dazu beigetragen, seine große Bedeutung als Freskomaler und berühmter Vertreter der Tradition italienischer Malerei herauszustellen.

Doge (lat. *dux,* »Führer«), oberster Inhaber und Repräsentant der ausführenden Gewalt in Venedig (von 697 bis 1797) und Genua.

Dom (lat. *domus Dei* »Haus Gottes«), Bischofskirche, in Deutschland Dom oder Münster genannt.

Dominikaner (lat. *Ordo fratrum praedicatorum*), vom Hl. Dominikus 1216 in Toulouse gegründeter Bettelorden, der Ausbreitung und Verteidigung des Glaubens durch Predigt und Unterrichtung verpflichtet; 1232 wurden die Dominikaner vom Papst mit der Durchführung der Inquisition beauftragt.

Eklektizismus (griech. *eklegein,* »auswählen«), in der Kunst bezeichnet man als eklektisch die mangels eigener schöpferischer Kraft unoriginelle Übernahme vorhandener Darstellungsweisen und Motive in Anlehnung an ältere Meister und Epochen.

Epiphanie (griech. »Erscheinung«), in der Antike Bezeichnung für das Sichtbarwerden einer Gottheit unter den Menschen, im Christentum als »Dreikönigsfest« (6. Januar) gefeiert.

Exempla virtutis (lat. *exempla,* »Beispiel«, *virtus,* »Tugend«), in der Malerei: Darstellungen, die die Tüchtigkeit und Tugenden einer Person beispielhaft wiedergeben.

Franziskaner (lat. *Ordo Fratrum Minorum*), 1209 (1223) durch Franz von Assisi (1181/82–1226) gegründeter Bettelorden, den Idealen von Askese und Besitzlosigkeit in besonderem Maße verpflichtet. Als glühendste Marienverehrer des Mittelalters stellten die Franziskaner ihren Orden unter den Schutz der Mutter Gottes.

Fresko (ital. »frisch«), Technik der Wandmalerei, bei der die Farben auf den frischen, noch nassen Putz aufgetragen werden. Aufgrund des schnellen Trocknens kann jeweils nur der Teil der Wand verputzt werden, den der Künstler an einem Tag zu bemalen in der Lage ist. Es entstehen die sogenannten Tagwerke. Im Vergleich zur auf trockenem Grund angelegten Seccomalerei sind Fresken unter guten klimatischen Bedingungen äußerst haltbar.

Gesims, waagerechter, aus der Wand hervortretender Streifen, der die horizontalen Abschnitte eines Gebäudes gliedert.

Gewölbe, gekrümmte, meist aus keilförmigen Steinen zusammengesetzte Decke über einem Raum, im Unterschied zur Kuppel auch über Längsräumen. Die Widerlager (Mauern, Pfeiler usw.) fangen den Druck und den Schub des Gewölbes auf.

Gotik (ital. *gotico,* »barbarisch, nicht antik«), europöische Stilepoche des Mittelalters, auf die Romanik folgend und der Renaissance vorausgehend. Um 1150 von Nordfrankreich ausgehend, breitete sich die Gotik allmählich nach England, Spanien, Deutschland und Italien aus. In Italien endet die Gotik schon um 1400, während sie andernorts bis zum Anfang des 16. Jahrhunderts andauert. Bestimmend für die gotische Baukunst ist die Kathedrale. Spezifische Merkmale sind die Einführung des Spitzbogens (im Gegensatz zum romanischen Rundbogen), das Kreuzrippengewölbe und die Verlegung des Strebewerks nach außen. Gotische Gebäude streben in die Höhe; Auflösung und Durchlichtung der Wand- und Mauerflächen prägen den Gesamteindruck (Skelettbau). Die gotische Skulptur ist in besonderem Maße an die Architektur gebunden. Kennzeichnend ist eine idealisierte Naturauffassung; Körper und Gewänder sind – zumeist in überproportionierter Streckung – in ihrem Zusammenspiel wesentlich für die Ausdrucksgestaltung. Hauptaufgaben der gotischen Malerei sind das Tafelbild und die Glasmalerei.

Grisaille (frz. *gris,* »grau«; *grisailler,* »grau anstreichen«), Art der Malerei, die in bewußtem Verzicht auf farbliche Abstufungen ausschließlich Steinfarben, Brauntöne oder Grau verwendet; besonders geeignet zur malerischen Nachahmung bildhauerischer Arbeit (Grau-in-Grau-Malerei).

Häresie (griech. *hairesis*), in der Antike ursprünglich die Wahl eines bestimmten Bekenntnisses. Im Christentum wurde der Begriff mehr und mehr zu einer Bezeichnung für die vom christlichen Glauben oder der herrschenden Lehrmeinung abweichenden Bekenntnisse (Ketzerei, Irrglaube).

Humanismus. In Italien kennzeichnet der Humanismus eine seit der Mitte des 14. Jahrhunderts entwickelte Geisteshaltung, die in Anlehnung an die Antike das menschliche Dasein in den Mittelpunkt rückte. Im Humanismus, als prägender Geisteshaltung der Renaissance, vollzog sich die Emanzipierung des Menschen vor Gott. Damit einher ging das Bestreben um neue, am Diesseitigen orientierte, geistes- und naturwissenschaftliche Erkenntnisse. Die Humanisten widmeten sich in besonderem Maße der Wiederentdeckung und Pflege der griech. und lat. Sprache und Literatur; bis heute kennzeichnet der Begriff die vermeintlich ideale Verbindung aus der auf antiker Gelehrsamkeit beruhenden Bildung und einer aus Wirklichkeitsnähe und- beobachtung erwachsenden Menschlichkeit.

Ikonographie (griech. *eikon,* »Bild«, *graphein,* »schreiben, beschreiben«), Lehre von Inhalt, Sinn und Symbolik bildlicher Darstellungen, vor allem in der christlichen Kunst; ursprünglich Porträtkunde des Altertums.

Illusionismus, Art der Malerei, die durch perspektivische und malerische Gestaltungsmittel den optischen Eindruck von dreidimensionaler Räumlichkeit hervorruft.

Immaculata (lat. »die Unbefleckte«), Lehre von der unbefleckten Empfängnis Mariens, die im 15. Jahrhundert von den Franziskanern vertreten und später zum Dogma der katholischen Kirche wurde.

Jesuiten (lat. *Societas Jesu*), 1534/39 durch Ignatius von Loyola (1491–1556) zur Bekämpfung der Ketzerei gegründeter, katholischer Orden; nach der päpstlichen Bestätigung (1540) um die Erneuerung kirchlicher Autorität bemüht und der Reformationsbewegung entgegenwirkend; durch Mission, Erziehung, Unterrichtung sowie schriftstellerische und wissenschaftliche Betätigung von besonderem Einfluß auf das Bildungswesen.

Kapelle (lat. *capa* »Mantel«), nach dem Mantel des Hl. Martin von Tours, dessen Aufbewahrungsort im Betraum der Königspfalz zu Paris (seit dem 7. Jahrhundert) allein »Capella« hieß; kleinere Kirche ohne Pfarrechte für besondere Zwecke (z. B. Tauf- oder Grabkapelle) oder An- bzw. Einbau (z. B. Chorkapelle oder Kapellennischen).

Kirchenschiff, Innenraum in Langbauten. Man unterscheidet das Mittelschiff, die zu diesem hin geöffneten, parallel verlaufenden Seitenschiffe und das quer zum Langhaus ausgerichtete Querschiff.

Klassizismus, die am Vorbild der klassischen Antike orientierte Stilrichtung zwischen 1750 und 1840.

Kuppel, Gewölbe- oder Dachform; Überwölbung eines runden, vier- oder vieleckigen Raumes in regelmäßigen Krümmungen. Die Überleitung vom quadratischen Grundriß zur Rundung des Kuppelgrundrisses kann verschieden vollzogen werden. Hängekuppel: die Basis der Kuppel bildet ein gedachter Kreis, der das Grundrißquadrat umschreibt; Pendentifkuppel: sie ist so zu denken, daß eine Hängekuppel über den Bögen horizontal abgeschnitten und die so entstandene Kreisfläche mit einer Halbkugel überwölbt ist, die dabei entstehenden sphärischen Dreiecke nennt man Pendentifs; Böhmische Kappe: ähnlich der Hängekuppel, die zu überwölbende Fläche ist kleiner als das Grundquadrat.

Loggia (ital.), offener, von Säulen oder Pfeilern gestützter Bogengang (oder Bogenhalle).

Lünette (frz. »Möndchen«), Bogenfeld oberhalb von Türen oder Fenstern, zumeist mit bildlichem Schmuck versehen.

Manierismus (ital. *maniera,* »Art, Weise«, *mano,* »Hand«), Bezeichnung für die Stilstufe der Kunst zwischen Renaissance und Barock, etwa von 1520/30 bis um 1620. In Aufhebung der harmonischen Idealformen, -proportionen und -kompositionen der Rennaissance ist für die Malerei des Manierismus eine Dynamisierung der Bildszenerien, die Überlängung des menschlichen Körpers und dessen Darstellung in anatomisch widersprüchlichen Positionen, die übersteigerte Kompliziertheit der Kompositionen, die irrationale und stark theatralisierte Lichtführung sowie die Loslösung der strengen Gegenstandsbindung der Farbe kennzeichnend.

Mansarddach (benannt nach dem frz. Architekten François Mansart), Knickdach, dessen unterer Teil steiler ist als der obere und sich deshalb (für Wohnzwecke) besser ausbauen läßt.

Martyrium (griech. *martyrion,* »Zeugnis, Beweis«), aufgrund des Glaubens oder Überzeugungen wegen erlittene Qualen, Folterungen; Opfertod.

Medaillon (frz. »große Medaille«), Bild oder Relief in rundem oder elliptischem Rahmen.

Œuvre (frz.), Gesamtwerk eines Künstlers.

Oktogon (griech. »Achteck«), in der Architektur: Zentralbau mit achteckigem Grundriß, altorientalisch-antikes Symbol für die Vollendung des Kosmos.

Patriziat (lat.), Bürger-, Stadtadel.

Perspektive (lat. *perspicere,* »durchschauen, hindurchsehen«), Darstellung dreidimensionaler Gegenstände auf der ebenen Bildfläche. Objekte und Figuren werden dabei weitestgehend gemäß den optischen Bedingungen wiedergegeben, unter denen sie einem Betrachter auch in Wirklichkeit erscheinen.

Physiognomie (griech. *physis,* »Natur«, *gnomon,* »Beurteiler, Kenner«), äußeres Erscheinungsbild eines Menschen, insbesondere des Gesichtes.

Pilaster (ital.), rechteckiger, zumeist nur wenig vorspringender Wandpfeiler mit Basis, Schaft und Kapitell, der die Wandfläche gliedert; oft kanneliert, d. h. mit senkrechten Rillungen am Schaft versehen.

Polychromie (griech. *poly,* »viel«, *chroma,* »Farbe«), Mehrfarbigkeit, Vielfarbigkeit (im Gegensatz zu Monochromie: Einfarbigkeit).

Portikus, meist offener Vorbau an der Haupteingangsseite eines Gebäudes, von Säulen oder Pfeilern getragen.

Presbyterium (vgl. Chor), erhöhter, den Geistlichen vorbehaltener Ort am Ende des Langhauses einer Basilika.

Quadraturmalerei, illusionistische Wand- und Deckenmalerei, bei der die Raumgrenzen durch gemalte Scheinarchitekturen erweitert werden.

Reliquie (lat. *reliquiae,* »Überrest, Zurückgelassenes«), Körperteil eines Heiligen oder aus dem Besitz eines Heiligen stammender Gegenstand besonderer Verehrung.

Renaissance (frz. »Wiedergeburt«), progressive, geistig und kulturell folgenreiche Epoche zwischen dem 14. bzw. 15. und dem 16. Jahrhundert in Süd-, West- und Mitteleuropa. Ursprungsland ist Italien. Der Begriff (»rinascita«) wurde 1550 von Vasari geprägt, der damit zunächst nur den Akt der Überwindung der mittelalterlichen Kunst meinte. Man unterscheidet zwischen Früh- (ab ca. 1420), Hoch- (bis ca. 1520/30) und Spätrenaissance (auch Manierismus, bis ca. 1600). Schöpfer der Renaissancekultur waren vor allem bildende Künstler, Wissenschaftler, Philosophen und Literaten, angeregt durch den Humanismus, der mit Berufung auf das antike Vorbild die Herausbildung eines neuen, diesseitig orientierten Menschen-, Welt- und Naturbildes förderte. Der ausgeprägte Anthropozentrismus entwickelte u. a. das Leitbild des *uomo universale,* des geistig und körperlich allseitig begabten und gebildeten Menschen. Das Erstarken des Bürgertums und die macht- und kulturpolitisch bestimmenden einzelnen Herrscherfamilien (z. B. Medici, Gonzaga, Sforza) prägten die Stadtstaaten, die sich in der Tradition der griechischen Polis verstanden. Die Baukunst bezog sich auf die Architekturtheorien Vitruvs und zeichnete sich im wesentlichen durch die Aufnahme antiker Bauelemente und die Ausbildung einer Palast- und Schloßarchitektur aus; der Zentralbau wurde zum typischen Renaissancebauentwurf. Die bildenden Künste gelangten vom Handwerksstatus in den Rang der freien Künste, wodurch der soziale Status und das Selbstverständnis der Künstler eine qualitative Erhöhung fanden. Kunst und Wissenschaft standen in direkter Verbindung und wirkten aufeinander (z. B. in der Entdeckung mathematisch berechenbarer Perspektive oder anatomischer Erkenntnisse).

Ricordo (ital. »Erinnerung«), Zeichnung oder Skizze nach einem bereits bestehenden Werk.

Rocaille (frz. »Muschelwerk«), Ornamentform des Rokoko.

Rokoko (aus frz. *rocaille,* »Muschelwerk«), europäische Stilrichtung zwischen 1720/30 und 1770/80. Charakteristisch für das Rokoko ist ein Dekorationsstil, der die Leichtigkeit, das Verspielte und Kleinteilige bevorzugte und (in der Malerei) durch eine Aufhellung der Farbpalette unterstrich.

Sacra Conversazione (ital. »heilige Unterhaltung«), Darstellungstypus des würdevollen Beieinanders von Maria und mehreren Heiligen. Der Begriff ist irreführend, da keine tatsächliche Unterhaltung dargestellt wird.

Sarkophag (griech. *sarcophagos,* »Fleischfresser«), reichhaltig verzierter, aus Holz, Metall, Ton oder Stein gefertigter Sarg.

Scuola (ital. »Schule«), ursprünglich aus mittelalterlichen Büßer- und Geißlerbruderschaften hervorgegangene Vereinigungen von Angehörigen derselben Volks- oder Berufsgruppe (Zünfte). Während des 17. und 18. Jahrhunderts verfügten die Scuole in Venedig – unter dem Patronat verschiedener Schutzheiliger – über eigene Versammlungsräume und widmeten sich insbesondere wichtigen sozialen und karitativen Tätigkeiten, wie der Pflege von Kranken und Bedürftigen.

Skapulier (lat. *scapulae,* »Schultern, Rücken«), der aus zwei langen, die Brust und den Rücken bedeckenden, über dem Hauptgewand getragenen Tuchbahnen bestehende Teil der Tracht bei einigen Orden (z. B. Benediktiner, Dominikaner).

Tenebristen (ital. *tenebre,* »Finsternis, Dunkelheit«), Gruppe von Malern des Spätbarock, die sich der Chiaroscuro-Malerei (Hell-Dunkel-Malerei) verpflichtet hatten.

Trompe l'œil (frz. »Augentäuschung«), eine seit der Antike verbreitete Darstellungsweise, die – oftmals unter Betonung des virtuosen technischen Könnens eines Künstlers – dem Auge die Unterscheidung zwischen gemaltem und realem Gegenstand unmöglich zu machen versucht. Das »trompe l'œil« kann als Bildmotiv auftauchen oder – seit der Mitte des 15. Jahrhunderts, v. a. aber in der holländischen Malerei des 17. Jahrhunderts – als eigenständiger Bildtypus.

Vestibül (lat. *vestibulum*), der Vorraum bzw. die Vorhalle eines Gebäudes. Beim altrömischen Wohnhaus lag das »vestibulum« vor dem Eingang zum Haus.

Zwickel, dreiseitig begrenztes Flächenstück. Zwickel ergeben sich beispielsweise aus der rechteckigen Umrahmung von Bögen (Bogenzwickel) oder bei Kuppelbauten als sphärische Dreiecke in der Überleitung von quadratischem Grundriß zur Rundung der Kuppel (Hängezwickel).

AUSWAHL-BIBLIOGRAPHIE

Ausst. Kat.: Der Himmel auf Erden. Tiepolo in Würzburg, hrsg. v. Peter O. Krückmann, 2 Bde., Würzburger Residenz, Würzburg 1996, München, New York 1996

Ausst. Kat.: Giambattista Tiepolo, 1696–1996, Venedig, New York 1996, Mailand 1996

Ausst. Kat.: Giambattista Tiepolo. Master of the Oil Sketch, von Beverly L. Brown, Kimbell Art Museum, Fort Worth 1993

Ausst. Kat.: Mostra del Tiepolo, von Aldo Rizzi, 2 Bde., Villa Manin di Passariano, Udine, Mailand 1971

Ausst. Kat.: The Glory of Venice. Art in Eighteenth Century, hrsg. v. Jane Martineau und Andrew Robinson, Royal Academy of Arts, London 1994

William L. Barcham: The Religious Paintings of Giambattista Tiepolo. Piety and Tradition in Eighteenth-Century Venice, Oxford 1989

William L. Barcham: Giambattista Tiepolo, New York 1992

Frank Büttner: Giovanni Battista Tiepolo. Die Fresken in der Residenz zu Würzburg, Würzburg 1980

Max H. von Freeden und Carl Lamb: Das Meisterwerk des Giovanni Battista Tiepolo. Die Fresken der Würzburger Residenz, München 1956

Massimo Gemin und Filippo Pedrocco: Giambattista Tiepolo. I dipinti, opera completa, Venedig 1993

George Knox: Giambattista and Domenico Tiepolo. A Study and Catalogue Raisonné of the Chalk Drawings, 2 Bde., Oxford 1980

Michael Levey: Giambattista Tiepolo. His Life and Art, 2. verbesserte Aufl., New Haven 1994

Antonio Morassi: A Complete Catalogue of the Paintings of G. B. Tiepolo, Including Pictures by His Pupils and Followers Wrongly Attributed to Him, London 1962

Carla Th. Mueller: Giovanni Battista Tiepolos Fresken im ehemaligen Patriarchenpalast zu Udine, Worms 1995

Anna Pallucchini: L'opera completa di Giambattista Tiepolo, Mailand 1968

Aldo Rizzi: The Etchings of the Tiepolos, London 1971

Francisco J. Sánchez Cantón: J. B. Tiepolo en España, Madrid 1953

Remo Schiavo: Giovanni Battista Tiepolo at the Villa Cordellina in Montecchio Maggiore, Vicenza 1989

Guiseppe M. Urbani de Gheltof: Tiepolo e la sua famiglia, note e documenti inediti, Venedig 1879

BILDNACHWEIS

Der Verlag dankt den Museen, Sammlern, Archiven und Fotografen für die erteilten Reproduktionsgenehmigungen und die freundliche Unterstützung bei der Realisierung dieses Buches. Unser besonderer Dank gilt dem Fotoarchiv Scala für die produktive Zusammenarbeit.

Archiv für Kunst und Geschichte, Berlin (105 unten); © Archivio Osvaldo Böhm, Venezia (8, 9, 10); Archivio Fotografico dell'Amministrazione Provinciale di Vicenza, Vicenza – Foto: Vajenti (56); Photograph © 1998, The Art Institute of Chicago, Illinois, All Rights Reserved (57); Artothek, Peissenberg – Foto: Gundermann (105 oben), Foto: Joachim Blauel (37); © The Ashmolean Museum, Oxford (111 rechts); Mit Genehmigung der Bayerischen Verwaltung der Staatlichen Schlösser, Gärten und Seen, München – Foto: Achim Bednorz (77, 78/79, 80/81, 84, 85, 87, 89, 90, 92 unten), Foto: Wolf-Christian von der Mülbe (82, 83, 88, 91, 92 oben, 93, 94, 95, 96 oben); Bildarchiv Preußischer Kulturbesitz, Berlin – Foto: Jörg P. Anders (99 unten); Cappella Colleoni, Bergamo (30, 31); © Fundación Colección Thyssen-Bornemisza, Madrid (96 unten); Galleria dell'Accademia su concessione del Ministero dei Beni Culturali e Ambientali, Venezia (52); Museum der Bildenden Künste, Leipzig – Foto: Gerstenberger (100 unten, 101); Photograph © 1996 By The Metropolitan Museum of Art, New York, New York: Harris Brisbane Dick Fund, 1932 (32.12.1) (100 oben); © National Gallery of Victoria, Melbourne (53); Reproduced by courtesy of the Trustees, The National Gallery, London (55); © Patrimonio Nacional, Madrid (131); © RMN, Paris – Foto: Jean Schormans (103); Scala, Istituto Fotografico Editoriale, Antella/Firenze (2, 7, 11, 12, 13, 14, 15, 16, 17, 18, 19, 20, 21, 22, 23, 24, 26, 27, 28, 29, 32, 33, 34, 35, 36, 41, 42, 43, 44, 45, 46, 47, 48, 49, 50, 51, 54, 58, 59, 60, 63, 64, 65, 68, 70, 71, 72, 73, 74, 75, 97, 102, 104, 106, 107, 108, 109, 110, 111 links, 112, 113, 114, 115, 116, 117, 118, 119, 120/121, 122, 123, 124, 127, 128, 129, 130, 132); Staatsgalerie Stuttgart, Stuttgart (99 oben, 134); Stockholm University Art Collection, Stockholm (38/39); Courtesy of the Trustees, Victoria and Albert Museum, Picture Library, London – Foto: P. de Bay (98).